Ciência e Arte em Restaurações de Resina Composta

Acabamento e Polimento

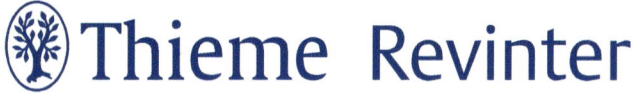

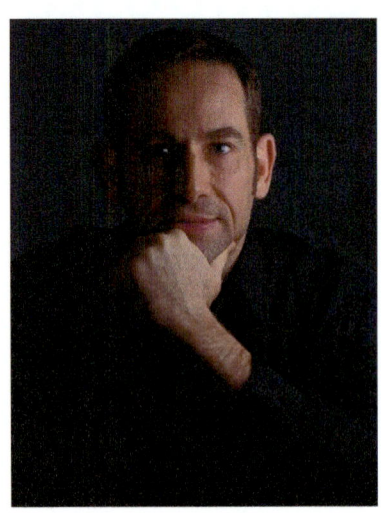

Fábio Herrmann Coelho-de-Souza
Professor de Dentística e Clínica Odontológica da Universidade Federal do Rio Grande do Sul (UFRGS)
Especialista em Dentística Restauradora pela Universidade Luterana do Brasil (ULBRA)
Mestre em Dentística pela ULBRA
Doutor em Dentística pela Universidade Federal de Pelotas (UFPel)
Pós-Doutorado em Dentística pela UFPel
Internato em Odontologia Restauradora na Radboud University Medical Center (RADBOUD UMC) – Nijmegen, Holanda
Professor do Curso de Especialização em Dentística da UFRGS
Professor do Curso de Especialização em Prótese Dentária da UFRGS

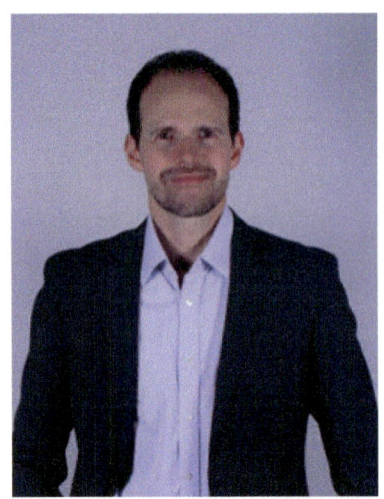

Rafael Melara
Professor de Dentística e Clínica Odontológica da Universidade Federal do Rio Grande do Sul (UFRGS)
Especialista em Dentística Restauradora pela UFRGS
Mestre em Dentística pela Pontifícia Universidade Católica do Rio Grande do Sul (PUCRS)
Doutor em Dentística pela PUCRS
Vice Coordenador do Curso de Especialização em Dentística da UFRGS
Professor do Curso de Especialização em Implantodontia da UFRGS

Ciência e Arte em Restaurações de Resina Composta

Acabamento e Polimento

Fábio Herrmann Coelho-de-Souza
Rafael Melara & Cols.

Thieme
Rio de Janeiro • Stuttgart • New York • Delhi

Dados Internacionais de Catalogação na Publicação (CIP)
(eDOC BRASIL, Belo Horizonte/MG)

C672c
    Coelho-de-Souza, Fábio Herrmann
    Ciência e arte em restaurações de resina composta: acabamento e polimento/Fábio Herrmann Coelho-de-Souza, Rafael Melara. – Rio de Janeiro, RJ: Thieme Revinter, 2025.

    21 x 28 cm
    Inclui bibliografia.
    ISBN   978-65-5572-319-9
    eISBN 978-65-5572-320-5

    1. Odontologia. I. Melara, Rafael. II. Título.
                                          CDD 617.69

Elaborado por Maurício Amormino Júnior – CRB6/2422

Contato com o autor:
Fábio Herrmann Coelho de Souza
fabio.herrmann@yahoo.com.br

Rafael Melara
raf.m@terra.com.br

Nota: O conhecimento médico está em constante evolução. À medida que a pesquisa e a experiência clínica ampliam o nosso saber, pode ser necessário alterar os métodos de tratamento e medicação. Os autores e editores deste material consultaram fontes tidas como confiáveis, a fim de fornecer informações completas e de acordo com os padrões aceitos no momento da publicação. No entanto, em vista da possibilidade de erro humano por parte dos autores, dos editores ou da casa editorial que traz à luz este trabalho, ou ainda de alterações no conhecimento médico, nem os autores, nem os editores, nem a casa editorial, nem qualquer outra parte que se tenha envolvido na elaboração deste material garantem que as informações aqui contidas sejam totalmente precisas ou completas; tampouco se responsabilizam por quaisquer erros ou omissões ou pelos resultados obtidos em consequência do uso de tais informações. É aconselhável que os leitores confirmem em outras fontes as informações aqui contidas. Sugere-se, por exemplo, que verifiquem a bula de cada medicamento que pretendam administrar, a fim de certificar-se de que as informações contidas nesta publicação são precisas e de que não houve mudanças na dose recomendada ou nas contraindicações. Esta recomendação é especialmente importante no caso de medicamentos novos ou pouco utilizados. Alguns dos nomes de produtos, patentes e design a que nos referimos neste livro são, na verdade, marcas registradas ou nomes protegidos pela legislação referente à propriedade intelectual, ainda que nem sempre o texto faça menção específica a esse fato. Portanto, a ocorrência de um nome sem a designação de sua propriedade não deve ser interpretada como uma indicação, por parte da editora, de que ele se encontra em domínio público.

© 2025 Thieme. All rights reserved.

Thieme Revinter Publicações Ltda.
Rua do Matoso, 170
Rio de Janeiro, RJ
CEP 20270-135, Brasil
http://www.ThiemeRevinter.com.br

Thieme USA
http://www.thieme.com

Design de Capa: © Thieme

Impresso no Brasil por Forma Certa Gráfica Digital Ltda.
5 4 3 2 1
ISBN 978-65-5572-319-9

Também disponível como eBook:
eISBN 978-65-5572-320-5

Todos os direitos reservados. Nenhuma parte desta publicação poderá ser reproduzida ou transmitida por nenhum meio, impresso, eletrônico ou mecânico, incluindo fotocópia, gravação ou qualquer outro tipo de sistema de armazenamento e transmissão de informação, sem prévia autorização por escrito.

DEDICATÓRIAS

Dedico este livro às mulheres mais importantes da minha vida: minha avó Ercy (*in memorian*), minha mãe Sônia, minha esposa Fabiane, e, em especial, às minhas filhas Flavinha e Fernandinha, o melhor de mim...

Fábio Herrmann Coelho-de-Souza

Dedico este livro à minha esposa Richele, por todo o suporte, amor e compreensão durante as diversas etapas deste trabalho.

Aos meus pais, Delci e Lorena, por me apoiarem em todos os momentos da minha vida e por me ensinarem a acreditar no trabalho sério e na dedicação para a busca dos meus objetivos.

À minha irmã Simone, por servir de exemplo dentro do meu caminho na Odontologia; e também ao meu cunhado Miguel.

Aos meus amigos e colegas, em especial aos que participaram desta obra.

E, por fim, aos alunos e pacientes, motivos da minha busca permanente pelo exercício de uma Dentística de excelência.

Rafael Melara

APRESENTAÇÃO

Acabamento é tudo! Essa é uma frase que seguidamente dizemos para valorizar essa etapa de finalização dos procedimentos restauradores. Por mais que o acabamento dependa, seguramente, da qualidade das etapas anteriores a ele, também é verdade que um acabamento/polimento bem conduzidos conseguem otimizar, e muito, o resultado final de uma restauração.

Acabamento e polimento de restaurações tem sido um dos assuntos mais discutidos entre nós, parte pela sua real importância no contexto restaurador, parte pelo nosso verdadeiro encanto pelo tema. Conversas essas que transcendiam as experiências pessoais de técnicas próprias, e adentravam no mundo da ciência em busca de respostas.

As resinas compostas são, atualmente, o material restaurador direto mais empregado em Odontologia Restauradora, e junto com isso vem a necessidade de dominar o material e a técnica, o que requer conhecimento e treinamento nas diferentes etapas. Nesse contexto, o acabamento e o polimento fazem parte da finalização do procedimento e são essenciais para garantir a qualidade da restauração. Contudo, a execução dessas etapas finais com perfeição compõe uma difícil tarefa.

Assim nasceu esse livro, um projeto que dá continuidade aos nossos livros anteriormente publicados, de clínica integrada e de facetas estéticas, abordando agora a excelência em restaurações de resina composta, com ênfase no acabamento e no polimento. De uma forma clara, direta e descomplicada, este livro contempla todas as técnicas de acabamento, texturização e polimento para todas as situações restauradoras, em dentes anteriores e posteriores, elegendo inclusive a melhor estratégia para isso, através de uma sequência passo a passo detalhada e um quadro resumo.

Desejamos a todos uma boa leitura, e que esse livro transforme a sua visão sobre o acabamento/polimento de restaurações de resina composta, contribuindo para a excelência nos procedimentos restauradores.

Prof. Dr. Fábio Herrmann Coelho-de-Souza
Prof. Dr. Rafael Melara

PREFÁCIO

Quando recebo um convite super-honroso como este para fazer o prefácio de um livro, algumas reflexões me ocorrem de imediato. Em primeiro lugar, a longa jornada de trabalho que os autores e seus colaboradores tiveram até este momento. Isso porque são horas e mais horas documentando casos clínicos, estudando artigos para dar embasamento científico ao texto que é redigido algumas vezes até chegar em sua versão final.

A segunda reflexão diz respeito a relevância e contribuição do tema abordado no livro e, particularmente aqui, estamos diante de um assunto extremamente importante e que faz parte da rotina diária do dentista restaurador. Afinal, os detalhes fazem a diferença na qualidade e na longevidade das restaurações de resina, em especial as fases de acabamento e polimento.

Este livro "Ciência e arte em restaurações de resina composta: acabamento e polimento" descreve todos os sistemas de acabamento e polimento disponíveis no mercado e discute sobre o seu efeito em diferentes tipos de resina composta. Além disso, detalha diversas técnicas a serem utilizadas nos dentes anteriores e posteriores em diferentes situações clínicas, abordando, também, estratégias de manutenção e longevidade das restaurações de resina composta.

A terceira e última reflexão refere-se à alegria em ver dois professores amigos que tive a oportunidade de conviver diariamente nos tempos de atuação na área de Dentística da FO/UFRGS e testemunhar a paixão, a qualidade e a seriedade com que realizam seus trabalhos, ensinam seus alunos e contribuem para a Odontologia brasileira. Fábio Herrmann Coelho-de-Souza, Rafael Melara e todos os colaboradores deste livro merecem nosso aplauso e gratidão por compartilharem seu tempo e conhecimento em prol de uma Dentística de excelência em todas as suas etapas clínicas.

Recomendo a leitura deste livro, tanto para acadêmicos de Odontologia, quanto para Dentistas, como um guia na realização desta importante etapa de acabamento e polimento de restaurações de resina composta.

Orgulho de vocês! Saúde e sucesso para todos!!!!!!

Prof. Dr. Ewerton Nocchi Conceição
Especialista em Dentística – UFSC
Mestre e Doutor em Materiais Dentários – UNICAMP
Professor de Dentística da FO/UFRGS (1990-2018)

COLABORADORES

AURÉLIO SALAVERRY
Especialista em Dentística pela Universidade Federal do Rio Grande do Sul (UFRGS)
Especialista em Implantodontia pela AGOR
Mestre em Dentística pela Pontifícia Universidade Católica do Rio Grande do Sul (PUCRS)
Professor do Curso de Especialização em Dentística da Universidade Federal do Rio Grande do Sul (UFRGS)
Professor dos Cursos de aperfeiçoamento em Dentística da FAMED

CELSO AFONSO KLEIN-JÚNIOR
Especialista em Dentística Restauradora pela Universidade Luterana do Brasil (Ulbra)
Mestre em Dentística pela Ulbra
Doutor em Ciência dos Materiais pela Universidade Federal do Rio Grande do Sul (UFRGS)
Pós-doutorado em Biomateriais pela Universidade de São Paulo (USP)
Professor de Dentística e Clínica Integral da Ulbra – Cachoeira do Sul
Professor do Programa de Pós-graduação em Odontologia da Ulbra – Canoas

CLÁUDIO HELIOMAR VICENTE DA SILVA
Mestre em Dentística/Endodontia pela Universidade de Pernambuco (UPE)
Doutor em Dentística/Endodontia pela UPE
Professor Titular de Dentística da Universidade Federal de Pernambuco (UFPE)
Coordenador do Curso de Especialização em Dentística (CPGO) – Recife, PE

ELISEU ALDRIGHI MÜNCHOW
Mestre em Dentística pela Universidade Federal de Pelotas (UFPel)
Doutor em Dentística pela UFPel
Professor de Dentística e Clínica Odontológica da Universidade Federal do Rio Grande do Sul (UFRGS)
Professor do Programa de Pós-graduação em Odontologia da UFRGS

FABRÍCIO MEZZOMO COLLARES
Mestre em Materiais Dentários pela Universidade Federal do Rio Grande do Sul (UFRGS)
Doutor em Materiais Dentários pela UFRGS
Professor de Materiais Dentários da UFRGS
Vice-Coordenador do Programa de Pós-graduação em Odontologia da UFRGS

JULIANA NUNES ROLLA
Mestre em Dentística pela Pontifícia Universidade Católica do Rio Grande do Sul (PUCRS)
Doutora em Dentística pela Universidade Federal de Santa Catarina (UFSC)
Professora de Dentística e Clínica Odontológica da Universidade Federal do Rio Grande do Sul (UFRGS)
Coordenadora do Curso de Especialização em Dentística da UFRGS

LEANDRO AZAMBUJA REICHERT
Especialista em Dentística Restauradora pela Universidade Luterana do Brasil (Ulbra)
Mestre em Dentística pela Ulbra
Doutor em Odontologia/Dentística pela Ulbra
Professor de Dentística e Clínica Odontológica da Universidade Federal do Rio Grande do Sul (UFRGS)
Professor dos Cursos de Especialização em Dentística e Prótese Dentária da UFRGS

LEONARDO LAMBERTI MIOTTI
Especialista em Dentística – ABCD/SC
Mestre em Dentística pela Universidade Federal de Santa Maria (UFSM)
Doutor em Dentística pela UFSM
Professor de Dentística, Clínica Odontológica e Anatomia dental da Universidade Federal do Rio Grande do Sul (UFRGS)

LUCAS SILVEIRA MACHADO
Especialista em Dentística Restauradora pela Universidade Estadual Paulista (Unesp)
Mestre em Dentística Restauradora pela Unesp
Doutor em Dentística Restauradora pela Unesp
Pós-doutorado em Dentística Restauradora pela Unesp
Professor de Dentística e Clínica Odontológica da Universidade Federal do Rio Grande do Sul (UFRGS)
Professor dos Cursos de Especialização em Dentística e Prótese Dentária da UFRGS

LUCIANO DE SOUZA GONÇALVES
Mestre em Materiais Dentários pela Universidade Estadual de Campinas (Unicamp)
Doutor em Materiais Dentários pela Unicamp
Professor de Materiais Dentários e Clínica Integrada da Universidade Federal de Santa Maria (UFSM)

MARIA CAROLINA GUILHERME ERHARDT
Especialista em Dentística Restauradora pela Universidade Estadual de Campinas (Unicamp)
Mestre em Dentística pela Unicamp
Doutora em Dentística pela Unicamp
Pós-doutorado em Odontologia – UGR/Espanha
Professora de Dentística, Clínica Odontológica e Anatomia dental da Universidade Federal do Rio Grande do Sul (UFRGS)

REGINA FERRAZ MENDES
Especialista em Periodontia – ABO/PI
Mestre em Dentística pela Universidade de São Paulo (USP)
Doutora em Dentística pela USP
Professora Titular de Dentística e Materiais Dentários da Universidade Federal do Piauí (UFPI)
Professora do Programa de Pós-graduação em Odontologia da UFPI

SUZANA UGGERI CORADINI
Especialista em Dentística Restauradora pela Universidade Luterana do Brasil (Ulbra)
Especialista em Implantodontia pela Universidade de Caxias do Sul (UCS)
Mestre em Prótese Dentária pela Ulbra
Doutora em Prótese Dentária pela Pontifícia Universidade Católica do Rio Grande do Sul (PUCRS)
Professora de Reabilitação Oral Interdisciplinar, Dor Orofacial e Distúrbios Temporomandibulares e Estágio II em Odontologia da UCS

THAÍS THOMÉ
Especialista em Dentística pela Universidade Federal do Rio Grande do Sul (UFRGS)
Mestre em Dentística pela Universidade de São Paulo (USP)
Doutora em Dentística pela USP
Professora de Dentística, Clínica Odontológica e Anatomia Dental da UFRGS

VICENTE CASTELO BRANCO LEITUNE
Mestre em Materiais Dentários pela Universidade Federal do Rio Grande do Sul (UFRGS)
Doutor em Materiais Dentários pela UFRGS
Professor de Materiais Dentários e Pré-clínica da UFRGS
Professor do Programa de Pós-graduação em Odontologia da UFRGS

SUMÁRIO

1 ACABAMENTO E POLIMENTO: CONCEITOS E CONSIDERAÇÕES 1
Fábio Herrmann Coelho-de-Souza ▪ Rafael Melara
Cláudio Heliomar Vicente da Silva

2 SISTEMAS E INSTRUMENTOS PARA ACABAMENTO E POLIMENTO 9
Leandro Azambuja Reichert ▪ Lucas Silveira Machado
Rafael Melara ▪ Fábio Herrmann Coelho-de-Souza

3 RESINAS COMPOSTAS: CLASSIFICAÇÃO E POLIMENTO 19
Vicente Castelo Branco Leitune ▪ Fabricio Mezzomo Collares
Celso Afonso Klein-Júnior ▪ Fábio Herrmann Coelho-de-Souza

4 TÉCNICAS PARA ACABAMENTO E POLIMENTO DE RESTAURAÇÕES OCLUSAIS 23
Thaís Thomé ▪ Rafael Melara
Maria Carolina Guilherme Erhardt

5 TÉCNICAS PARA ACABAMENTO E POLIMENTO DE RESTAURAÇÕES OCLUSOPROXIMAIS 39
Maria Carolina Guilherme Erhardt ▪ Rafael Melara

6 TÉCNICAS PARA ACABAMENTO E POLIMENTO DE RESTAURAÇÕES DE CLASSE III 49
Fábio Herrmann Coelho-de-Souza ▪ Suzana Uggeri Coradini

7 TÉCNICAS PARA ACABAMENTO E POLIMENTO DE RESTAURAÇÕES DE CLASSE IV 57
Leonardo Lamberti Miotti ▪ Rafael Melara
Fábio Herrmann Coelho-de-Souza

8 TÉCNICAS PARA ACABAMENTO E POLIMENTO DE RESTAURAÇÕES CERVICAIS 71
Fábio Herrmann Coelho-de-Souza ▪ Juliana Nunes Rolla

9 TÉCNICAS PARA ACABAMENTO E POLIMENTO DE FACETAS ESTÉTICAS 79
Fábio Herrmann Coelho-de-Souza ▪ Rafael Melara ▪ Aurélio Salaverry

10 MANUTENÇÃO DE RESTAURAÇÕES – COMO MANTER A QUALIDADE EM LONGO PRAZO 97
Eliseu Aldrighi Münchow ▪ Regina Ferraz Mendes
Luciano de Souza Gonçalves ▪ Fábio Herrmann Coelho-de-Souza

ÍNDICE REMISSIVO 113

Ciência e Arte em Restaurações de Resina Composta

Acabamento e Polimento

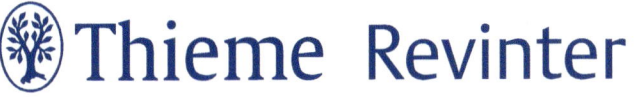

ACABAMENTO E POLIMENTO: CONCEITOS E CONSIDERAÇÕES

Fábio Herrmann Coelho-de-Souza ▪ Rafael Melara
Cláudio Heliomar Vicente da Silva

INTRODUÇÃO

O acabamento e o polimento, juntamente com a texturização da superfície da restauração, compõem a última etapa no processo de confecção de um procedimento restaurador direto em resina composta.[1-4] A importância desses passos para a qualidade final da restauração é inquestionável,[1] auxiliando na conformação de características que vão desde lisura superficial para menor acúmulo de biofilme (placa bacteriana) e manchamento,[5] passando por refinamento anatômico, ajuste oclusal, de margens e obtenção de brilho.[2,6]

Apesar da notória relevância do tema, cujo conhecimento é desenvolvido desde o ensino de graduação, o acabamento e o polimento de restaurações são, muitas vezes, negligenciados pelos dentistas. Seja pela não valorização dessa etapa, por desconhecimento, pela dificuldade técnica ou pela baixa qualidade dos trabalhos restauradores oferecidos, boa parte dos profissionais subestima a etapa de acabamento e polimento, não reservando tempo necessário para sua correta realização e não empregando instrumental e material apropriados. Uma pesquisa realizada com dentistas revelou que a maioria deles tem o conhecimento da real importância da etapa de acabamento e polimento; no entanto, há uma variação muito significativa de instrumental/material e técnica.[7]

Independentemente do tipo de restauração de resina composta (classificação), todas elas necessitam de acabamento e polimento, variando a técnica e os aparatos conforme a região envolvida e a exigência estética.[1] Genericamente, podemos separar a sequência de passos operatórios de acabamento e polimento de acordo com as faces envolvidas, realizando a remoção de excessos de material restaurador, ajuste de margens, refinamento anatômico, lisura e brilho superficial.[3,4] O entendimento de cada um desses itens por parte do dentista e a correta realização da técnica são fatores essenciais e que diferenciarão os bons profissionais.

Assim sendo, o presente capítulo tem o objetivo de apresentar, conceituar e discutir as diversas etapas que compõem a fase de finalização das restaurações diretas de resina composta, favorecendo o entendimento e a valorização de cada uma delas no processo restaurador.

CONCEITUAÇÃO

Apesar da fase de finalização da restauração ser denominada genericamente de acabamento/polimento, podemos separar e caracterizar cada uma de suas etapas.

Acabamento

O acabamento compreende a fase inicial na finalização de uma restauração direta, sendo o responsável pela remoção de excessos e defeitos superficiais, refinamento anatômico (ajuste de margens, forma e contorno) e lisura de superfície (redução da rugosidade e riscos superficiais).[1,2,4,6,7]

Textura de Superfície

A texturização da superfície da resina composta diz respeito à reprodução da microanatomia (microrrelevo) da superfície do esmalte dental, representada pelas linhas incrementais (estrias semilunares paralelas) referentes às periquimáceas do esmalte, formadas a partir das estrias de Retzius.[1,2,8] A textura de superfície se faz mais aparente na face vestibular de dentes anteriores, em especial de pacientes jovens.

Polimento

O polimento da superfície da resina composta compreende a última fase na finalização de uma restauração. O polimento está vinculado à lisura fina final (redução da rugosidade e riscos produzidos no acabamento), gerando o efeito de brilho superficial, o qual corresponde à distribuição da luz refletida em uma superfície.[2-4]

CONSIDERAÇÕES GERAIS

O acabamento e o polimento proporcionam diferentes rugosidades de superfície (níveis de lisura), dependendo do tipo e do tamanho das partículas de carga presentes nas resinas compostas. Quanto menores forem essas partículas, menor será a rugosidade superficial.[9] Ainda, quanto menor for a partícula abrasiva presente no polidor, maiores serão a lisura e a uniformidade geradas na superfície do compósito. Idealmente, a partícula polidora deveria ter tamanho menor do que a partícula presente na resina composta para gerar o melhor resultado;[5] por isso a escolha por pastas polidoras de baixa abrasividade (menores partículas). Ainda, a dureza superficial do abrasivo presente no polidor deve ser maior do que a dureza das partículas de carga presentes no compósito.[10]

De acordo com Jaramillo-Cartagena et al. (2021),[5] o acabamento remove excessos acima de 25 μm, enquanto o polimento remove irregularidades menores que 25 μm. Segundo O'Brien et al. (2023),[11] o polimento fino auxilia na prevenção da formação inicial de biofilme. Já, Cazzaniga *et al.* (2017) relatam que as características e a composição do material restaurador são tão importantes quanto a rugosidade,[12] na prevenção da formação de biofilme. A rugosidade ideal para reduzir o acúmulo bacteriano é < 0,2 μm; enquanto, segundo Jones *et al.* (2004),[13] a ponta da língua pode detectar diferenças de 0,5 μm em rugosidade.[13]

O emprego de abrasivos durante o processo de acabamento e polimento invariavelmente gera riscos na superfície da resina composta, variando conforme o tamanho das partículas (como dito acima). Riscos menores de 40 μm dificilmente são percebidos a olho nu.[14] A dureza superficial de um material restaurador é influenciada pelo seu grau de rugosidade superficial, e está relacionada com a resistência ao desgaste e com a capacidade de desgastar o elemento antagonista.[5]

Além da obtenção de lisura, o acabamento e o polimento têm também a finalidade de remover a camada superficial de resina composta subpolimerizada (não polimerizada), inibida pelo contato com o oxigênio (O_2), expondo a camada subsuperficial, a qual é mais dura e com maior conversão de polimerização.[14]

Os aparatos e instrumentos empregados para o acabamento/polimento têm sua ação diferenciada sobre a superfície da resina composta. Brocas e pontas diamantadas, por exemplo, embora possam ser utilizadas para o mesmo fim, possuem efeito distinto. Brocas são compostas por várias lâminas alinhadas de modo regular, e executam ação de corte, removendo raspas (pequenas porções) do substrato. Já, as pontas diamantadas possuem partículas abrasivas (diamante natural ou sintético) dispostas aleatoriamente, unidas ou coladas à superfície metálica, executando ação de desgaste (Fig. 1-1). O desgaste por esses instrumentos rotatórios da fase de acabamento gera inúmeros riscos unidirecionais na superfície do compósito.[6] Na fase de polimento, o emprego de pontas de borracha abrasiva, discos e pastas dispersas pela face envolvida na restauração tendem a criar ranhuras/riscos multidirecionais (várias direções).[6]

IMPORTÂNCIA DO ACABAMENTO E POLIMENTO

O acabamento e o polimento são etapas de grande valia dentro do processo de confecção de uma restauração de resina composta, que atestam a qualidade funcional e estética dessas restaurações, impactando na sua longevidade e no seu sucesso como um todo.[15]

"Um bom acabamento e polimento podem transformar uma restauração." Essa é uma frase dita por nós, eventualmente, para reforçar a importância dessa etapa na qualidade final da restauração de resina composta. Não basta empregar a melhor resina composta, a melhor espátula, ou realizar o melhor preparo cavitário, se não houver um tempo despendido e dedicado ao acabamento e polimento, a restauração não estará concluída de forma plena.

É mérito do acabamento, a remoção de excessos, defeitos e rebarbas do material restaurador, redução da rugosidade, bem como o aprimoramento da forma anatômica e contornos, contribuindo para a melhora da aparência externa da restauração e da sua adaptação marginal, compatibilizando com a anatomia original (ou desejada) do dente restaurado.[6] O polimento, por sua vez, é indispensável por conferir à superfície da restauração brilho (ou alto brilho), lisura fina e aparência semelhante ao aspecto natural vítreo e úmido do esmalte, reduzindo o acúmulo de biofilme bacteriano e o manchamento extrínseco superficial, contribuindo para estabilidade de cor da restauração e saúde periodontal.[5,6] Vale lembrar que na região anterior, em especial facetas estéticas e restaurações de classe IV, a texturização da superfície do compósito também faz parte dessa etapa, visando a reprodução das periquimáceas do esmalte jovem.[2]

A etapa de acabamento/polimento, além de otimizar o resultado anatômico e proporcionar lisura superficial, a qual visa reduzir o manchamento superficial extrínseco e o acúmulo de biofilme, também é responsável por favorecer o resultado estético da restauração e a mimetização dessa para com a estrutura dental remanescente. A harmonia de forma, textura e brilho adequados e compatíveis com o esmalte,

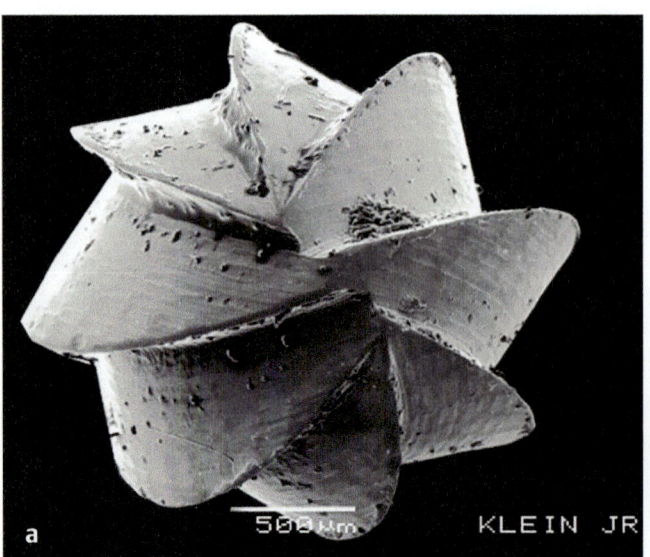
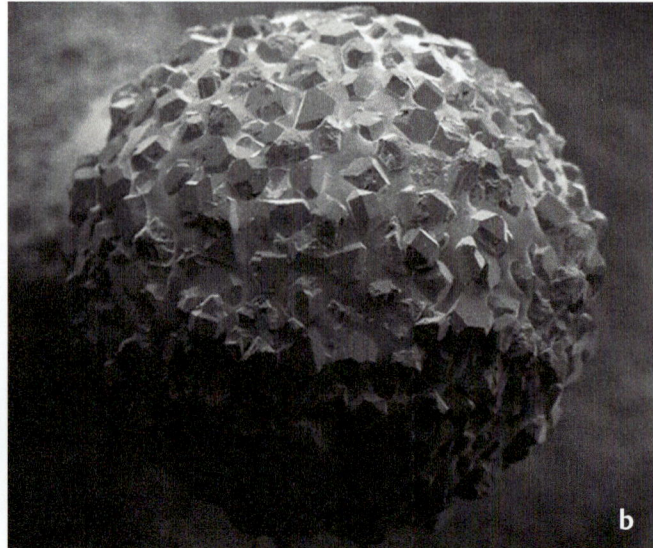

Fig. 1-1. Broca (**a**) e ponta diamantada (**b**): ação de corte e desgaste, respectivamente. (Imagens de microscopia eletrônica de varredura, realizadas e cedidas pelo Prof. Dr. Celso A. Klein-Jr.)

facilitam o disfarce e o mascaramento da interface dente-restauração, e deixam a resina composta integrada com os tecidos dentários.[1,2]

A criteriosidade na execução dessas etapas de finalização de uma restauração, com emprego de técnicas e tecnologias apropriadas e atualizadas, oferece, além da qualidade estética à restauração, credibilidade ao trabalho e ao profissional, bem como conforto e maior facilidade no autocuidado de higiene bucal, resultando em satisfação geral do paciente.[15]

POSSO POLIR NA MESMA CONSULTA?

O conceito de que o polimento deveria ser realizado em uma sessão clínica (consulta) diferente veio como herança das restaurações de amálgama de prata, em que havia a real necessidade de se aguardar entre 8-24 horas (conforme o tipo de liga) para a correta cristalização do material restaurador.[6] No entanto, para as restaurações de resina composta fotopolimerizável, em que a reação de polimerização se dá de forma física, pela aplicação de luz em um comprimento de onda compatível com o iniciador presente no compósito, quase toda a conversão de polimerização prevista acontece em poucos segundos, formando o polímero. Esse fato, por si, permite ao material receber carga/esforço na sua superfície imediatamente após a aplicação da luz (*LED*), sendo o acabamento e o polimento viáveis nessa mesma sessão.

Apesar do polimento ser possível na mesma consulta, idealmente, deveríamos polir a restauração de resina composta em uma sessão diferente da que foi realizada a restauração (mínimo de 24/48 horas após), para permitir a expansão higroscópica da resina composta (1-1,6%),[16] e a complementação da sua cura (conversão de polimerização). O estudo de Par *et al.* (2015) revelou um aumento no grau de conversão de polimerização após 24 horas (*postcure*) que variou de 11,3%-16,9%,[17] para resinas convencionais e *bulkfill*. Alshali *et al.* (2015) também demonstraram aumento significativo na microdureza superficial após 24 horas,[18] tanto para resinas convencionais, quanto para *bulkfill*. Há, ainda, um terceiro motivo para aguardar a sessão seguinte, que consideramos importante para restaurações estéticas anteriores: descansar os olhos do operador. Dessa forma, o profissional terá a oportunidade de visualizar a sua restauração e dente já hidratados, com a cor definida e com sua acuidade visual recuperada, podendo avaliar e retocar o acabamento conforme necessário.[2] Apesar de Ghasemi *et al.* (2023) relatarem uma maior microdureza superficial do compósito com o polimento tardio,[19] não encontramos diferenças de comportamento em estudos clínicos. Ainda, Venturini *et al.* (2006) testaram a microdureza,[20] rugosidade superficial e microinfiltração de duas resinas compostas (micro-híbrida e microparticulada) com diferentes técnicas de polimento imediato e tardio, e, genericamente, não mostraram diferenças entre os tempos.

Independentemente da preferência de polir de forma imediata ou tardia, existem algumas situações clínicas que requerem a finalização da restauração em uma única sessão, com o polimento sendo realizado de imediato, necessariamente. São exemplos: restaurações transcirúrgicas; de lesões cervicais que requisitaram afastamento gengival; pacientes com necessidades especiais ou impossibilidade de retorno dos mesmos.

É importante salientar que, mesmo que o polimento venha a ser feito na sessão seguinte, um acabamento inicial (pré-polimento) sempre será necessário na mesma consulta para remoção de excessos, ajuste de margens, da forma anatômica e da oclusão.[1]

Cabe ao profissional avaliar a situação clínica e o tipo de restauração para decidir se o polimento será realizado na mesma sessão ou se há algum benefício para aguardar pela próxima, bem como esclarecer ao paciente sobre a sua tomada de decisão e justificar a mesma.

CUIDADOS COM O CALOR (POLIR EM CAMPO SECO OU ÚMIDO?)

O atrito entre os aparatos de acabamento e polimento (instrumentos rotatórios) e a superfície das resinas compostas pode gerar calor. Quando excessivo, o aquecimento gera alguns riscos para o órgão dental e para o material restaurador. O calor gerado pode agredir a polpa, podendo levar à resposta inflamatória e sensibilidade/dor; periodonto; bem como danificar a própria resina composta, podendo alterar suas propriedades físicas e mecânicas, e, em especial, sua superfície, com o surgimento de trincas e degradação da matriz orgânica. Segundo Ghasemi *et al.* (2023),[19] o polimento úmido da resina composta apresentou maior microdureza superficial na mesma do que o polimento seco.

Uma das maiores preocupações quando se pensa em aquecimento junto aos tecidos dentais diz respeito à polpa dental. De acordo com Lau *et al.* (2023),[21] a polpa suporta uma variação de temperatura de até 5,5°C, podendo atingir os 42°C. A partir dessa temperatura, haveria resposta inflamatória, com aumento do fluxo sanguíneo, edema e danos teciduais. Em um procedimento restaurador convencional, há três momentos de risco de aquecimento: preparo cavitário, fotopolimerização e acabamento/polimento. O preparo cavitário realizado com instrumentos rotatórios, se for acompanhado por refrigeração constante de *spray* de água/ar de 25-50 mL/min, não gera danos pulpares. Durante a fotopolimerização, pode haver um aumento de temperatura de 1,5-7,5°C, dependendo da intensidade da fonte luminosa, tempo e distância do dente. Já, no acabamento/polimento, a variação de temperatura está na dependência da condutibilidade térmica do material restaurador (polímeros têm menor condutibilidade térmica do que cerâmicas e metais), da difusividade térmica, profundidade da restauração, pressão exercida pelo operador, velocidade da rotação, tipo de instrumento/aparato empregado e da refrigeração.[21]

O aumento de temperatura provocado pelo acabamento/polimento foi avaliado por Ertugrul *et al.* (2019),[22] realizado sobre restaurações cervicais de resina composta em pré-molares extraídos. O aumento de temperatura encontrado variou de 1,9-9,5°C. O aumento da pressão manual gerou aumento de temperatura. Discos abrasivos a seco apresentaram o maior aumento de temperatura, quando comparado com as pontas de borracha abrasiva e polidores em espiral.

Assim, alguns cuidados por parte do profissional são fundamentais para evitar (controlar) o aquecimento durante a etapa de acabamento e polimento. Instrumentos rotatórios adequados, como brocas e pontas diamantadas novas (Fig. 1-2), devem ser utilizadas em etapas, de maneira

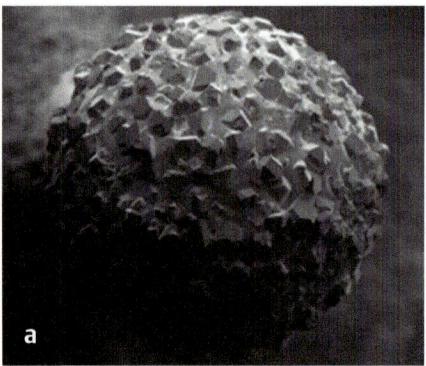 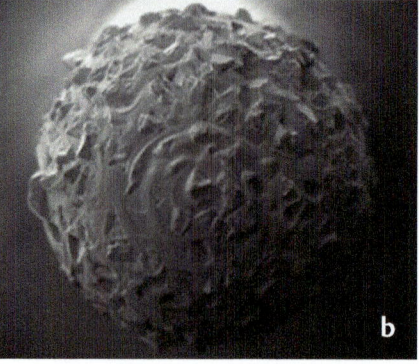 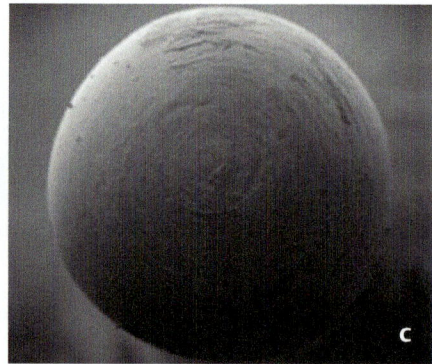

Fig. 1-2. Imagens de microscopia eletrônica de varredura de ponta diamantada nova e usada: (**a**) nova; (**b**) após cinco preparos cavitários – marca comercial "a"; (**c**) após cinco preparos cavitários – marca comercial "b". Observe a perda de diamante após o uso, gerando menor efetividade e maior risco de aquecimento. (Imagens produzidas e cedidas pelo Prof. Dr. Celso A. Klein-Jr).

intermitente, com pouca pressão manual e sob refrigeração. Pontas de borracha abrasiva, discos e escovas/feltros devem ser empregados de modo descontínuo, em velocidade controlada com campo úmido (sob refrigeração ou molhando a superfície do compósito com jato de água, algodão ou gaze umedecida). Boas pastas polidoras de baixa abrasividade também podem ser empregadas como umectantes, com tempo reduzido de atrito, observando as reações de sensibilidade do paciente ao procedimento. Além disso, a cada troca de abrasividade do polidor, a superfície do compósito deve ser lavada para remover resíduos do abrasivo anterior, o que otimiza a *performance* do polidor e também contribui para o controle da temperatura. Dessa forma, buscamos minimizar os efeitos danosos do aquecimento, trazendo segurança e efetividade ao tratamento restaurador.

ORDEM DE ABRASIVIDADE

A abrasividade está vinculada ao poder ou à capacidade de desgaste da superfície do material restaurador (ação mecânica),[6] sendo uma característica importante dos instrumentos empregados nas etapas de acabamento e polimento de uma restauração de resina composta. Quanto mais alta a abrasividade, maior o poder de desgaste, e maiores as chances de danos teciduais e de riscos na superfície do material restaurador.

A abrasividade está na dependência da presença, do tipo e do tamanho de partículas abrasivas na superfície, as quais podem ser, mais comumente, de óxido de alumínio, carboneto (carbeto, carbureto) de silício ou diamantes sintéticos. Os abrasivos com suas arestas vivas, extremamente duras, são destinados a produzir o desgaste da superfície das resinas compostas por meio de atrito.[6] Segundo Anusavice (1998),[6] os valores de dureza Knoop (kg/mm^2) das partículas abrasivas variam de 10.000 (diamante, maior dureza), 2.500 (carbureto de silício) e 2.100 (óxido de alumínio).

É importante seguir uma ordem protocolar de uso destes instrumentos, baseada na granulometria (forma e tamanho das partículas abrasivas), para garantir qualidade e lisura à superfície da restauração, reduzindo os riscos e marcas superficiais, gradativamente. A ordem decrescente de abrasividade significa iniciarmos com aparatos de granulometria mais alta (mais abrasivo) para regularizar imperfeições grosseiras da superfície da restauração, e, então, passarmos para uma granulometria menor, visando lisura, e assim sucessivamente, até chegarmos na menor granulometria (fina – baixa abrasividade) que proporciona o polimento (o número de diferentes granulações varia conforme o sistema de acabamento/polimento empregado, podendo ser de 1, 2, 3 ou 4 granulações – Fig. 1-3).[9] Ainda, a terminologia empregada pelos fabricantes para designar a granulometria pode variar bastante. Termos como: grosso, médio, fino e extrafino podem ser encontrados; contudo, variações são comuns, do tipo: extragrosso, superfino ou ultrafino; pré-acabamento e brilho etc. (não há regra para essa terminologia).

Alguns aparatos para polimento, a serem empregados em associação a pastas polidoras, não apresentam abrasivos. São exemplos: disco de feltro, roda de feltro, escova Robinson, escova de pelo de cabra e algumas taças de borracha profiláticas

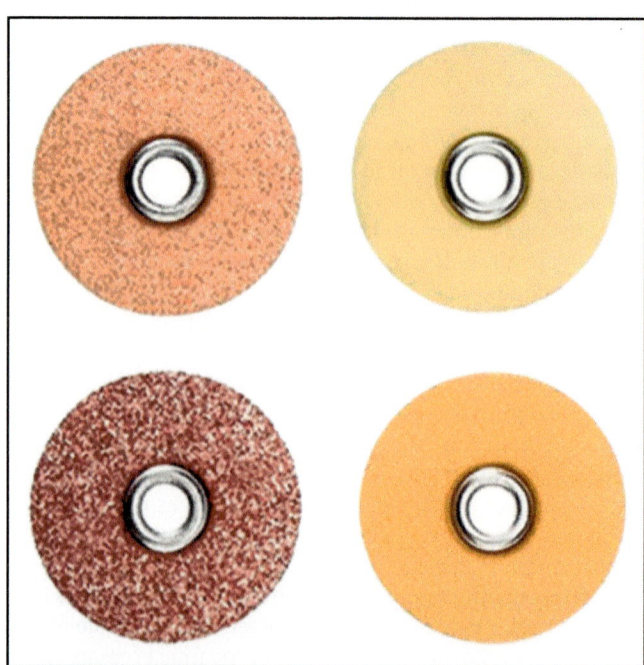

Fig. 1-3. Abrasividade: diferentes granulometrias de óxido de alumínio dos discos *sof-lex* (3M Solventum). Grosso (vermelho ou preto – 60 micrometros (μm), médio (laranja escuro ou azul escuro – 29 μm), fino (laranja claro ou azul – 14 μm), superfino (amarelo ou azul claro – 5 μm).[9]

que também não possuem abrasivo. Todas essas podem ser utilizadas para lustrar e finalizar a etapa de polimento, juntamente com boas pastas polidoras de baixa abrasividade, conferindo aparência natural e estética às restaurações de resina composta.

PASTAS DE POLIMENTO SÃO NECESSÁRIAS?

Atualmente, o mercado odontológico oferece uma grande oferta de sistemas de acabamento e polimento de compósitos, dos quais, muitos apresentam elevada qualidade e efetividade. Dentre os principais tipos de aparatos para acabamento e polimento, destacam-se os discos abrasivos flexíveis, pontas de borracha abrasiva e polidores em espiral (ver Capítulo 2). Conforme a marca comercial e a combinação com o tipo de compósito, esses aparatos são suficientes para proporcionar uma superfície com adequada lisura e brilho, compatíveis com o esmalte natural, mesmo sem a utilização de pastas de polimento. O estudo de Serio *et al.* (1988) demonstrou que pastas de polimento ou profiláticas não conseguiram resultados de lisura/rugosidade melhores do que os discos abrasivos flexíveis (*sof-lex* – 3M),[23] para resinas compostas híbridas. Vishwanath *et al.* (2022),[7] em sua amostra, encontraram que 55,8% dos dentistas utilizam pasta de polimento como rotina em suas restaurações.

As pastas de polimento disponíveis no mercado odontológico apresentam variadas composições, em relação ao tipo e ao tamanho das partículas abrasivas e ao veículo utilizado como umectante. Consequentemente, o seu efeito sobre a superfície do compósito também varia (Fig. 1-4). Kurt *et al.* (2019) demonstraram que as pastas diamantadas tiveram melhor desempenho em termos de proporcionar lisura e redução na formação de biofilme na superfície do compósito.[24]

Considerando que, idealmente, a partícula abrasiva da pasta deve ser menor do que aquela presente na resina composta,[5] sugerimos o emprego de boas pastas de polimento de baixa abrasividade, e sem veículo oleoso, para complementar a lisura fina final do polimento, reduzir a adesão microbiana e o manchamento na superfície do compósito.[24,25] Todavia, lembramos que não há evidências científicas suficientes para orientar qual é a melhor combinação entre o tipo de resina composta e a melhor técnica de polimento.[26]

RELAÇÃO DO POLIMENTO E DA TEXTURA NAS PROPRIEDADES ÓPTICAS

Na finalização de restaurações de resina composta, uma etapa de fundamental importância é o seu polimento, a fim de diminuir a rugosidade superficial. O objetivo desse procedimento é tornar a restauração mais lisa, visando a sua mimetização com a estrutura dental, bem como a diminuição da fixação de pigmentos provenientes da alimentação e de biofilme bacteriano, devido à diminuição da sua porosidade.[27]

Vários tipos de instrumentos podem ser utilizados com esse objetivo, tais como: brocas multilaminadas, pontas diamantadas de granulometria F e FF, discos abrasivos flexíveis, pontas siliconadas e polidores em espiral, discos de feltro e pasta de polimento. A alteração superficial produzida depende de vários fatores, como: tipo de instrumental, protocolo de acabamento usado, granulometria e dureza do abrasivo, tipo e composição da resina composta, dentre outros.

As resinas compostas utilizadas para reproduzir o esmalte dental apresentam uma característica diferente das empregadas para a reprodução da dentina, pois os mesmos são substratos distintos. Enquanto o esmalte dental apresenta maior conteúdo inorgânico, permitindo uma maior passagem de luz, a dentina apresenta maior conteúdo orgânico e de água, sendo assim mais opaca.

Portanto, a translucidez das resinas compostas de esmalte deve ser maior. Além das propriedades ópticas inerentes às resinas compostas em si, o próprio acabamento, o polimento e a texturização realizados podem promover alterações físicas no comportamento óptico da luz ao incidir na restauração.

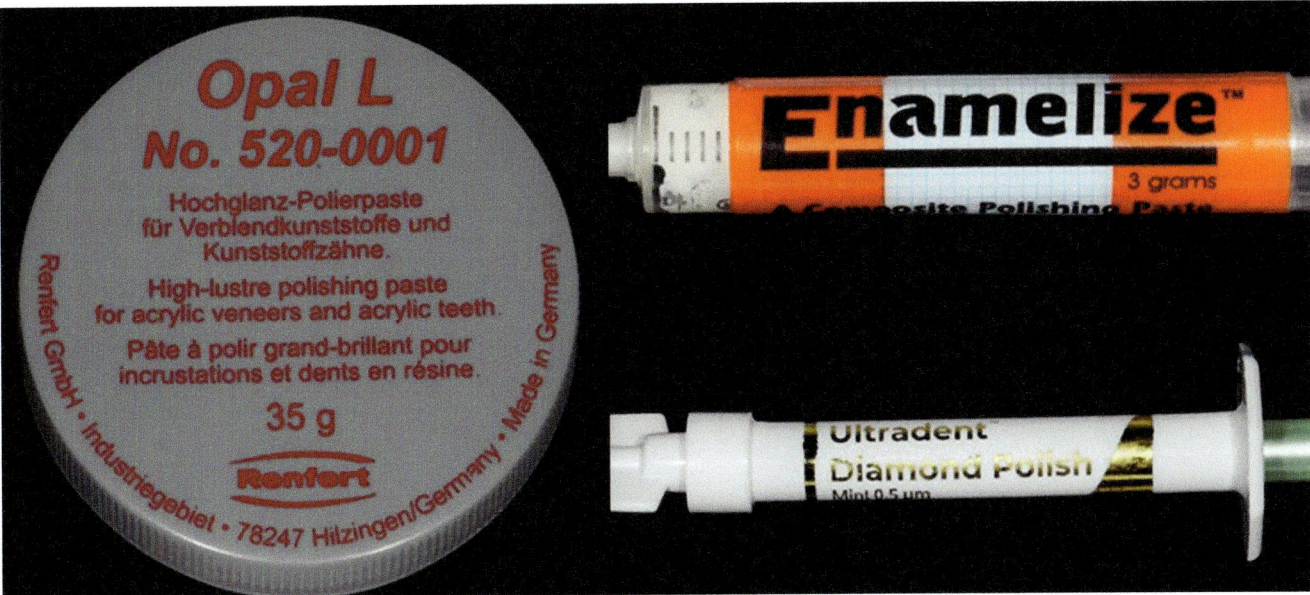

Fig. 1-4. Exemplos de boas pastas de polimento para auxiliar a obtenção de lisura fina, reduzir a adesão microbiana e o manchamento superficial do compósito.

A reflexão de luz em uma superfície plana é chamada de especular ou regular, pois o ângulo de luz incidente é igual ao ângulo de reflexão. Em superfícies rugosas, a reflexão da luz é chamada difusa, porque a superfície comporta-se como uma infinidade de pequenas superfícies refletindo os raios em várias direções. Dessa forma, superfícies rugosas tendem a apresentar maior reflexão difusa na superfície, promovendo uma diminuição da translucidez, sendo a passagem de luz também influenciada pelo tipo de material restaurador em si.[28]

Da mesma forma, quanto mais plana e regular for a superfície, menor será a refração (desvio) da luz, permitindo assim uma maior passagem da mesma (transmitância) através da resina composta.[29]

Assim, a realização do acabamento, polimento e texturização interferem no comportamento óptico da luz por meio das restaurações. A caracterização da textura superficial (periquimáceas) altera a topografia superficial dos dentes, fazendo com que eles reflitam mais luz e pareçam mais claros (Fig. 1-5).[3,30]

Portanto, a texturização de superfície, além de criar uma anatomia terciária (microanatomia) mais natural, cria diferentes ângulos de reflexão da luz, aumentando a reflexão difusa na superfície da resina, promovendo uma menor passagem de luz pela estrutura e, portanto, levando a uma maior reflexão de luz para o observador, aumentando assim o seu valor (luminosidade).[29]

LÍQUIDOS PARA ACABAMENTO (SELADORES DE SUPERFÍCIE)

A fase de acabamento e polimento descrita até aqui, compreende basicamente a aplicação sequencial de instrumentos abrasivos com o objetivo de proporcionar lisura gradativa na superfície do compósito, gerando regularização e brilho superficial.[1,3]

Diferente do descrito acima, existem produtos comercializados com o objetivo de realizar um selamento superficial da resina composta, como um *glaze* resinoso.[4,14] São líquidos à base de resina (monômeros resinosos de baixa viscosidade) com adição de carga inorgânica (variando conforme a marca

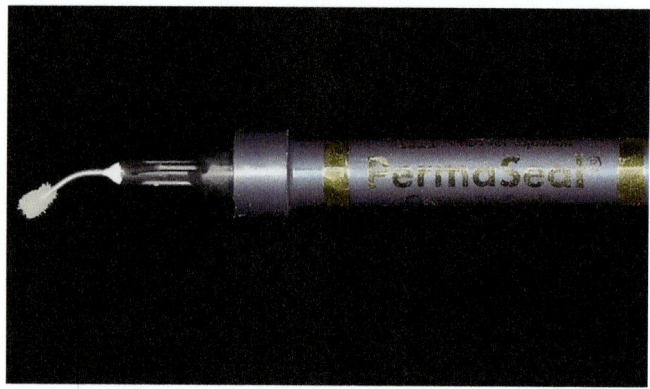

Fig. 1-6. Selador de superfície para compósitos: Permaseal (Ultradent).

comercial), que após aplicados na superfície do compósito geram um aspecto de lisura e brilho instantâneos. Contudo, além do aspecto artificial oferecido pelos monômeros residuais superficiais, esse efeito não é perene, sofrendo desgaste e expondo a resina composta abaixo não polida. É importante deixar claro que não se trata do mesmo *glaze* realizado nas cerâmicas, os resultados dos seladores de superfície nos compósitos são bem diferentes das cerâmicas glazeadas.[31]

Dentre os produtos disponíveis no mercado para esse fim, destacamos o Fortify (Bisco), PermaSeal (Ultradent), Bioforty (Biodinâmica), Biscover LV (Bisco) e G-Coat Plus (GC) (Fig. 1-6). Todavia, o estudo de Lopes *et al.* (2012) testou a rugosidade superficial de uma resina composta nanoparticulada com diferentes seladores de superfície envelhecida artificialmente por ciclos de escovação e mostrou que, de modo geral,[32] não houve diferença para o grupo-controle (sem selador). Além disso, houve piora no desempenho dos selantes com o envelhecimento.

O estudo de Guler *et al.* (2009) avaliou a influência de diferentes técnicas de polimento,[25] incluindo selador de superfície na estabilidade de cor de cinco marcas de resinas compostas. Os autores concluíram que o uso de pastas de polimento proporcionou menor manchamento superficial por

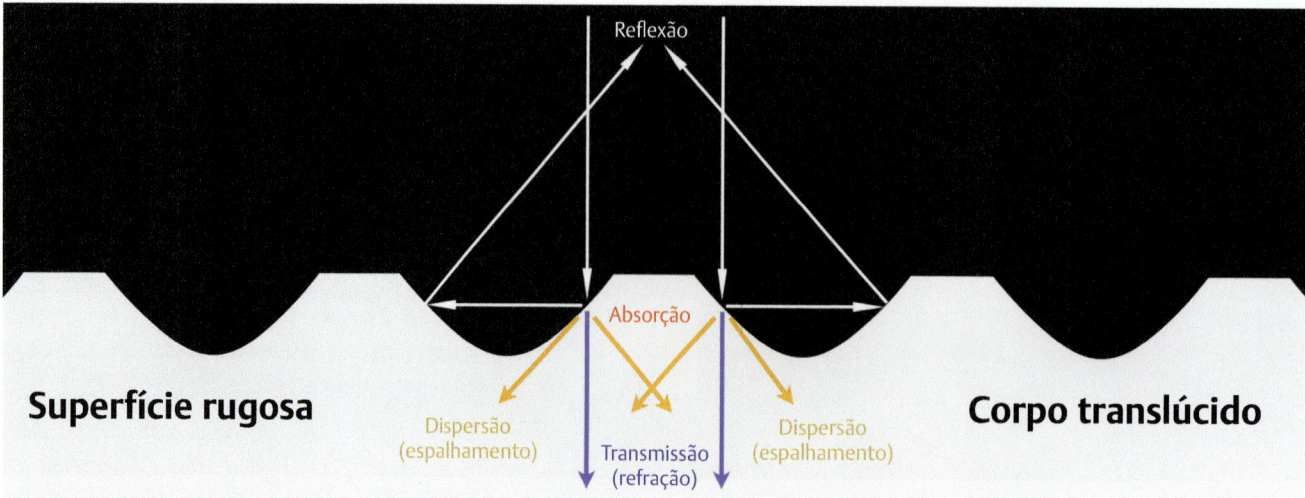

Fig. 1-5. Comportamento óptico da luz incidente em um corpo translúcido rugoso.

café, enquanto o selador de superfície (*glaze*) foi associado às maiores alterações de cor, avaliadas em colorímetro.

É importante deixarmos claro que, apesar de esses produtos seladores de superfície serem produzidos por marcas comerciais de renome e estarem descritos em alguns livros acadêmicos,[4] e até mesmo poderem ter algum efeito na redução da microinfiltração *in vitro*,[33] esses não fazem parte do nosso protocolo de acabamento e polimento de restaurações de resina composta. Vishwanath *et al.* (2022),[7] em sua amostra, encontraram que 44,3% dos dentistas utilizam seladores de superfície (*glaze* resinoso) com alguma frequência em suas restaurações. Entendemos que a aplicação sequencial de instrumentos abrasivos gerando lisura gradativa e brilho é a melhor maneira de finalizar uma restauração, proporcionando um acabamento e polimento verdadeiro da superfície do compósito, gerando os melhores resultados clínicos funcionais, estéticos e duradouros.[14,25]

Esses mesmos produtos seladores de superfície têm sua utilização interessante para casos de manutenção longitudinal de restaurações de resina composta, tanto em dentes anteriores quanto posteriores, especialmente quando as mesmas apresentarem trincas ou pequenos defeitos superficiais ou marginais (ver Capítulo 10). Nesses casos, o selador de superfície veda as trincas e corrige as imperfeições de modo simples e rápido, prolongando a vida útil da restauração,[34] proporcionando uma revitalização da mesma.

CONSIDERAÇÕES FINAIS

O acabamento e o polimento são fundamentais para a finalização de uma restauração de resina composta de qualidade (juntamente com a texturização, em restaurações anteriores). Através deles, são otimizadas as características finais desejadas em uma restauração, como: lisura, boa adaptação, correto perfil de emergência, refinamento anatômico e brilho superficial.

Diferentes sistemas e produtos podem ser empregados para que se atinjam bons resultados na etapa de acabamento e polimento. Genericamente, produtos abrasivos sequenciais em ordem decrescente de abrasividade são os mais utilizados para esse fim. Sistemas que possuem incorporação de partículas de óxido de alumínio ou impregnação de partículas de diamante são os mais utilizados e efetivos.[9] Da mesma forma, os sistemas *multistep* (granulações variadas sequenciais, duas ou mais) são preferidos em detrimento dos de granulação única (simplificados), para atingir resultados mais satisfatórios.[5]

REFERÊNCIAS BIBLIOGRÁFICAS

1. Coelho-de-Souza FH. Tratamentos clínicos integrados em Odontologia. Rio de Janeiro: Revinter; 2012. Cap. 12.
2. Coelho-de-Souza FH. Facetas estéticas: resina composta, laminado cerâmico e lente de contato. Rio de Janeiro: Thieme Revinter; 2018.
3. Conceição EN. Dentística: saúde e estética. 2. ed. Porto Alegre: Artmed; 2007.
4. Summitt JB, Robbins JW, Hilton TJ, Schwartz RS, Santos Junior J. Fundamentals of operative dentistry: a contemporary approach. 3. ed. Chicago: Quintessence; 2006.
5. Jaramillo-Cartagena R, López-Galeano EJ, Latorre-Correa F, Agudelo-Suárez AA. Effect of polishing systems on the surface roughness of nanohubrid and nanofilling composite resins: a systematic review. Dent J (Basel). 2023;9(8):95.
6. Anusavice KJ. Materiais dentários de Phillips. 10. ed. Rio de Janeiro: Guanabara Koogan; 1998.
7. Vishwanath S, Kadandale S, Kumarappan SK, Ramachandran A, Unnikrishnan M, Nagesh HM. Finishing and Polishing of Composite Restoration: Assessment of Knowledge, Attitude and Practice Among Various Dental Professionals in India. Cureus. 2022;14(1):e20887.
8. Baratieri LN, Monteiro Junior S, Melo TS, Ferreira KB, Hilgert L, Schlichting LH, et al. Odontologia restauradora: fundamentos e técnicas. São Paulo: Santos; 2010.
9. Aydın N, Topçu FT, Karaoğlanoğlu S, Oktay EA, Erdemir U. Effect of finishing and polishing systems on the surface roughness and color change of composite resins. J Clin Exp Dent. 2021;73(5):446-454.
10. Reis A, Loguercio AD. Materiais dentáros restauradores diretos: dos fundamentos à aplicação clínica. São Paulo: Santos; 2007.
11. O'Brien EP, Mondal K, Chen CC, Hanley L, Drummond JL, Rockne KJ. Relationships between composite roughness and Streptococcus mutans biofilm depth under shear in vitro. J Dent. 2023;134:104535.
12. Cazzaniga G, Ottobelli M, Ionescu AC, Paolone G, Gherlone E, Ferracane JL, et al. In vitro biofilm formation on resin-based composites after different finishing and polishing procedures. J Dent. 2017;67:43-52.
13. Jones CS, Bilington RW, Pearson, GJ. The in vivo perception of roughness of restorations. Br Dent J. 2004;196(1):42-45.
14. Loguercio AD. Acabamento e polimento em restaurações estéticas. In: Busato. ALS. Dentística: Restaurações em dentes anteriores. São Paulo: Artes Médicas; 1997. Cap. 19.
15. LeSage B. Finishing and polishing criteria for minimally invasive composite restorations. Gen Dent. 2011;59(6):422-428.
16. Ferracane J. Hygroscopic and hydrolytic effects in dental polymer networks. Dent Mater. 2006;22(3):211-222.
17. Par M, Gamulin O, Marovic D, Klaric E, Tarle Z. Raman spectroscopic assessment of degree of conversion of bulk-fill resin composites: changes at 24 hours post cure. Oper Dent. 2015;40(3):E92-101.
18. Alshali RZ, Salim NA, Satterthwaite JD, Silikas N. Post-irradiation hardness development, chemical softening, and thermal stability of bulk-fill and conventional resin-composites. J Dent. 2015;43(2):209-218.
19. Ghasemi A, Mohammadzadeh A, Molaei M, Sheikh-Al-Eslamian SM, Karimi M. Effect of Wet and Dry Finishing and Polishing Technique on Microhardness and Flexural Strength of Nanocomposite Resins. Int J Dent. 2023;16.
20. Venturini D, Cenci Ms, Demarco FF, Camacho GB, Powers JM. Effect of Polishing Techniques and Time on Surface Roughness, Hardness and Microleakage of Resin Composite Restorations. Oper Dent. 2006;31(1):11-17.
21. Lau XE, Liu X, Chua H, Wang WJ, Dias M, Choi JJE. Heat generated during dental treatments affecting intrapulpal temperature: a review. Clin Oral Investig. 2023;27(5):2277-2297.
22. Ertugrul IF, Orhan EO, Yazkan B. Effect of different dry-polishing regimens on the intrapulpal temperature assessed with pulpal blood microcirculation model. J Esthet Restor Dent. 2019;31(3):268-274.
23. Serio FG, Strassler HE, Litkowski LJ, Moffitt WC, Krupa CM. The effect of polishing pastes on composite resin surfaces: a SEM study. J Periodontol. 1988;59(12):837-840.
24. Kurt A, Cilingir A, Bilmenoglu C, Topcuoglu N, Kulekci G. Effect of different polishing techniques for composite resin materials on surface properties and bacterial biofilm formation. J Dent. 2019;90:103199.
25. Güler AU, Güler E, Yücel AC, Ertaş E. Effects of polishing procedures on color stability of composite resins. J Appl Oral Sci. 2009;17(2):108-112.

26. Devlukia S, Hammond L, Malik K. Is surface roughness of direct resin composite restorations material and polisher-dependent? A systematic review. J Esthet Restor Dent. 2023;17.
27. Lu H, Roeder LB, Lei L, Powers JM. Effect of surface roughness on stain resistance of dental resin composites J Esthet Restor Dent. 2005;17(2):102-108.
28. Awad D. Translucency of esthetic dental restorative CAD/CAM materials and composite resins with respect to thickness and surface roughness. J Prosthet Dent. 2015;113(6):534-540.
29. Souza MMA, Ramos TM, Gois DN, Oliveira AHA, Reis GR, Menezes MS, et al. Efeito da técnica de polimento na topografia de superfície e na transmitância da resina composta. Rev Odontol Unesp. 2014;43(6):372-378.
30. Magne P, Belser UC. Restaurações adesivas de porcelana na dentição anterior: uma abordagem biomimética. São Paulo: Quintessence Editora; 2012.
31. Sagsoz O, Demirci T, Demirci G, Sagsoz NP, Yildiz M. The effects of different polishing techniques on the staining resistance of CAD/CAM resin-ceramics. J Adv Prosthodont. 2016;8:417-422.
32. Lopes MB, Saquy PC, Moura SK, Wang L, Graciano FM, Correr Sobrinho L, et al. Effect of different surface penetrating sealants on the roughness of a nanofiller composite resin. Braz Dent J. 2012;23(6):692-697.
33. Hepdeniz OK, Temel UB, Ugurlu M, Koskan O. The effect of surface sealants with different filler contente on microleakage of class V resin composite restorations. Eur J Dent. 2016;10(2):163-169.
34. Martin J, Fernandez E, Estay J, Gordan VV, Mjor IA, Moncada G. Minimal invasive treatment for defective restorations: five-year results using sealants. Oper Dent. 2013;38(2):125-133.

SISTEMAS E INSTRUMENTOS PARA ACABAMENTO E POLIMENTO

CAPÍTULO 2

Leandro Azambuja Reichert ▪ Lucas Silveira Machado
Rafael Melara ▪ Fábio Herrmann Coelho-de-Souza

INTRODUÇÃO

O processo de acabamento e polimento de restaurações adesivas na odontologia desempenha um papel crucial na obtenção de resultados estéticos e funcionais ideais. O acabamento e polimento de restaurações de resina composta não são apenas etapas finais, mas sim elementos essenciais para o sucesso do tratamento.[1]

Uma superfície rugosa, com excessos cervicais, imperfeições e microfissuras, torna a restauração mais suscetível ao acúmulo de placa bacteriana (biofilme) e a fraturas, contribuindo para o desenvolvimento de cárie, doenças gengivais e halitose. O acabamento e polimento meticulosos criam uma superfície lisa e uniforme, aumentando a sua durabilidade. A superfície lisa resultante do polimento dificulta a aderência do biofilme, reduzindo significativamente o risco à cárie e doenças gengivais. Esses cuidados, além da questão estética, que permite a perfeita integração da restauração à estrutura dentária natural, reproduzindo a anatomia, textura e cor dos dentes adjacentes, representam um passo fundamental para alcançar a saúde bucal do paciente e para a longevidade da restauração.[2] Além disso, uma restauração polida oferece maior resistência à ação corrosiva ou erosiva de ácidos e abrasivos presentes na dieta e na saliva, protegendo-a contra desgaste prematuro e prolongando sua vida útil.

Conhecer os diferentes sistemas de acabamento e polimento, e empregá-los de maneira correta, é fundamental para alcançar a lisura superficial adequada de resinas compostas. No mercado atual, existem vários sistemas e instrumentos para este fim. Cabe salientar que o mesmo protocolo de acabamento e polimento, usando a mesma sequência de instrumentos, pode apresentar resultados clínicos distintos, dependendo do tipo de resina composta utilizada.

Por outro lado, determinados sistemas de polimento podem apresentar resultados mais satisfatórios quanto à lisura e ao brilho, quando associados a tipos específicos de resinas compostas. Segundo Oliveira et al. (2023),[3] discos de polimento podem apresentar resultados mais favoráveis em resinas compostas nanoparticuladas e nano-híbridas, ao passo que escova de carbeto de silício tem maior chance de promover uma superfície mais lisa em resinas compostas microparticuladas.[3]

Este capítulo tem como objetivo explorar os diversos sistemas e instrumentos utilizados para as etapas de acabamento e polimento de restaurações de resina composta, abordando desde pontas diamantadas até pastas de polimento, fornecendo uma visão abrangente e embasada para profissionais e estudantes da área.

CONSIDERAÇÕES CONCEITUAIS

Embora acabamento e polimento sejam abordados sempre juntos, considera-se que são etapas distintas e com objetivos específicos. Enquanto o processo de acabamento necessita de instrumentos mais abrasivos para remover excessos e realizar ajustes de forma,[4] durante o polimento são utilizados instrumentos mais suaves, de menor abrasividade, com o objetivo de melhorar o brilho e a lisura da superfície.[4] Juntamente com o processo de acabamento e polimento, existe a texturização da superfície restaurada, principalmente no que se refere à face vestibular de dentes anteriores jovens. Nessa etapa, são utilizados instrumentos para reprodução das periquimáceas do esmalte, tornando a percepção do dente restaurado mais natural (ver Capítulo 1).[4]

SISTEMAS E INSTRUMENTOS PARA ACABAMENTO E POLIMENTO

Pontas Diamantadas de Granulometria Fina (F) e Extrafina (FF)

As pontas diamantadas destacam-se como escolhas primordiais na prática clínica, evidenciando-se como elementos indispensáveis para a confecção de restaurações dentárias. Desempenham um papel essencial no processo de acabamento, permitindo a remoção seletiva de excessos e a definição de contornos. Podem ser diferenciadas quanto aos seus formatos e granulações. No acabamento, estão indicadas as pontas de granulometria fina e extrafina, já que os excessos mais grosseiros, quando existentes, são removidos com pontas de granulometria regular ou discos. A seleção do formato adequado das pontas diamantadas permite a complementação e ajuste da escultura (granulometria fina – F) ou o seu refinamento (granulometria extrafina – FF), mesmo em regiões anatomicamente desafiadoras (Fig. 2-1). Tais instrumentos, amplamente difundidos e utilizados, conferem vantagens singulares em virtude de sua especificidade e eficácia.[5]

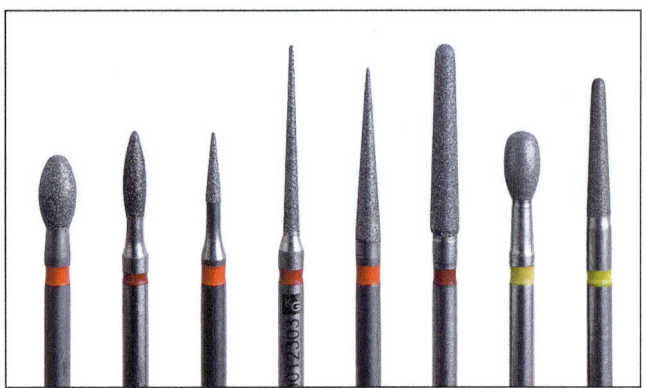

Fig. 2-1. Exemplos de pontas diamantadas de granulometria fina (F, vermelha) e extrafina (FF, amarela).

Quadro 2-1. Identificação das pontas diamantadas e sua granulometria média

Tarja	Sigla	Tipo	Grânulo (μm)
Preta	SG	Supergrossa	180-213
Verde	G	Grossa	125-180
Azul	M	Média (normal)	90-125
Vermelha	F	Fina	45
Amarela	FF (EF)	Extrafina	30
Branca	UF	Ultrafina	15

μm: micrômetro.

A escolha dos formatos das pontas diamantadas vai depender do seu emprego clínico, ou seja, da região anatômica a ser trabalhada e o seu propósito. Os principais formatos encontrados são:

- Anelada.
- Carretel.
- Chama.
- Cônica (troncocônica).
- Cilíndrica.
- Esférica.
- Ovo (barril).
- Pera.
- Roda.
- Cone invertido.

É imperativo que o clínico esteja atento à utilização dessas pontas, tendo plena consciência de suas características e potenciais impactos. A dureza do diamante, superior à da resina composta, apresenta um desafio significativo, pois resulta em riscos e ranhuras na superfície da restauração. Tais imperfeições, uma vez introduzidas, devem ser removidas posteriormente, com a sequência do acabamento e polimento.

As hastes das pontas diamantadas são produzidas com aço inox® e, em sua ponta ativa, são aglutinadas partículas abrasivas de diamante. Podemos encontrar no mercado, tanto pontas diamantadas com haste longa, como haste curta, a depender do modelo e numeração. As pontas diamantadas devem ser utilizadas sob refrigeração por jato de ar/água (*spray*), principalmente quando empregadas em alta rotação, para diminuir a geração de calor friccional e a consequente degradação da matriz resinosa.

Como forma de identificação das pontas diamantadas, alguns fabricantes utilizam tarjas de diferentes cores para determinar a sua granulometria: supergrossa, grossa, média, fina, extrafina e ultrafina (Quadro 2-1).

Esses valores de granulometria são médios, com variação conforme o fabricante. Dessas, as mais utilizadas são: grossa, média, fina e extrafina, com destaque especial para as médias (preparo cavitário) e as finas (acabamento). Cabe salientar que as médias, muitas vezes, não apresentam tarja alguma, a depender do fabricante. Já, as finas, podem ser douradas, com ou sem tarja vermelha, ou prateadas com tarja vermelha.

É essencial que o profissional conheça o tipo de ponta diamantada que esteja usando e empregue uma abordagem cautelosa e precisa ao utilizar esses instrumentos, aplicando técnicas adequadas e monitorando cuidadosamente o procedimento. Somente dessa maneira, é possível garantir resultados adequados e duradouros, preservando a integridade da restauração e promovendo a satisfação do paciente.

Brocas Multilaminadas

As brocas multilaminadas representam uma categoria importante no campo da Odontologia restauradora, oferecendo uma gama de vantagens e aplicações que as distinguem como ferramentas essenciais no arsenal clínico. Essas brocas carbides multilaminadas podem variar em formato e em número de lâminas, podendo apresentar-se com um intervalo entre 8 e 30 lâminas (mais comuns: 12, 18, 24 e 30 lâminas). Uma característica importante a se destacar é que, à medida que o número de lâminas aumenta, a capacidade de corte diminui. No entanto, esse declínio na capacidade de corte é compensado pela produção de uma superfície mais lisa. Essa é uma vantagem notável das brocas multilaminadas em relação às pontas diamantadas. A diferença fundamental entre elas reside na maneira distinta com que esses instrumentos atuam: enquanto as pontas diamantadas desgastam o material, as brocas multilaminadas cortam, removendo pequenas fatias (Fig. 2-2). As brocas com 8 e 12 lâminas são mais adequadas para remoção de quantidades maiores de material, enquanto as de 18 a 30 lâminas são ideais para uma remoção mais refinada (Quadro 2-2).

Outra função crucial dessas brocas multilaminadas é a capacidade de criar microtexturas na superfície da restauração, o que contribui para a texturização em faces vestibulares, definindo a anatomia terciária (ver Capítulos 7 e 9). Essa é uma etapa essencial no processo de finalização de uma restauração em dentes anteriores, pois permite ao profissional caracterizar o dente de forma precisa e detalhada, alcançando resultados estéticos e funcionais superiores.

Assim, as brocas multilaminadas oferecem um bom desempenho na remoção de material, na produção de superfícies lisas e para caracterização superficial, podendo ser empregadas em substituição às pontas diamantadas ou como complemento.

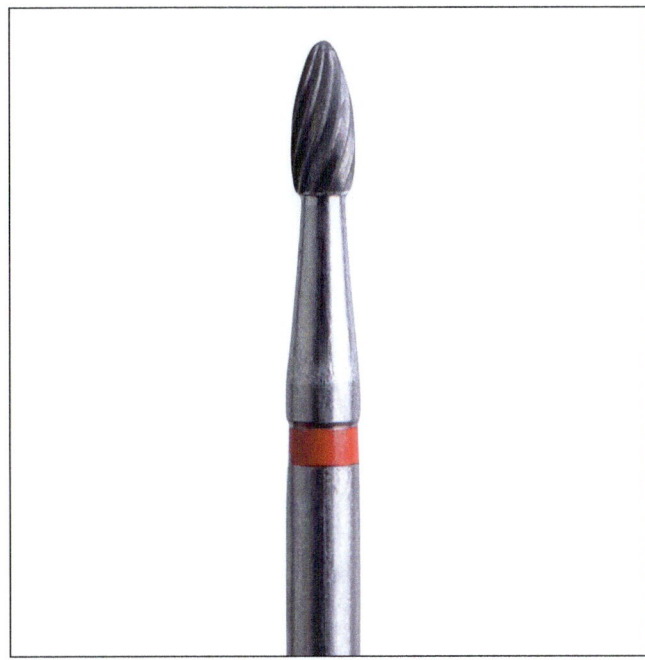

Fig. 2-2. Exemplo de broca multilaminada para acabamento.

Quadro 2-2. Relação entre a finalidade do emprego das brocas multilaminadas e o seu número de lâminas

Finalidade	Número de lâminas
Acabamento inicial	8 a 12
Acabamento fino	18 a 30

Discos Abrasivos Flexíveis

Os discos abrasivos flexíveis (discos de lixa) representam uma importante escolha para o acabamento de restaurações em dentes anteriores e faces livres, apresentando variáveis como granulação e diâmetro. O diâmetro usual é de 1/2 polegada (mais utilizado), podendo ser encontrados os de 5/8, 3/8 ou 2/8 de polegada, variando conforme o fabricante. Algumas marcas comerciais (Quadro 2-3) apresentam um orifício metálico no centro, com engate rápido (*pop-on*), como Flexidisc (Cosmedent), Sof-Lex (3M Solventum), Optidisc (Kerr), Flexi-d (EVE) e Praxis (TDV), que permite o encaixe do disco no mandril em duas posições: com a parte ativa (abrasiva) voltada para cima ou para baixo. Por outro lado, em marcas como Sof-Gloss (American Burrs), Diamond Pro (FGM), Polidont (Microdont), Superfix (TDV) e Super-Snap (Shofu), o encaixe não transpassa o centro do disco, o que evita o possível toque do mandril na restauração durante o polimento, mas impede o uso com a parte abrasiva para cima (invertida) (Fig. 2-3).

Os discos abrasivos estão disponíveis em quatro diferentes granulações, que variam de grosso à extrafino, e são acompanhados de um mandril. A escolha da granulação adequada depende do estágio do acabamento e polimento, bem como da quantidade de material a ser removido. Em geral, recomenda-se começar com uma granulometria mais grossa e progredir para granulometrias mais finas à medida em que o processo avança. Discos de granulometria grossa e média farão o acabamento, e discos de granulometria fina e extrafina realizarão o pré-polimento e o polimento, respectivamente. Para identificação da sua granulometria, os fabricantes utilizam uma ordem decrescente de saturação de cor, usualmente. Cores mais cromatizadas (escuras) correspondem à granulometria mais grossa e cores menos intensas correspondem à granulometria mais fina.[6] Os discos são feitos em poliéster (ou poliuretano), e o abrasivo presente na maioria das marcas comerciais é o óxido de alumínio (ou nanodiamante), com a seguinte média de granulometria: grosso (40-80 µm), médio (20-40 µm), fino (10-20 µm) e extrafino (5-10 µm), variando conforme o fabricante. A velocidade de uso do micromotor pode variar conforme o fabricante, entre 3.000 e 12.000 rpm.

É importante ressaltar que, embora os discos abrasivos ofereçam excelentes resultados estéticos, seu uso excessivo pode resultar em desgaste demasiado da restauração e aquecimento. Portanto, é fundamental ter cuidado na pressão e velocidade do emprego dos discos, além de umedecer a superfície da resina composta a cada troca de disco. Devemos exercer cautela ao utilizar esses instrumentos, garantindo que o acabamento e polimento sejam realizados de maneira cuidadosa e precisa.

Quadro 2-3. Exemplos comerciais de discos abrasivos flexíveis

Discos	Fabricante	Superfície
Flexidisc	Cosmedent	Orifício no centro
Optidisc	Kerr	Orifício no centro
Sof-Lex	3M Solventum	Orifício no centro
Flexi-d	EVE	Orifício no centro
Praxis	TDV	Orifício no centro
Sof-Gloss	American Burrs	Liso
Diamond Pro	FGM	Liso
Polidont	Microdont	Liso
Superfix	TDV	Liso
Super-Snap	Shofu	Liso

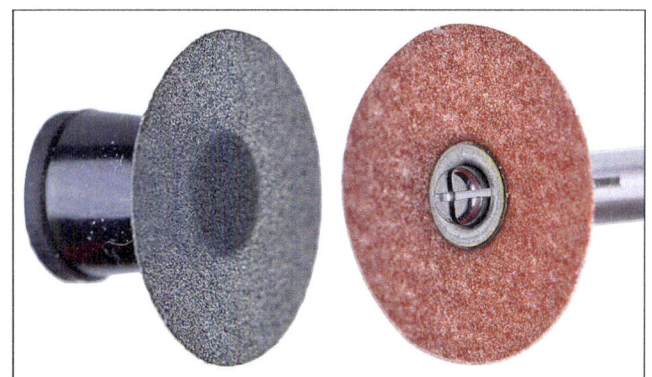

Fig. 2-3. Exemplos de discos abrasivos, sem e com orifício metálico central (FGM e 3M Solventum, respectivamente).

Pontas de Borracha Abrasiva de Passo Único

As pontas de borracha abrasiva (polidores de borracha, pontas siliconadas) de passo único visam a otimizar e agilizar os procedimentos clínicos. Esses produtos têm como objetivo simplificar o processo de acabamento/polimento, eliminando a necessidade de utilizar vários instrumentos consecutivos.[7]

Essas borrachas abrasivas de passo único se destacam pela combinação de grânulos abrasivos de diferentes durezas e granulometrias. Podem ser encontradas nos formatos básicos: disco, taça e chama (Fig. 2-4). Em algumas marcas, o mandril é removível, alternando a ponta ativa desejada, como no caso da Optimize (TDV). Em outros fabricantes, o mandril e a ponta ativa formam um conjunto único, como encontrado nas marcas: Opti 1 Step Polisher (Kerr), Enhance (Dentsply Sirona), Onegloss (Shofu) e OneStep (Vigodent Coltene) (Quadro 2-4).

As borrachas abrasivas podem, de fato, proporcionar um polimento satisfatório. Entretanto, sua eficácia é altamente dependente das etapas anteriores do processo de acabamento. É essencial garantir que a superfície não apresente rugosidades significativas durante a fase inicial de acabamento com pontas diamantadas, para maximizar o desempenho das borrachas de passo único.[7]

Um fator crucial que pode otimizar o desempenho dessas borrachas é a escolha de resinas compostas que ofereçam maior facilidade na obtenção do polimento. Resinas que apresentam partículas inorgânicas menores e uniformes tendem a proporcionar resultados mais consistentes e satisfatórios ao serem utilizadas em conjunto com as borrachas de passo único (ver Capítulo 3).

Pontas de Borracha Abrasiva de Múltiplos Passos

As pontas de borracha abrasiva de múltiplos passos representam uma abordagem consolidada na Odontologia restauradora, caracterizada pela utilização de duas, três ou quatro borrachas de diferentes granulometrias (Quadro 2-5, Figs. 2-5 e 2-6). Nesses sistemas, cada borracha desempenha um papel específico, contribuindo para um processo de polimento gradual e meticuloso.[1,7]

No caso das borrachas de três passos, a primeira é dedicada ao pré-polimento, enquanto as duas subsequentes são empregadas para o polimento inicial e final (Fig. 2-6). Uma das características mais marcantes desses sistemas é a diferenciação de potencial abrasivo entre as borrachas, geralmente identificada por diferentes colorações que representam a sequência de uso (varia para cada fabricante). Essa codificação

Quadro 2-5. Exemplos de pontas de borracha abrasiva de múltiplos passos

Borrachas de múltiplos passos	Fabricante
Jiffy	Ultradent
EVE Ecocomp	EVE
Astropol	Ivoclar
Ultra-Gloss	American Burrs
Viking	KG Sorensen
Kit Polidores	Jota
DhPolisher	Dhpro
Flexicups and Flexipoints	Cosmedent
Kit para acabamento e polimento	Microdont

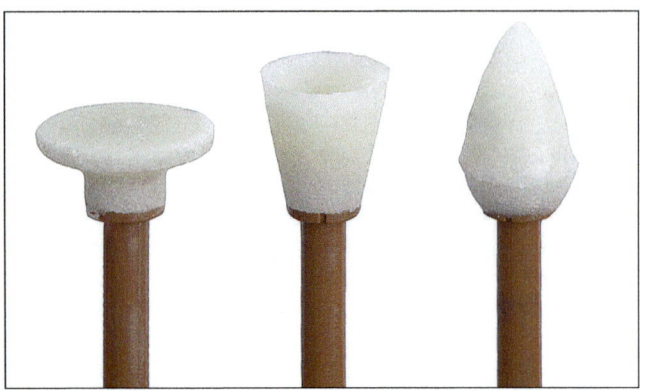

Fig. 2-4. Exemplo de ponta de borracha abrasiva de passo único (Enhance, Dentsply Sirona) nos formatos básicos de disco, taça e chama.

Quadro 2-4. Exemplos de pontas de borracha abrasiva de passo único

Borrachas de passo único	Fabricante
Opti 1 Step Polisher	Kerr
Enhance	Dentsply Sirona
Optragloss	Ivoclar
EasyShine	Kulzer
Onegloss	Shofu
OneStep	Vigodent Coltene
Dura-Gloss	American Burrs
Optimize	TDV

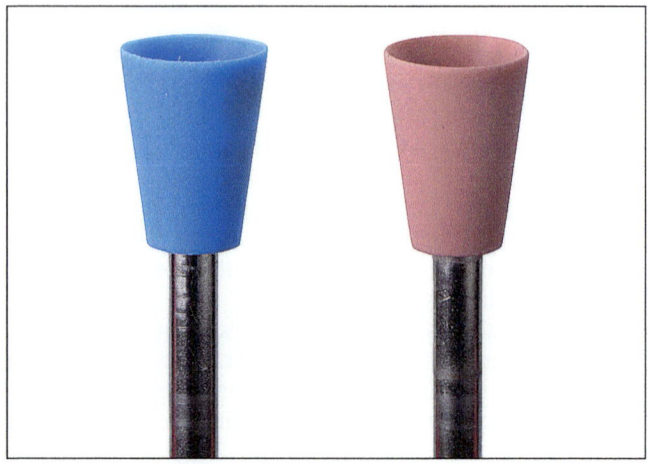

Fig. 2-5. Exemplo de pontas de borracha abrasiva de 2 passos (Flexicups, Cosmedent). Ordem de abrasividade: azul e rosa.

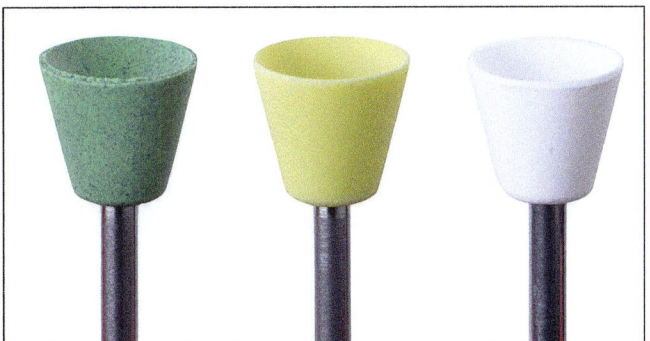

Fig. 2-6. Exemplo de pontas de borracha abrasiva de 3 passos (Jiffy, Ultradent). Ordem de abrasividade: verde, amarela e branca.

facilita a aplicação correta das borrachas, garantindo resultados consistentes e previsíveis.[6] Além disso, alguns fabricantes determinam que cada borracha de múltiplos passos deve ser utilizada em uma velocidade específica, o que contribui para otimizar sua eficácia e garantir um polimento adequado. Essas velocidades recomendadas são determinadas pelos fabricantes, com base em estudos e testes clínicos, visando a maximizar a *performance* das borrachas. Para alguns fabricantes, a velocidade recomendada para as borrachas de acabamento e pré-polimento é de 7.500-10.000 rpm. Já, para as borrachas de polimento final, a velocidade indicada é de 5.000-7.000 rpm, enquanto outros fabricantes recomendam genericamente uma velocidade entre 7.000-10.000 rpm para todas as granulometrias.

Durante a utilização dessas pontas de borracha, é importante manter a superfície umedecida, utilizando a seringa tríplice ou passando uma gaze embebida com água de forma intermitente, com o objetivo de minimizar o aquecimento, o qual pode gerar desconforto ao paciente e queima da resina. Dessa forma, há um aumento da vida útil da própria ponta de borracha, além de remover os grânulos do polidor anterior, contribuindo para o alcance do polimento desejado.

Uma vantagem das borrachas de múltiplos passos é a sua menor dependência da utilização de discos e brocas na etapa anterior, sendo capazes de realizar um polimento eficaz mesmo em condições de superfície menos ideais. Dessa forma, as borrachas abrasivas de múltiplos passos destacam-se como uma opção confiável e eficiente para o polimento de restaurações, proporcionando resultados estéticos e funcionais superiores e contribuindo para uma experiência clínica mais satisfatória.

Conforme a fabricação, nas borrachas de acabamento e polimento pode ser recomendado um pequeno desgaste inicial da borracha com o intuito de expor os abrasivos presentes no seu interior, garantindo maior efetividade. O tipo de abrasivo varia conforme o fabricante, podendo ser: óxido de alumínio, sílica, diamante, dióxido de titânio ou carbeto de silício.

Pontas de Acabamento em Espiral

Esses instrumentos são projetados com uma estrutura semelhante a uma espiral, proporcionando uma ampla gama de aplicações em diversos procedimentos odontológicos. A forma em espiral dessas pontas possibilita um movimento rotativo uniforme, facilitando o acesso a áreas de difícil alcance e permitindo um polimento controlado da região em questão, devendo ser empregado em baixa rotação, com velocidade variando de 3.000-9.000 rpm, com pressão leve. É importante salientar que os polidores em espiral devem ser utilizados sempre no sentido a favor das cerdas (sentido horário de quem olha pelo micromotor, ou anti-horário para quem olha direto para o espiral), umedecendo a superfície a cada uso. Os polidores em espiral são diamantados, ou seja, o tipo de partícula abrasiva presente é o diamante (grânulos de diamante). Os espirais podem ser encontrados em duas ou três granulometrias (dependendo do fabricante); todavia, tipicamente, são compostos por duas partes distintas: uma primeira etapa dedicada ao pré-polimento, para regularização da superfície, e uma segunda etapa final que proporciona um polimento com alto brilho (Fig. 2-7 e Quadro 2-6). Essa combinação resulta em um excelente resultado na finalização do procedimento.[8]

Embora as espirais sejam mais empregadas em superfícies livres, sua versatilidade permite também a utilização em superfícies oclusais.

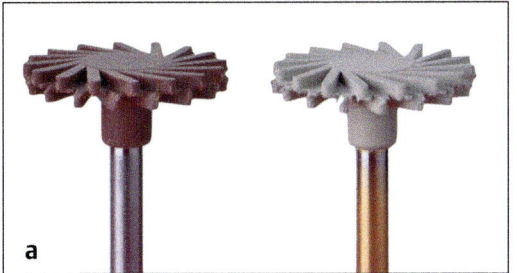
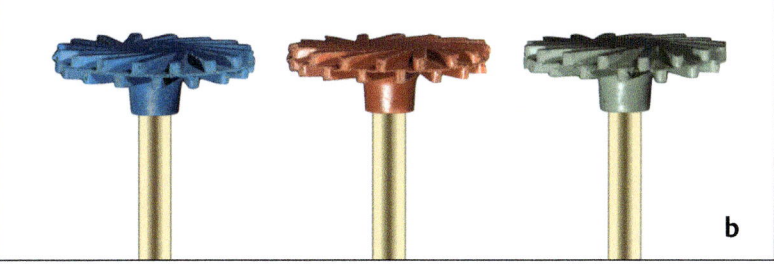

Fig. 2-7. Polidores em espiral em duas granulações (**a**): marrom e cinza (espiral Swivel, Jota). Polidores em espiral em três granulações (**b**): azul, marrom e verde (espiral Twist-Gloss, American Burrs).

Quadro 2-6. Exemplos de pontas de acabamento em espiral

Pontas em espiral	Fabricante
Espiral Swivel	Jota
Diacomp Plus Espiral	EVE
Twist-Gloss	American Burrs
Diapro	Dhpro
Twist Dia	Kuraray
Jiffy Polisher Espiral	Ultradent

Pontas de Acabamento Helicoidais

Esses instrumentos são projetados com uma estrutura helicoidal, com cerdas abrasivas emborrachadas. Possuem composição semelhante aos polidores em espiral, porém com aplicação mais voltada para superfícies oclusais. Essas pontas podem ser encontradas em duas ou três granulometrias (dependendo do fabricante), e possuem diamante como abrasivo. Os polidores helicoidais devem ser utilizados em contra-ângulo (micromotor), em velocidade entre 3.000-8.000 rpm. Um exemplo de polidor helicoidal é o *Occlupol* (JOTA), disponível em duas granulometrias: pré-polimento (rosa) e polimento final (cinza) (Fig. 2-8).

Escovas Impregnadas por Carbeto de Silício

As escovas de carbeto de silício são feitas com monofilamento de poliamida (cerdas) impregnadas por carbeto (carboneto) de silício, ou seja, é uma escova que possui abrasivo na própria cerda. Essas escovas são utilizadas no contra-ângulo (micromotor), principalmente para polimento final de restaurações (em especial nas superfícies oclusais), e devem ser utilizadas em uma rotação média de 5.000-10.000 rpm. Possuem dois formatos básicos: escova em taça e escova em pincel (Fig. 2-9). Apesar de alguns fabricantes fornecerem essas escovas em duas granulometrias, a maioria apresenta granulação única. Devido à presença de abrasivo nas cerdas, essas escovas podem ser utilizadas sem pasta de polimento.

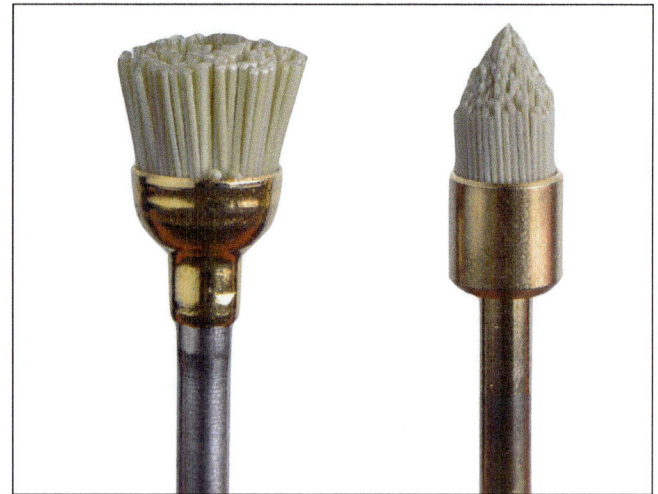

Fig. 2-9. Exemplos de escovas de carbeto de silício em formato de taça e pincel (Occlubrush, Kerr).

Escovas de Pelo de Cabra

As escovas de pelo de cabra são feitas com cerdas naturais provenientes do pelo de cabras ou sintéticas. Essas escovas são utilizadas principalmente para aplicação de pastas polidoras. As cerdas macias e flexíveis das escovas de pelo de cabra permitem uma aplicação suave e uniforme desses materiais, garantindo uma cobertura adequada e uma distribuição homogênea da pasta de polimento (Fig. 2-10). As escovas de pelo de cabra devem ser utilizadas em micromotor, com velocidade de até 12.000 rpm.

Feltros

Os feltros são compostos por fibras de tecido macio e flexível, como o algodão, que podem ser impregnados com abrasivos ou, normalmente, utilizados em conjunto com pastas abrasivas de polimento. Os feltros podem ser encontrados no formato de disco ou roda (Fig. 2-11). A escolha do tipo de feltro adequado depende da finalidade específica do polimento, da forma de conveniência (acesso) e das preferências do profissional.[9]

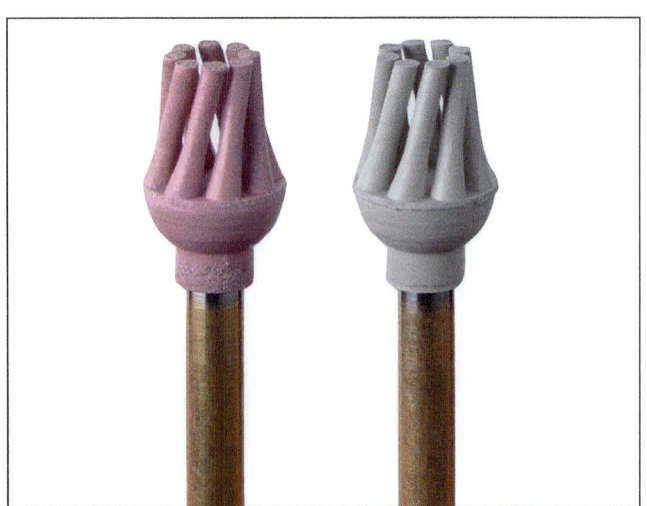

Fig. 2-8. Exemplo de polidores helicoidais em duas granulometrias: rosa e cinza (*Occlupol*, Jota).

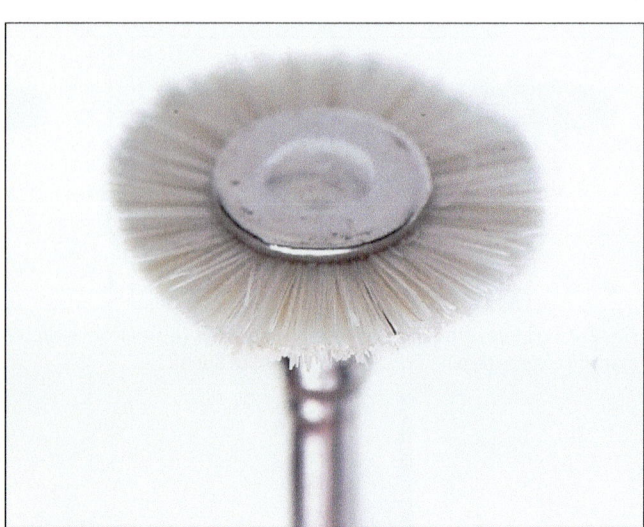

Fig. 2-10. Exemplo de escova de pelo de cabra.

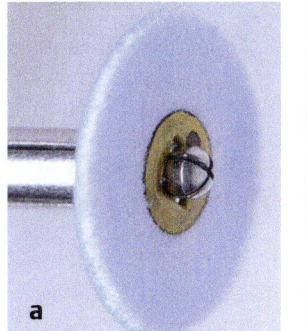 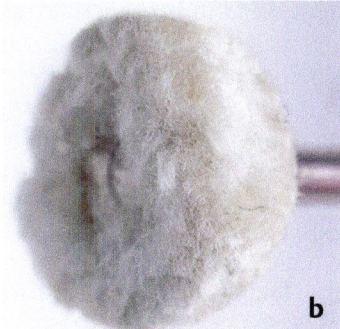

Fig. 2-11. Exemplos de feltros em disco (**a**) Flexibuff – Cosmedent e roda (**b**) Dhbrush – Dhpro.

Os feltros também podem apresentar diferenças conforme o fabricante, podendo ser mais densos e firmes, enquanto outros são mais macios e flexíveis. Durante o polimento, é importante aplicar pressão leve e uniforme, com movimentos suaves para evitar danos à superfície e garantir um resultado homogêneo e sem aquecimento. Os feltros devem ser utilizados em micromotor, com velocidade de até 10.000 rpm.

Pastas de Polimento

As pastas de polimento são compostas por abrasivos finos suspensos em uma base líquida, oleosa ou em gel (veículo). Elas são aplicadas com auxílio de um feltro, escova ou ponta de borracha, e desempenham um papel importante na obtenção de um polimento suave e brilhante, além de reduzir a adesão microbiana e o manchamento na superfície do compósito.

Os abrasivos são partículas microscópicas que atuam na atenuação de pequenas irregularidades e na criação de uma superfície mais lisa e homogênea, usualmente sendo compostos por diamantes ou óxido de alumínio. A base da pasta (veículo) funciona como umectante, facilitando a aplicação da mesma sobre a superfície.[9]

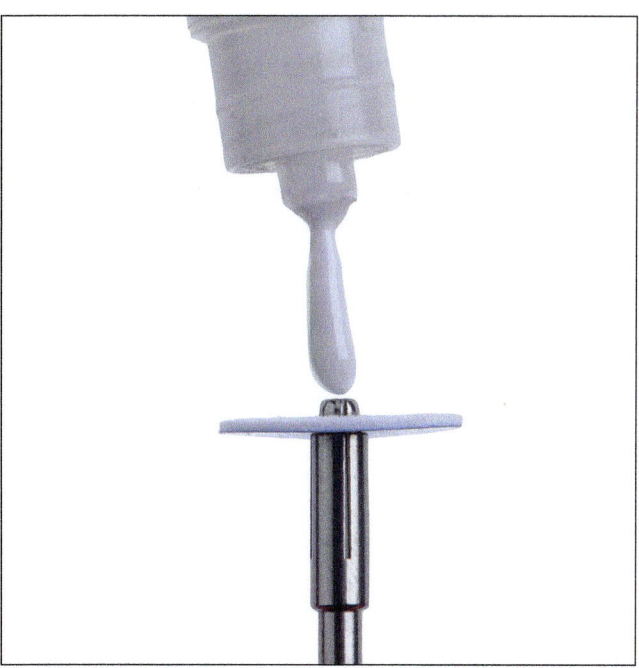

Fig. 2-12. Pasta de polimento de compósitos sendo aplicada sobre o disco de feltro.

Existem diferentes tipos de pastas de polimento disponíveis, cada uma formulada para atender a diferentes necessidades e procedimentos (Quadro 2-7 e Fig. 2-12). Algumas pastas são mais abrasivas, com granulometria grossa e média, enquanto outras são menos abrasivas, de granulometria mais fina (1 a 2 μm) e extrafina (0,5 a 1μm), e destinam-se ao polimento final de restaurações e superfícies mais delicadas. De um modo geral, a nossa preferência para o polimento final de compósitos recai sobre as pastas de baixa abrasividade, e sem veículo oleoso.

Quadro 2-7. Exemplos de pastas de polimento para compósitos

Pastas de polimento	Fabricante	Abrasivo	Granulometria
Enamelize	Cosmedent	Óxido de alumínio	1 μm
Diamond Polish Mint	Ultradent	Diamante	0,5 ou 1 μm
Potenza Specchi Al	PHS	Óxido de alumínio	17 μm
Diamond R	FGM	Óxido de alumínio	6-8 μm
Diamond Excel	FGM	Diamante	2-4 μm
Diamond Ultrafine	FGM	Diamante	0,5 μm
Opal L	Renfert	Óxido de alumínio Óxido de silício	–
Diamond Gloss	TDV	Diamante	1-2 μm
Eagle Diamond	American Burrs	Diamante	0,5 μm
Foto Gloss	Kota	Diamante, quartzo	–
Infinity Gloss	Dhpro	Óxido de alumínio	0,7 μm

*Informações dos fabricantes ou comunicação pessoal.
μm = micrômetro.

Lâminas de Bisturi

As lâminas de bisturi, inicialmente desenvolvidas para procedimentos cirúrgicos, apresentam-se como uma alternativa precisa e eficaz no acabamento de restaurações de resina composta (Fig. 2-13). Utilizadas estrategicamente para a remoção de pequenos excessos cervicais e interproximais, as lâminas de bisturi, especialmente a lâmina número 12, destacam-se por seu formato favorável e precisão, recortando os excessos e contribuindo para um resultado refinado e livre de irregularidades.[10] Sugerimos, genericamente, o emprego da lâmina de bisturi em restaurações proximais, anteriormente à tira de lixa.

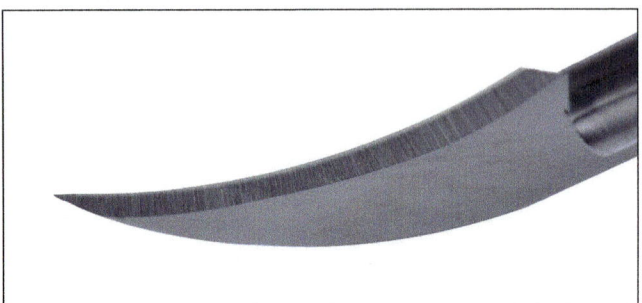

Fig. 2-13. Lâmina de bisturi número 12 para recortar excessos de resina composta e adesivo.

Tira de Lixa Interproximal

As tiras de lixa interproximal são ferramentas essenciais para o refinamento de restaurações proximais, remoção cuidadosa de excessos interproximais e ajuste do contorno anatômico (Fig. 2-14). Além disso, desempenham um papel crucial na eliminação da rugosidade proximal, que, se não removida adequadamente, pode favorecer o acúmulo de biofilme e dificultar a higiene.[10] Adaptáveis e disponíveis em diversas granulações e tamanhos, as tiras de lixa interproximal garantem um acabamento minucioso, atendendo às necessidades específicas de cada procedimento. Algumas tiras de lixa possuem uma zona central livre de abrasivos (centro neutro) para facilitar sua passagem pelo ponto de contato interproximal, sem danificá-lo. A tira de lixa interproximal deve ser empregada com cautela, com movimentos em forma de "S", para minimizar qualquer dano no contorno anatômico proximal.

As tiras de lixa mais empregadas para compósitos são feitas de poliéster. Tiras de lixa metálicas também estão disponíveis no mercado; contudo, sua utilização é menos frequente, estando reservadas para casos de excessos mais grosseiros de material restaurador. Além das tiras metálicas, ainda existe uma outra opção de instrumento metálico para auxílio na remoção de excessos grosseiros proximais: as serras interproximais, como a *Microcut* (TDV) (Fig. 2-15). Seu *design* em formato de lâmina com cabo permite

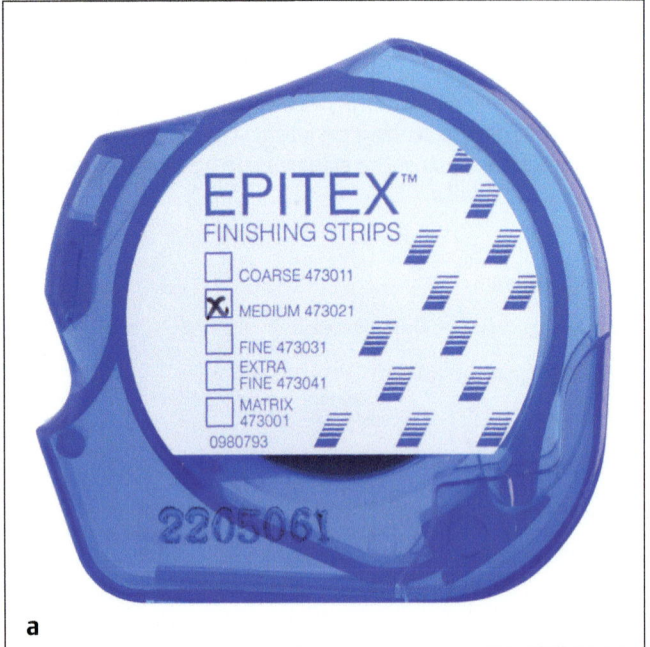

a

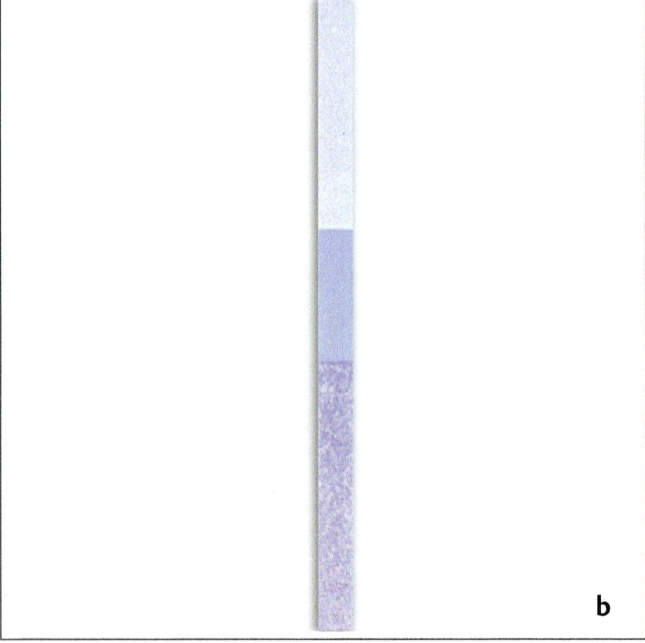

b

Fig. 2-14. Dois exemplos de tiras de lixa interproximais. (**a**) Tiras de lixa em rolo (Epitex, GC); (**b**) lixa com duas granulometrias separadas por centro neutro (Sof-lex, 3M Solventum).

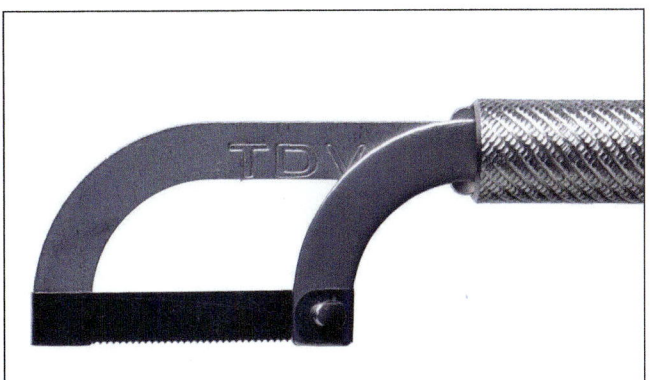

Fig. 2-15. Serra interproximal (*Microcut*, TDV).

um manuseio seguro, possibilitando a remoção de excessos na região do ponto de contato, ou mesmo em situações em que os dentes adjacentes estejam unidos entre si.

CONSIDERAÇÕES FINAIS

O presente capítulo instrumenta os profissionais na seleção dos melhores e mais adequados sistemas e aparatos de acabamento e polimento para restaurações de resina composta. Dessa forma, os cirurgiões-dentistas podem melhorar significativamente a qualidade de suas restaurações, proporcionando resultados estéticos superiores e promovendo a saúde bucal em longo prazo. Com uma abordagem cuidadosa e precisa, é possível alcançar resultados desejáveis e duradouros, garantindo a satisfação do paciente e a excelência clínica em todas as etapas do processo restaurador.

Nos momentos de troca do instrumento/polidor, ao passar para a abrasividade sequencial, devemos lavar a superfície do compósito, com o objetivo de remover abrasivos residuais do polidor anterior, não interferindo na *performance* do polidor mais fino. Ainda, durante a aplicação dos diferentes polidores, para controlar o aquecimento, devemos umedecer a superfície, seja com refrigeração (brocas e pontas diamantadas), com gaze embebida em água (polidores de borracha e discos) ou pastas de polimento (feltros e escovas).

Salientamos que não há um instrumento ou aparato que seja melhor ou pior do que os demais. Tudo vai depender das condições em que se encontram o profissional, o dente em questão, o acesso, a resina composta utilizada e a oferta de sistemas disponíveis. Desde que corretamente empregados, todos os sistemas de acabamento e polimento apresentados aqui podem ser bem-sucedidos.

REFERÊNCIAS BIBLIOGRÁFICAS

1. Jefferies SR. Abrasive finishing and polishing in restorative dentistry: a state-of-the-art review. Dent Clin North Am. 2007 Apr;51(2):379-97, ix.
2. Ferraris F, Conti A. Superficial roughness on composite surface, composite enamel and composite dentin junctions after different finishing and polishing procedures. Part I: roughness after treatments with tungsten carbide vs diamond burs. Int J Esthet Dent. 2014 Spring;9(1):70-89.
3. Oliveira AG, Rocha RS, Spinola MDS, Batista GR, Bresciani E, Caneppele TMF. Surface smoothness of resin composites after polishing-A systematic review and network meta-analysis of in vitro studies. Eur J Oral Sci. 2023 Apr;131(2):e12921.
4. Conceição EN. Dentística: saúde e estética. 3. ed. São Paulo: Quintessence; 2018.
5. Ferraris F, Conti A. Superficial roughness on composite surface, composite-enamel and composite-dentin junctions after different finishing and polishing procedures. Part II: roughness with diamond finishing and differences between enamel composite vs body composite. Int J Esthet Dent. 2014 Summer;9(2):184-204.
6. Rodrigues-Junior SA, Chemin P, Piaia PP, Ferracane JL. Surface roughness and gloss of actual composites as polished with different polishing systems. Oper Dent. 2015 Jul-Aug;40(4):418-29.
7. Korkmaz Y, Ozel E, Attar N, Aksoy G. The influence of one-step polishing systems on the surface roughness and microhardness of nanocomposites. Oper Dent. 2008 Jan-Feb;33(1):44-50.
8. Amaya-Pajares SP, Koi K, Watanabe H, da Costa JB, Ferracane JL. Development and maintenance of surface gloss of dental composites after polishing and brushing: Review of the literature. J Esthet Restor Dent. 2022 Jan;34(1):15-41.
9. da Costa JB, Ferracane JL, Amaya-Pajares S, Pfefferkorn F. Visually acceptable gloss threshold for resin composite and polishing systems. J Am Dent Assoc. 2021 May;152(5):385-92.
10. Dutra D, Pereira G, Kantorski KZ, Valandro LF, Zanatta FB. Does finishing and polishing of restorative materials affect bacterial adhesion and biofilm formation? A systematic review. Oper Dent. 2018 Jan/Feb;43(1):E37-E52.

RESINAS COMPOSTAS: CLASSIFICAÇÃO E POLIMENTO

Vicente Castelo Branco Leitune ▪ Fabricio Mezzomo Collares
Celso Afonso Klein-Júnior ▪ Fábio Herrmann Coelho-de-Souza

INTRODUÇÃO

Os cirurgiões-dentistas têm o livre arbítrio para decidir e escolher aqueles materiais odontológicos que julgarem os mais apropriados para o uso em seus pacientes, em especial falando dos materiais restauradores. Diante de tantas opções e ofertas de sistemas adesivos e resinas compostas no mercado, o profissional deve escolher aqueles que suprem a sua demanda com excelência e com embasamento científico.

Dentre as características e propriedades esperadas para as resinas compostas, em especial para restaurações de dentes anteriores, o brilho superficial é essencial para garantir um resultado estético e natural, reproduzindo e mimetizando o esmalte dental.[1,2] Dessa forma, para a realização de restaurações estéticas, o profissional deveria priorizar aquelas resinas compostas que ofereçam uma boa resposta ao polimento, gerando um alto brilho, e que sejam capazes de manter esse brilho ao longo do tempo.[1]

A resposta do material frente ao polimento realizado está na dependência de diversos fatores, mas essencialmente depende da técnica de acabamento e polimento empregada (incluindo quais aparatos abrasivos utilizados), e da característica inerente à composição da resina composta selecionada, especialmente em relação às partículas de carga.[3,4] Por esse motivo, salientamos a importância do conhecimento da classificação das resinas compostas e o seu respectivo comportamento clínico, para que o profissional saiba que material está utilizando e possa aproveitar ao máximo as suas características e virtudes.

Assim, o objetivo do presente capítulo é apresentar uma classificação de resinas compostas e discutir a sua relação com o polimento de superfície, visando a instrumentar os profissionais na seleção dos melhores compósitos restauradores.

CLASSIFICAÇÃO DAS RESINAS COMPOSTAS

Os tratamentos restauradores estão entre os mais realizados pelos cirurgiões-dentistas no mundo. Atualmente, a resina composta é o material de escolha para a realização de restaurações diretas. Para a confecção das restaurações, diferentes tipos de resinas compostas podem ser encontrados no mercado, podendo ser classificadas quanto a sua viscosidade (ou escoamento) e tamanho das partículas de carga. Considerando o escoamento das resinas compostas, podemos ter alto, médio e baixo escoamento, sendo mais utilizadas as de médio (convencionais) e alto (fluidas ou *flow*) escoamento. Em relação ao tamanho das partículas, diferentes classificações foram sendo propostas com o passar dos anos. Considerando resinas compostas que tenham quantidade de carga semelhante, a viscosidade não interfere diretamente no polimento.

Muitas marcas comerciais estão disponíveis no mercado. Outras são lançadas regularmente. Cada marca comercial apresenta um tipo de carga inorgânica, com diferentes composições, formatos e tamanhos. O tamanho, o formato e a composição das partículas de carga desempenham papel fundamental nas propriedades mecânicas, ópticas e características de superfície das resinas compostas. As resinas compostas têm sido contemporaneamente classificadas, quanto ao tamanho das partículas, em macroparticuladas, microparticuladas, híbridas, micro-híbridas, nano-híbridas, nanoparticuladas e com carga suprananométrica (Quadro 3-1).[5,6] De acordo com o tamanho das partículas, é possível perceber diferentes comportamentos dos materiais.[6]

As resinas macroparticuladas apresentavam propriedades mecânicas razoáveis. Entretanto, o tamanho e formato das partículas dificultava o polimento das restaurações. A fim de superar esse problema, foram desenvolvidas as resinas microparticuladas. Essas resinas apresentam partículas nanométricas e partículas de resina pré-polimerizada, melhorando a capacidade de polimento, mas piorando as suas propriedades mecânicas.

Com o intuito de oferecer a resistência mecânica das resinas macroparticuladas com a capacidade de polimento das resinas microparticuladas, foram desenvolvidas as resinas híbridas e posteriormente as micro-híbridas. As resinas micro-híbridas são muitas vezes chamadas de resinas compostas universais, pois apresentam bom desempenho mecânico, para a restauração de dentes posteriores, e bom polimento, para a restauração de dentes anteriores. Todavia, atualmente, esse conceito de compósitos universais se estende também para as nano-híbridas, nanoparticuladas e com carga suprananométrica.[7] Apesar das quatro categorias de compósitos citadas terem caráter universal, há diferenças de comportamento entre elas, devendo ser selecionadas de acordo com suas características.[1]

Com o avanço da nanotecnologia e a capacidade de produção e incorporação de partículas de carga cada vez menores, as resinas nano-híbridas foram desenvolvidas a partir da diminuição das partículas das resinas micro-híbridas, com predominância de partículas nanométricas, incluindo partículas de matriz pré-polimerizada, apresentando propriedades muito semelhantes às da antecessora. As resinas nanoparticuladas são compostas por partículas nanométricas entre 5 e 100 nanômetros e apresentam boas propriedades mecânicas e de polimento da superfície. Entre

Quadro 3-1. Classificação das resinas compostas de acordo com o tamanho das partículas

Resina composta	Tamanho das partículas	% carga (peso)	Exemplos comerciais
Macroparticulada	10-50 μm	39-80%	Adaptic (Johnson & Johnson)* Concise (3M)*
Microparticuladas	40-50 nm	52-67%	Durafill VS (Kulzer) Renamel Microfill (Cosmedent)
Híbridas	10-50 μm + 40 nm	76-78%	Prisma APH (Dentsply)
Micro-híbridas	0,6-3,4 μm + 40nm	61-86%	Amelogen Plus (Ultradent) Charisma Classic (Kulzer) Z100 (3M Solventum)
Nano-híbridas	0,4-1 μm + 20 nm	64-92%	Harmonize (Kerr) IPS Empress Direct (Ivoclar) Charisma Diamond (Kulzer) Forma (Ultradent)
Nanoparticuladas	5-100 nm	78-80%	Filtek Supreme (3M Solventum) Filtek Z350 XT (3M Solventum)
Suprananométricas	200 nm	75-82%	Estelite Ômega (Tokuyama) Palfique LX5 (Tokuyama) Vittra APS (FGM)

*Sem representantes no mercado brasileiro.
μm: micrômetro; nm: nanômetro.

as resinas nano-híbridas e nanoparticuladas, existem as resinas chamadas de suprananométricas (ou submicrométricas), com partículas com tamanho médio de 200 nanômetros. Tais resinas enquadram-se como nanoparticuladas, porém com partículas maiores que 100 nanômetros e com formato diferente, eventualmente. Essas resinas, em geral, possuem carga de zircônia, sílica e óxido de titânio em formato esférico.

Diferentes composições das cargas das resinas compostas vêm sendo empregadas com o intuito de melhorar as propriedades ópticas. Cargas inorgânicas que promovem refração da luz de maneira semelhante à matriz resinosa acabam permitindo que a cor do dente influencie de maneira mais decisiva a cor final do tratamento restaurador. Essa característica, associada ao formato homogeneamente esférico das partículas, oferece a capacidade de mimetizar a cor do dente restaurado (efeito "camaleão"), abrindo espaço para o uso de resinas monocromáticas (unicromáticas).

TIPO DE PARTÍCULAS × POLIMENTO

Tratamentos restauradores diretos e indiretos requerem um adequado processo de acabamento e polimento. Os procedimentos de acabamento e polimento ganham importância para melhorar a relação do material restaurador com os tecidos biológicos e com as atuais demandas estéticas. Sabe-se que os pacientes conseguem detectar rugosidades maiores do que 0,3-0,5 micrometros em resinas compostas.[8] Portanto, é desejável que as resinas compostas devam ser polidas com facilidade e consigam manter o polimento ao longo do tempo. O polimento é obtido por meio do uso de partículas abrasivas menores de 20 micrometros e progressivamente mais finas. O papel desses materiais abrasivos é desgastar superficialmente a matriz resinosa das resinas compostas, reduzindo os riscos superficiais.[9] Resinas compostas com partículas menores e esféricas possuem mais facilidade de sofrerem esse desgaste superficial para alcançar rugosidade menor do que a detectável pelo paciente e que diminua a retenção de biofilme. Sendo assim, resinas compostas microparticuladas e nanoparticuladas, incluindo as suprananométricas, apresentam, de maneira geral, superfícies mais lisas e brilhosas que as demais.[3,7,10]

Uma revisão da literatura mostrou que as resinas microparticuladas apresentam menor rugosidade e maior brilho do que as micro-híbridas,[5] sofrendo menos influência da força aplicada durante o acabamento. As resinas nanoparticuladas, incluindo as suprananométricas, apresentaram rugosidade e brilho semelhantes às resinas microparticuladas na maioria dos estudos. Entretanto, em alguns artigos, as resinas nanoparticuladas e suprananométricas apresentaram melhor polimento e brilho em relação às microparticuladas. Considerando que as resinas nanoparticuladas apresentam maior quantidade de carga inorgânica, elas conseguem atingir as propriedades estéticas adequadas, mantendo excelentes propriedades mecânicas.[5] Quando comparadas às demais resinas compostas, as resinas nanoparticuladas, incluindo as suprananométricas, apresentam melhor polimento e brilho. Resinas compostas com partículas de carga maiores (como as micro-híbridas e nano-híbridas) tendem a perder o brilho e aumentar a rugosidade mais rapidamente ao longo do tempo. As resinas que apresentam partículas menores e esféricas conseguem alcançar melhor polimento, com maior brilho e maior resistência ao desgaste, pela menor perda de partículas durante o processo de desgaste.

Nas imagens de microscopia eletrônica de varredura a seguir, podemos visualizar a topografia da superfície das amostras de diferentes classes de resina composta, sem e com acabamento e polimento superficial por sequência de discos abrasivos flexíveis (Figs. 3-1 a 3-4). Observe nas imagens o maior grau de regularidade (menor rugosidade) na superfície do compósito após a sequência de acabamento e polimento.

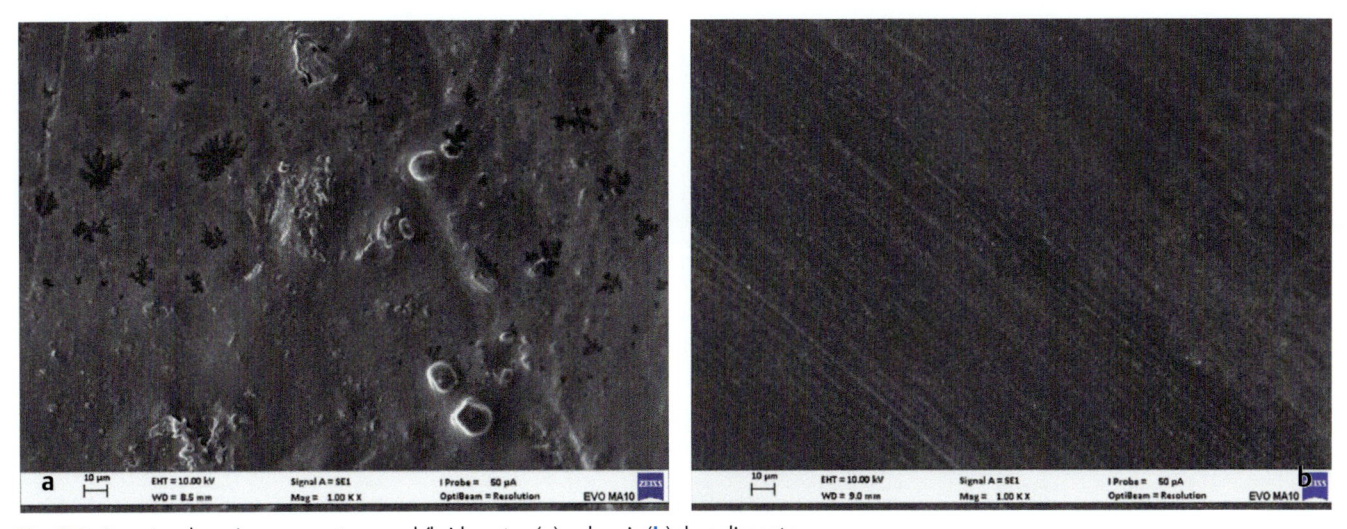

Fig. 3-1. Amostra de resina composta nano-híbrida antes (a) e depois (b) do polimento.

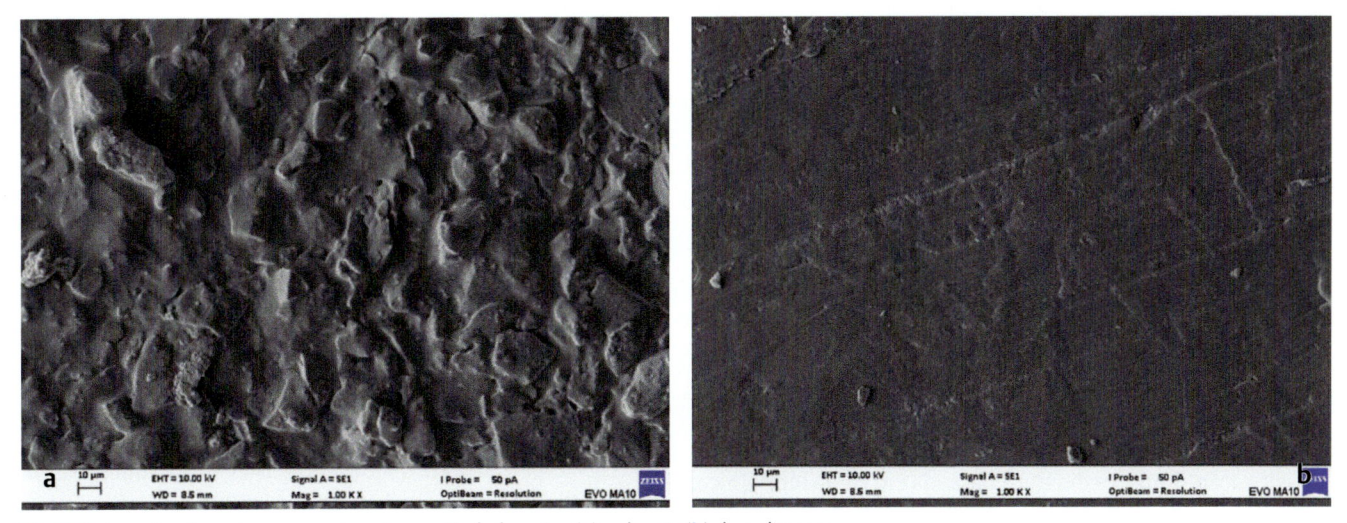

Fig. 3-2. Amostra de resina composta microparticulada antes (a) e depois (b) do polimento.

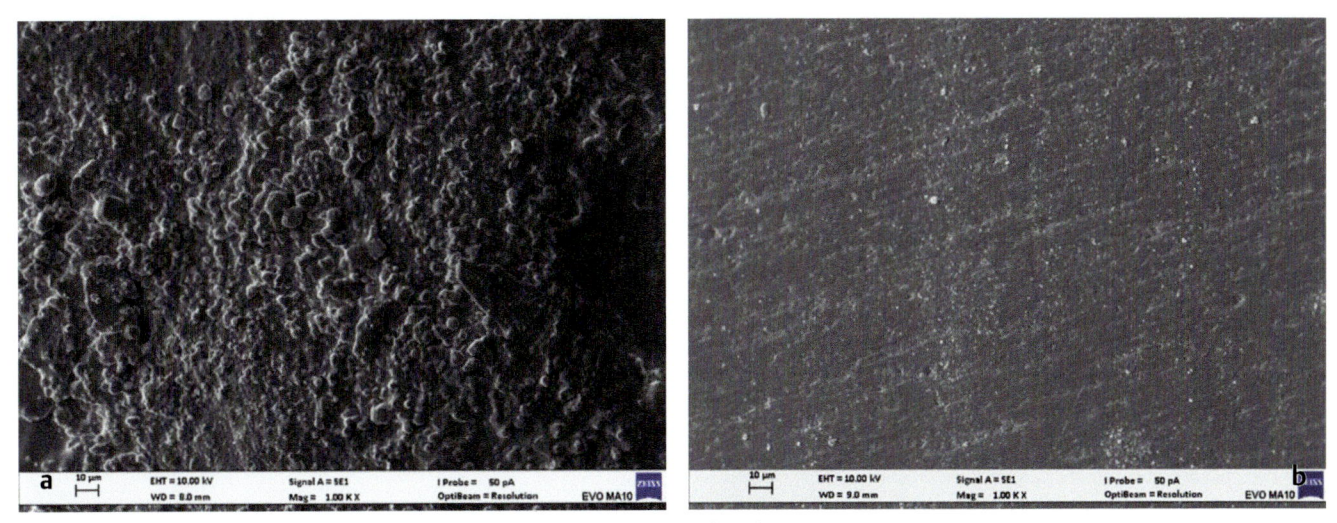

Fig. 3-3. Amostra de resina composta nanoparticulada antes (a) e depois (b) do polimento.

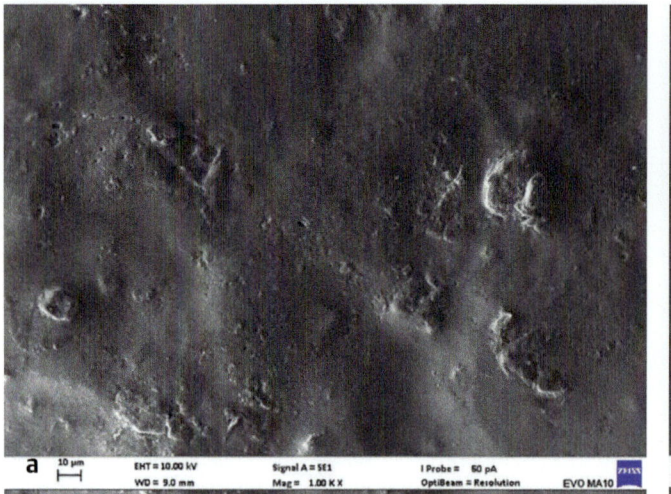

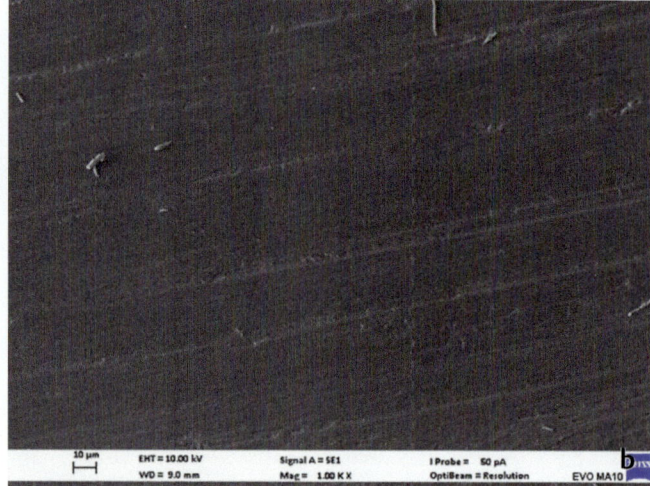

Fig. 3-4. Amostra de resina composta com carga suprananométrica antes (a) e depois (b) do polimento.

CONSIDERAÇÕES FINAIS

Várias são as marcas comerciais de resinas compostas encontradas no mercado, com características muito distintas entre elas. Mesmo para o profissional que costuma trabalhar com um sistema de compósito universal (micro-híbridas, nano-híbridas, nanoparticuladas e com carga suprananométrica), existe um comportamento clínico muito diferente dependendo das características de composição e tipo de carga inorgânica presente.[5,6] Especialmente para as restaurações estéticas de dentes anteriores, a correta seleção do material restaurador vai contribuir para o sucesso do resultado estético, em relação às propriedades ópticas de cor, translucidez e, principalmente, obtenção e manutenção de brilho.[1,2]

Embora existam diversas classificações de resinas compostas, por diferentes autores, o presente capítulo traz uma classificação simples e didática, baseada em carga inorgânica, que visa a melhorar a compreensão do clínico sobre as resinas compostas, e favorecer a seleção do material mais apropriado para o caso clínico em questão.

REFERÊNCIAS BIBLIOGRÁFICAS

1. Coelho-de-Souza FH. Facetas estéticas: resina composta, laminado cerâmico e lente de contato. Rio de Janeiro: Thieme Revinter; 2018.
2. Conceição EN. Dentística: saúde e estética. 2. ed. Porto Alegre: Artmed; 2007.
3. Aydın N, Topçu FT, Karaoğlanoğlu S, Oktay EA, Erdemir U. Effect of finishing and polishing systems on the surface roughness and color change of composite resins. J Clin Exp Dent. 2021;73(5):446-54.
4. Jaramillo-Cartagena R, López-Galeano EJ, Latorre-Correa F, Agudelo-Suárez AA. Effect of polishing systems on the surface roughness of nanohubrid and nanofilling composite resins: a systematic review. Dent J (Basel). 2021;9(8):95.
5. Amaya-Pajares SP, Koi K, Watanabe H, da Costa JB, Ferracane JL. Development and maintenance of surface gloss of dental composites after polishing and brushing: Review of the literature. J Esthet Restor Dent. 2022 Jan;34(1):15-41.
6. Ferracane JL. Resin composite--state of the art. Dent Mater. 2011 Jan; 27(1):29-38.
7. Coelho-de-Souza FH, Gonçalves DS, Sales MP, Erhardt MCG, Correa MB, Opdam NJ, et al. Direct anterior composite veneers in vital and non-vital teeth: a retrospective evaluation. J Dent. 2015;43:1330-6.
8. Jones CS, Billington RW, Pearson GJ. The in vivo perception of roughness of restorations. Br Dent J. 2004 Jan 10;196(1):42-5.
9. Anusavice KJ. Materiais dentários de Phillips. 10 ed. Rio de Janeiro: Guanabara Koogan; 1998.
10. Fahl Junior N. Mastering composite artistry to create anterior masterpieces. Part II. J Cosmetic Dent. 2011;26(4):42-55.

TÉCNICAS PARA ACABAMENTO E POLIMENTO DE RESTAURAÇÕES OCLUSAIS

Thaís Thomé ■ Rafael Melara
Maria Carolina Guilherme Erhardt

INTRODUÇÃO

A evolução dos materiais restauradores adesivos nas últimas décadas revolucionou a maneira como os profissionais de Odontologia abordam as restaurações dentárias. A ampla diversidade de formulações, cores e opacidades, juntamente com sua versatilidade e propriedades adesivas, confere às resinas compostas a capacidade de mimetizar a aparência e as características mecânicas naturais dos tecidos dentais.

Entre as várias aplicações dos compósitos, as restaurações diretas oclusais têm um papel fundamental no restabelecimento da forma e função dental, particularmente quando consideramos o papel dos dentes posteriores na manutenção da adequada dimensão vertical de oclusão e as forças oclusais consideráveis que recaem sobre esses dentes. No entanto, a sequência operatória necessária para alcançar uma restauração oclusal que se integre perfeitamente à dentição e resista aos desafios do ambiente bucal vai além da correta técnica de preparo dental e inserção do material restaurador. As etapas de finalização da restauração, muitas vezes negligenciadas pelos profissionais, são de fundamental importância para o sucesso restaurador. Pesquisas clínicas comprovam a eficiência de procedimentos de acabamento e polimento bem executados para mitigar os efeitos adversos do desgaste, proporcionar estabilidade de cor à resina, reduzir a colonização bacteriana por meio da reprodução de uma superfície lisa, reduzir a degradação marginal precoce e manter a integridade estrutural da restauração.[1-4]

Como clínicos, estamos na encruzilhada da arte e da ciência, em que a execução meticulosa de procedimentos de acabamento e polimento surge como um determinante crítico do sucesso final das restaurações oclusais. Este capítulo investiga a importância indispensável das técnicas de acabamento e polimento para apurar a estética, a longevidade e a integridade funcional das restaurações oclusais diretas em resina composta.

Nas seções a seguir, embarcamos em uma análise baseada em evidências das metodologias, materiais e estratégias que capacitam o cirurgião-dentista a dominar a técnica do acabamento e polimento de restaurações oclusais diretas em resina composta.

CONSIDERAÇÕES ANATÔMICAS

A complexa anatomia das superfícies oclusais exige atenção meticulosa aos detalhes durante a fase de acabamento para garantir a eliminação de pontos ásperos, irregularidades e excesso de material. Tais irregularidades não apenas comprometem a harmonia oclusal natural, mas também atuam como potenciais áreas de acúmulo de biofilme bacteriano, predispondo a restauração à degradação e cárie secundária. Durante os procedimentos de acabamento e polimento de restaurações dentárias de resina composta em dentes posteriores, uma compreensão aguçada dos aspectos anatômicos oclusais torna-se imprescindível para garantir a harmonia funcional e a integração estética.

Topografia da Superfície Oclusal

As superfícies oclusais dos dentes posteriores são caracterizadas por uma complexa interação de cúspides, fossas, cristas e sulcos, cada um desempenhando um papel funcional específico. Garantir que a restauração respeite essas características anatômicas é vital para a estabilidade oclusal, função mastigatória adequada e saúde oclusal geral.

Além disso, a morfologia oclusal influencia a distribuição de carga e as tensões transmitidas ao dente e à restauração durante a mastigação. Desvios da anatomia oclusal natural podem levar a concentrações de tensão desiguais e possíveis pontos de fratura na restauração. Assim, o acabamento e polimento meticulosos devem abranger uma extensa compreensão das inclinações das cúspides e áreas de contato, para garantir que as forças oclusais sejam distribuídas uniformemente, mitigando o risco de falha da restauração.

Estruturas Anatômicas da Face Oclusal

A face oclusal possui em sua topografia uma série de acidentes anatômicos que interagem de maneira harmoniosa entre si e com os acidentes das faces oclusais antagonistas. A mesa oclusal (também chamada de face anatômica oclusal ou ainda perímetro oclusal) encontra-se delimitada mesiodistalmente pelas cristas ou arestas marginais, e vestibulolingualmente pelas arestas longitudinais. No entanto, sabe-se que, funcionalmente, os terços oclusais das faces linguais nos dentes superiores e os terços oclusais das faces vestibulares nos dentes inferiores também apresentam contato ativo (chamada assim de face oclusal funcional).

Cúspides

As cúspides são projeções pontiagudas com formato piramidal presentes nas superfícies oclusais dos pré-molares e molares. Elas desempenham uma função primordial na trituração e moagem dos alimentos, facilitando assim o processo digestivo. As cúspides ajudam na orientação adequada dos movimentos da mandíbula durante a mastigação e fala, auxiliando na distribuição uniforme da pressão exercida sobre os dentes durante essas atividades. Além disso, as cúspides são fundamentais na manutenção da dimensão vertical de oclusão, garantindo a estabilidade da oclusão e uma distribuição equilibrada das forças durante a mastigação. Quando os dentes estão em oclusão, as cúspides dos dentes superiores e inferiores encaixam-se harmoniosamente, prevenindo contatos prematuros que poderiam resultar em problemas como desgaste excessivo dos dentes e distúrbios da articulação temporomandibular (ATM).

Contribuindo para essa estabilidade, as cúspides distribuem uniformemente as forças mastigatórias ao longo dos dentes, evitando sobrecargas em áreas específicas da dentição que poderiam causar danos aos dentes e aos tecidos circundantes.

As cúspides são compostas por diferentes estruturas que contribuem para sua forma e função, incluindo vertentes e arestas.

- *Vertentes:* são os planos inclinados das cúspides que se estendem desde a ponta até a base. Cada cúspide é formada por duas vertentes internas (ou trituradoras) e duas vertentes externas (ou lisas). Com forma triangular, elas são responsáveis por direcionar o alimento para os sulcos e fissuras dos dentes durante a mastigação, auxiliando na quebra dos alimentos em partículas menores. As vertentes também ajudam a distribuir a pressão exercida durante a mastigação de maneira uniforme, reduzindo o risco de danos aos dentes.
- *Arestas:* Por outro lado, as arestas são formadas pelo encontro de duas faces dentais em uma cúspide. Existem dois tipos de arestas das cúspides: as longitudinais e as transversais.

As arestas longitudinais são aquelas que têm orientação paralela ao eixo mesiodistal do dente. Por outro lado, as arestas transversais são aquelas que se apresentam perpendicularmente ao eixo mesiodistal. As arestas transversais são formadas pelo encontro de duas vertentes de uma mesma cúspide, enquanto as arestas longitudinais ocorrem do encontro da face vestibular com a palatina (nos caninos) ou do encontro das faces vestibular ou palatina/lingual com a face oclusal. O vértice ou ponta da cúspide é determinado pelo encontro entre as arestas longitudinais com as arestas transversais. As arestas entram em contato direto com os alimentos durante a mastigação. Elas são projetadas para cortar e triturar os alimentos, facilitando o processo de digestão. Além disso, as arestas também desempenham um papel importante na manutenção da integridade dos dentes, pois são compostas por tecido dental resistente que pode suportar forças significativas.

Fossas

As fossas são depressões localizadas nas superfícies oclusais dos dentes, onde as cúspides dos dentes opostos se encaixam durante a oclusão. Elas são formadas pelas junções das cúspides e dos sulcos. As fossas não só guiam os movimentos da mandíbula durante a mastigação, mas também são essenciais para a correta engrenagem dental. Ao fornecer um ponto de encaixe para as cúspides dos dentes opostos, as fossas permitem que os dentes se interliguem corretamente durante a oclusão.

Relação Cúspide-Fossa

A relação cúspide-fossa requer um equilíbrio oclusal essencial. Portanto, para garantir um adequado assentamento em oclusão cêntrica, aconselhamos a determinação de um ponto de parada cuspídeo contra um fundo de fossa afunilado e plano, apoiado em três pontos (conhecido como tripodismo). Na prática, as cúspides vestibulares dos dentes inferiores e as cúspides palatinas dos dentes superiores (cúspides de trabalho ou cúspides funcionais) entram em contato com a fossa oclusal ou com a crista marginal dos dentes opostos.

Cristas Marginais

As cristas marginais são elevações que delimitam a borda das superfícies oclusais dos dentes (mesial e distal). Responsáveis por receber a maior parte das forças durante a mastigação, as cristas marginais estão presentes nas faces triturantes dos dentes posteriores, unindo as cúspides vestibulares às linguais. Elas têm um formato linear e estendem-se desde a ponta da cúspide (vértice) até a borda do dente. As cristas marginais ajudam a direcionar o fluxo de alimentos durante a mastigação, o que é crucial para a saúde bucal. Além disso, elas contribuem para a dimensão vertical de oclusão ao fornecer uma superfície elevada que ajuda a manter o espaço adequado entre os dentes superiores e inferiores.

Sulcos

Os sulcos são depressões profundas com formato linear que separam as cúspides e as cristas marginais, estendendo-se desde a ponta da cúspide até a fossa. Os sulcos principais separam as cúspides, já os secundários delimitam margens ou lóbulos. Além de direcionar o fluxo de alimentos durante a mastigação, facilitando o escoamento dos alimentos depois de triturados, os sulcos ajudam a distribuir uniformemente as forças de mastigação sobre a superfície do dente, evitando pontos de pressão excessiva que possam levar a danos aos dentes (Fig. 4-1).

Crista Oblíqua ou Ponte de Esmalte

A crista oblíqua – também conhecida como ponte de esmalte – é como uma saliência de esmalte que conecta as cúspides de maneira oblíqua, fortalecendo sua estrutura e distribuindo as forças mastigatórias de maneira mais uniforme. Além disso, promove estabilidade oclusal, prevenindo desgastes excessivos e problemas na articulação temporomandibular (ATM). A forma da crista oblíqua também atua como uma proteção contra cárie, evitando o acúmulo de alimentos e placa bacteriana nas fissuras dentárias. Nos primeiros molares superiores, a ponte de esmalte une as cúspides disto-vestibular e mesiopalatina, interrompendo o sulco principal mesiodistal. Já, nos primeiros pré-molares inferiores, essa estrutura liga a cúspide vestibular à cúspide lingual, desempenhando um papel fundamental na integridade e na função dos dentes posteriores.

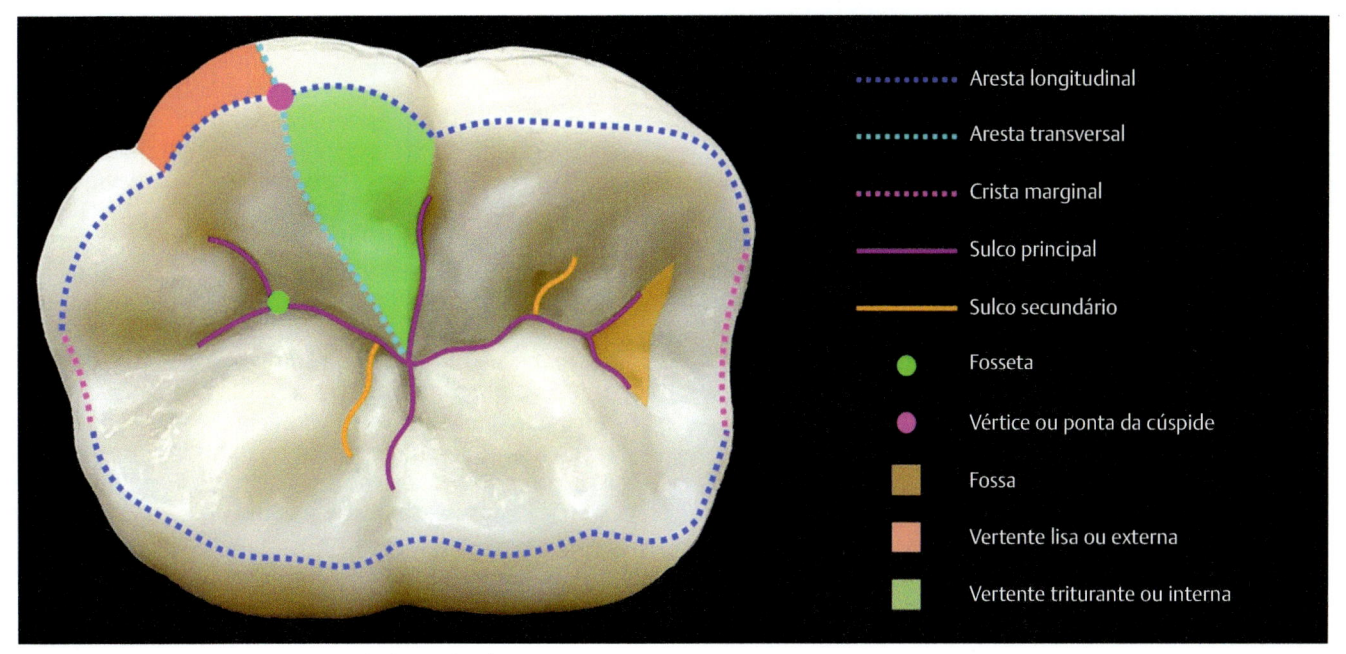

Fig. 4-1. Estruturas anatômicas gerais da face oclusal.

CONSIDERAÇÕES OCLUSAIS PARA O AJUSTE DE RESTAURAÇÕES DIRETAS

Para fins didáticos, iremos considerar os aspectos que caracterizam uma relação de oclusão fisiológica – ou ideal (ainda que ocorra na minoria da população), em que há uma relação estática e dinâmica entre as superfícies oclusais dos dentes, em harmonia com as demais estruturas do sistema estomatognático. Para que seja considerada fisiológica, a relação de oclusão deve envolver alguns atributos que são:

- Máxima intercuspidação habitual (MIH) coincidente com a relação cêntrica (RC).
- Transmissão das forças oclusais para o longo eixo dos dentes posteriores.
- Contatos dentários posteriores bilaterais e simultâneos.
- Dimensão vertical de oclusão (DVO) adequada.
- Movimentos de lateralidade guiados pelos caninos.
- Desoclusão pelos dentes anteriores (guia protrusiva).

A RC caracteriza-se como uma posição estritamente condilar e não apresenta nenhuma relação com contatos dentários. Por definição, RC é a relação maxilomandibular em que os côndilos estão centralizados nas fossas mandibulares, apoiados sobre as vertentes posteriores das eminências articulares, com os respectivos discos articulares devidamente interpostos. Já a MIH corresponde ao momento em que ocorre o maior número possível de contatos entre os dentes, independentemente da posição condilar. A MIH é uma posição de adaptação e pode ser facilmente alterada após procedimentos odontológicos de reconstrução oclusal, como restaurações diretas.

Quando o indivíduo está em MIH ou durante a realização de movimentos excursivos, a presença de um contato oclusal traumático requer uma resposta protetora da mandíbula – seja na abertura ou na protrusão – visando a prevenir danos aos dentes e às estruturas vizinhas. Nesse contexto, os músculos mastigatórios são constantemente acionados, buscando manter uma posição mandibular que não é natural e nem confortável. Tal hiperatividade muscular desequilibrada pode levar a sintomas como: mialgia, limitação na abertura da boca e perda de funcionalidade. Essa desarmonia oclusal pode ser causada por procedimentos restauradores iatrogênicos, em que ocorram interferências oclusais, como os contatos prematuros.

Devido às características das fibras do ligamento periodontal, os dentes posteriores estão preparados para receber forças oclusais no seu longo eixo. Para que se tenha a força oclusal direcionada no longo eixo do dente, é necessário que haja, entre os dentes antagonistas, uma relação de oclusão do tipo "VIPS", em que a ponta da cúspide **V**estibular do dente **I**nferior e a ponta da cúspide **P**alatina do dente **S**uperior articulem nas cristas marginais e fossas centrais do dente antagonista. Como na maioria dos casos a ponta das cúspides já apresentam certo desgaste, o contato de fundo de fossa é substituído pelo tripodismo, em que ocorrem três pontos de contato da cúspide com as vertentes internas do dente antagonista.

Por definição, o contato prematuro é o primeiro contato dentário que ocorre no fechamento da boca, deslizando a mandíbula de uma posição de RC para uma posição de MIH. O contato prematuro pode ser causado por fatores naturais, adquiridos ou disfuncionais, como: erupção dentária, restaurações ou problemas musculares. De uma maneira geral, é comum a existência de contato prematuro fisiológico. A existência desse contato fisiológico não contribui – necessariamente – para a ocorrência de patologias oclusais. Porém, quando o contato prematuro é criado pelo dentista, durante a execução de um tratamento restaurador, esse contato passa a ser danoso e é considerado uma iatrogenia.

Quando o contato dentário ocorre durante os movimentos excursivos da mandíbula, alternando a trajetória mandibular, é denominado interferência oclusal. Este tipo de contato também não é desejável e deve ser investigado durante o ajuste da restauração. Na presença de uma interferência oclusal e a depender da sua intensidade, o sistema estomatognático consegue adaptar-se, protegendo os dentes e a articulação temporomandibular (ATM). No entanto, danos a essas estruturas podem ocorrer quando essa capacidade adaptativa é ultrapassada. Para detectar a existência de uma interferência oclusal, será necessária a reprodução de movimentos excursivos da mandíbula na avaliação dos contatos entre os dentes posteriores.

DIFICULDADES TÉCNICAS

O acabamento e o polimento de restaurações dentais oclusais em resina composta são procedimentos essenciais para garantir não apenas a estética, mas também a funcionalidade e a durabilidade dessas restaurações. No entanto, essas etapas podem apresentar algumas dificuldades técnicas que exigem habilidade e atenção por parte do profissional dentista. As restaurações oclusais estão sujeitas a forças mastigatórias significativas, o que pode comprometer a integridade do material ao longo do tempo. Portanto, é essencial que o acabamento e o polimento sejam realizados de forma meticulosa e precisa, garantindo uma superfície lisa e resistente à abrasão.

- *Acesso e visibilidade*: a primeira dificuldade a ser considerada nas etapas de acabamento e polimento de restaurações em dentes posteriores é a acessibilidade às áreas oclusais posteriores, onde o espaço é muitas vezes limitado e a visibilidade é reduzida. Isso pode tornar o processo de acabamento e polimento mais desafiador, exigindo o uso de instrumentos e técnicas específicas.
- *Ajuste oclusal preciso*: uma das fases mais críticas da finalização de restaurações de resina composta que envolvam a face oclusal de dentes posteriores é o ajuste oclusal, uma vez que esse é necessário para assegurar que as forças mastigatórias sejam distribuídas de maneira apropriada, prevenindo possíveis complicações, como fraturas e desconforto para o paciente. Para alcançar uma oclusão equilibrada e funcional, o dentista precisa ter um profundo conhecimento da biomecânica oclusal, além de empregar técnicas como marcação de contato e ajuste seletivo.
- *Contorno adequado*: durante o acabamento das restaurações em resina composta, há necessidade de remover o excesso de material, sem comprometer a integridade da restauração ou causar danos aos tecidos dentais adjacentes. O controle de contorno e anatomia em restaurações oclusais é um aspecto crucial para garantir uma função mastigatória adequada e uma estética satisfatória. Reproduzir a anatomia dos dentes naturais pode ser particularmente difícil, especialmente em áreas de difícil acesso ou em dentes com anatomia complexa. Para criar restaurações harmoniosas e esteticamente agradáveis, o dentista precisa ter habilidades artísticas, além de um profundo entendimento da anatomia dental e das proporções estéticas. O controle preciso da pressão e da velocidade das pontas e brocas é fundamental para evitar irregularidades na superfície da restauração e garantir um contorno adequado.
- *Acabamento das margens*: as margens das restaurações oclusais de resina composta podem apresentar irregularidades após a inserção inicial do material. O acabamento das margens é crucial para evitar acúmulo de placa bacteriana (biofilme) e cáries secundárias. No entanto, alcançar margens lisas e precisas pode ser desafiador devido à natureza pegajosa e maleável da resina composta. O cirurgião-dentista deve utilizar instrumentos de acabamento adequados, como pontas diamantadas e discos abrasivos finos, e trabalhar com cuidado para evitar danos ao tecido dental adjacente.
- *Superaquecimento*: a resina composta é sensível à temperatura e pode ser danificada por instrumentos de alta velocidade se não for adequadamente resfriada durante o processo. O superaquecimento pode resultar na penetração de grânulos abrasivos dos materiais de polimento na superfície do substrato, assim como no deslocamento de partículas de carga presentes no material restaurador.[5] Isso pode levar ao aumento da rugosidade superficial e à redução das propriedades ópticas. Além disso, o calor gerado durante esses processos pode gerar o aquecimento do dente, causando desconforto ao paciente e podendo comprometer o órgão pulpar. Assim, é recomendado que os clínicos adotem movimentos intermitentes e utilizem refrigeração para obter resultados mais eficazes e evitar danos.[6]
- *Gerenciamento do tempo*: as etapas de acabamento e polimento são as últimas de um processo que, muitas vezes, pode ser longo e complexo. No momento de sua execução, não é raro o cansaço do profissional e/ou paciente, fazendo com que esse importante passo para o sucesso da restauração seja negligenciado. O gerenciamento eficiente do tempo é um aspecto crítico em todo o processo restaurador. O ajuste oclusal, acabamento e polimento de restaurações pode ser um processo demorado, especialmente em casos complexos. O cirurgião-dentista deve ter a capacidade de gerenciar de forma eficaz o tempo de consulta para realizar todas as etapas com precisão, sem comprometer a qualidade do tratamento.

Para superar essas dificuldades técnicas, os dentistas devem investir em treinamento adequado, familiarizando-se com as técnicas mais recentes e utilizando os instrumentos e materiais de polimento mais avançados disponíveis no mercado. Além disso, a comunicação eficaz com o paciente é fundamental para garantir que suas expectativas sejam atendidas e que eles compreendam a importância do cuidado pós-tratamento para manter a integridade da restauração ao longo do tempo.

INSTRUMENTOS/APARATOS UTILIZADOS

O acabamento e polimento adequados são essenciais para garantir restaurações de resina composta estéticas e duradouras. Para garantir que essas restaurações atinjam os mais altos padrões de qualidade, é essencial empregar os instrumentos e materiais adequados nesta fase do tratamento. Além de criar uma superfície lisa e reflexiva, esses processos são responsáveis por reanatomizar os dentes, tornando as restaurações confortáveis e imperceptíveis ao paciente. O uso correto de instrumentos abrasivos é crucial para obter resultados satisfatórios, promovendo um contorno fisiológico que dificulta o acúmulo de biofilme, favorecendo a saúde periodontal e prevenindo cáries recorrentes. No entanto, é importante seguir uma sequência de abrasividade decrescente para garantir uma superfície uniforme e adaptação marginal adequada. O polimento – utilizando materiais de menor abrasividade – proporciona brilho e lisura superficial, contribuindo para um aspecto biomimético desejável. A eficácia desses processos é influenciada pelo tamanho, dureza e quantidade de partículas de carga nas resinas compostas, bem como pela flexibilidade, granulometria e sequência dos materiais abrasivos utilizados. Protocolos que empregam vários passos visam a remover arranhões progressivamente, aumentando a lisura superficial da restauração. É fundamental a consciência de que um único sistema de acabamento e polimento pode não produzir a mesma qualidade em todos os tipos de resinas, devido às suas diferentes composições.

Na sequência, apresentamos os principais instrumentos e materiais utilizados nas fases de ajuste oclusal, acabamento e polimento para garantir um resultado clínico satisfatório.

Instrumentos
- *Pinça de Muller*: utilizada para manusear o papel articular (carbono) no momento das marcações oclusais. Permite a marcação dos contatos dentais sem a interferência dos tecidos peribucais.
- *Micromotor*: atingindo entre 5.000 e 20.000 rotações por minuto (rpm), o micromotor pode ser conectado a diferentes peças de mão, como o contra-ângulo convencional, contra-ângulo multiplicador 5:1 ou peça reta, para realizar procedimentos específicos. Normalmente, a velocidade do micromotor é regulada pela pressão feita no pedal de acionamento da peça, que pode estar conectada à cadeira odontológica (sendo movimentada por ar comprimido oriundo do compressor) ou em um motor elétrico. O micromotor atua tanto no sentido horário, quanto no anti-horário, sendo o sentido regulado em um anel presente em sua extremidade. Durante os procedimentos que utilizem materiais específicos, como brocas multilaminadas e discos espirais de borracha, é importante observar se o micromotor está regulado para funcionar no sentido horário. Caso contrário, não haverá efetividade do corte (brocas) ou o material poderá ser danificado (discos espirais).
- *Contra-ângulo de baixa rotação*: para o funcionamento, o contra-ângulo deverá ser acoplado ao micromotor. Em sua cabeça rotativa são acopladas brocas, escovas, taças de borracha, discos abrasivos e outros aparatos. O contra-ângulo também pode ter diferentes relações de transmissão, o que afeta a velocidade e o torque da broca durante o procedimento.
- *Turbina de alta rotação*: utilizadas quando o objetivo é atingir uma rotação maior durante o uso de pontas e brocas. A turbina (caneta) de alta rotação pode atingir até 450.000 rotações por minuto (rpm), o que gera um aumento de temperatura na superfície a qual as pontas estão sendo empregadas. Para controle do aquecimento, as turbinas de alta rotação apresentam sistemas de refrigeração com saídas de *spray* de água/ar, que são direcionados para as pontas e brocas.
- *Pontas diamantadas finas (F) e extrafinas (FF)*: pontas diamantadas F (identificadas com uma linha vermelha) e FF (identificadas com uma linha amarela) são muito utilizadas na remoção de excessos e reanatomização das restaurações. São utilizadas para fazer ajustes finos e detalhados, especialmente em áreas de difícil acesso. Devem ser preferencialmente utilizadas em alta rotação e sob refrigeração para dissipação do calor que geram na superfície dental. Após seu emprego, é necessário o polimento da área trabalhada, devido aos múltiplos riscos que produzem na superfície da resina composta. São confeccionadas em diversas formas, tamanhos e granulações, favorecendo sua aplicação nas diversas faces dentais. Disponíveis em diferentes formatos de ponta ativa, para as etapas de acabamento e polimento, as mais indicadas e utilizadas são:
  A) Cônicas ponta de lápis: para acabamento de restaurações de resina composta, pontas troncocônicas afiladas, como a 1190 (F e FF), 2200 (F e FF) e 3195 (F e FF), favorecem o acabamento de faces oclusais.
  B) Chama: as pontas em forma de chama, como a 1111 (F e FF) e 3118 (F e FF) podem ser utilizadas no desgaste para ajuste oclusal e remoção de excesso no cavo-superficial.
  C) Especiais: pontas diamantadas especiais apresentam diamantação apenas na extremidade de sua ponta ativa. Dessa forma, podem ser utilizadas no acabamento dos sulcos na face oclusal. São pontas do tipo especial as de numeração 1191 e 3138.
- *Brocas multilaminadas:* as brocas multilaminadas podem apresentar de 8 a 30 lâminas, sendo preferível a utilização de brocas com o maior número de lâminas por essas garantirem maior lisura superficial previamente ao polimento. O uso de brocas multilaminadas após o desgaste com pontas diamantadas melhoram as qualidades superficiais e marginais da restauração, facilitando o polimento. Assim como as pontas diamantadas, estão disponíveis em diferentes formatos de ponta ativa, sendo essas mais indicadas para as etapas de acabamento e polimento de superfícies oclusais:
  - *Cônica pontiaguda*: 7114 e 7214 (com 12 lâminas) para acabamento e 9214 (com 30 lâminas) para acabamento fino.
  - *Chama*: 7103 e 7104 (com 12 lâminas) para acabamento.
  - *Agulha*: 7901 e 7901 (com 12 lâminas) para acabamento e 9903 (com 30 lâminas) para acabamento fino.

Materiais/Aparatos
- *Papel articular (carbono articular ou papel carbono)*: utilizados durante o ajuste oclusal das restaurações para detecção dos pontos de contato entre os dentes. O papel articular está disponível em diferentes materiais e espessuras e é revestido com uma camada de pigmento que é transferida para a superfície dos dentes quando o paciente morde. Quanto ao material, pode ser composto por um filme (de origem do petróleo) ou papel (celulose). Carbonos em filme são sensíveis à umidade e têm contatos mais precisos. Já, carbonos de papel são resistentes à umidade, porém apresentam os contatos de forma mais

grosseira. Para o ajuste oclusal de restaurações de resina, o carbono utilizado deve ser fino (geralmente variando entre 12 e 21 micrometros de espessura) e preferencialmente de dupla cor.

- *Discos abrasivos*: são discos de poliéster impregnados com partículas de óxido de alumínio. Podem possuir centro metálico e são utilizados com mandril específico. Geralmente estão disponíveis em quatro granulações codificadas por cores: grossa, média, fina e extrafina. Os mais abrasivos são empregados no desgaste inicial da restauração e na remoção de grandes quantidades de material de forma rápida e eficiente. Já, os de granulação fina e extrafina são utilizados para proporcionar polimento às restaurações; contudo, os discos têm pouca aplicação em restaurações oclusais.
- *Pontas de borracha/silicone*: compostas de dupla camada de silicone e jateamento de carboneto de silício, estão disponíveis em granulações grossa, média e fina. São empregadas nas fases de acabamento e polimento das restaurações, proporcionando um acabamento brilhante e duradouro.
- *Escovas de polimento*: disponíveis em diferentes texturas, essas escovas são usadas para polir a superfície da restauração, proporcionando um acabamento brilhante.
- *Escovas de carbeto de silício*: impregnadas com carbeto de silício, são utilizadas na obtenção de brilho final sem a utilização de pasta de polimento.
- *Discos de feltro*: por não conterem abrasivos em sua composição, geralmente são utilizados com pastas de polimento para obter uma superfície mais suave e brilhante. São flexíveis e adaptam-se facilmente em diversas áreas.
- *Pastas de polimento*: pastas com partículas finas e extrafinas de óxido de alumínio ou diamante dispersas em sua composição. Essas pastas são aplicadas em discos de feltro ou escovas de polimento para obter uma superfície final polida. Quanto menor o tamanho das partículas, maior será o grau de polimento e brilho obtidos.
- *Selantes de superfície*: são resinas fluidas com alguma carga, que podem ser aplicadas sobre restaurações finalizadas para preencher irregularidades e penetrar em defeitos superficiais. O impacto dos selantes na lisura da superfície é um ponto de debate. Alguns pesquisadores observaram uma diminuição da rugosidade quando o selante é aplicado sem polimento prévio, enquanto outros não notaram diferenças após o polimento (ver Capítulo 1).[7-9]

PROTOCOLO SEQUENCIAL

Para fins didáticos, esse capítulo propõe um protocolo sequencial de finalização da restauração oclusal em três etapas (Ver Quadro 4-1 e Fig. 4-2):

1. Marcação dos contatos oclusais e ajuste oclusal.
2. Acabamento.
3. Polimento das superfícies oclusais.

Marcação dos Contatos Oclusais e Ajuste Oclusal

Antes de entrarmos na descrição do protocolo, é fundamental ressaltar que, isoladamente, o ajuste oclusal de restaurações em resina não será suficiente para restabelecer o equilíbrio do sistema estomatognático. Neste capítulo, abordaremos o ajuste de restaurações como forma de proteção e preservação, assumindo que o sistema estomatognático do paciente está saudável (máxima intercuspidação habitual = relação cêntrica – MIH = RC). Assim sendo, as verificações propostas na sequência clínica subsequente serão especificamente direcionadas à condição de MIH, indicando que o ajuste é parcial, focalizando na área onde a restauração foi efetuada.[10]

Outro ponto importante a ser ressaltado, é a necessidade da checagem dos contatos oclusais antes da realização da restauração. A condição oclusal inicial do paciente deve ser avaliada com papel articular de espessura fina por impacto (batidas) em MIH, bem como em movimentos excursivos (protrusão e lateralidade). Esses contatos devem ser mapeados e registrados pelo profissional antes do início do procedimento.

Da mesma forma, após a remoção do isolamento, faremos uma análise oclusal anatômica e funcional da restauração realizada. Nesta etapa, muitas vezes, receberemos do próprio paciente o relato de que a restauração "está alta". É importante que essa informação não seja negligenciada e que o paciente seja informado que os passos seguintes irão solucionar a queixa e que essa etapa final é tão importante para o sucesso restaurador quanto as anteriormente realizadas. Dessa forma, o paciente ficará ciente que o procedimento demandará algum tempo e que sua colaboração é importante.

A verificação dos contatos oclusais após a remoção do isolamento é fundamental para identificarmos se houve alguma modificação do padrão oclusal pré-operatório e deve ser realizada ainda que não haja por parte do paciente o relato de interferência da restauração em sua mordida.

O ajuste oclusal visa a avaliar e corrigir a relação oclusal entre o dente restaurado e seus antagonistas, garantindo uma distribuição uniforme das forças mastigatórias e prevenindo possíveis complicações, como contato ou interferências oclusais prematuras. Preconizamos que, durante a sequência restauradora, a inserção dos incrementos de resina composta seja executada com cuidado e atenção, a fim de estabelecer uma anatomia/escultura fidedigna e que minimize a necessidade de ajustes posteriores. Ressaltamos que, ainda que a verificação dos contatos oclusais seja imprescindível, nem sempre será necessário o ajuste oclusal da restauração.

Identificação de Contatos Oclusais Prematuros

Para realizar a identificação dos contatos prematuros na restauração, é fundamental que o paciente esteja confortável, preferencialmente em uma posição vertical neutra com a cabeça reta, para garantir uma visão clara da oclusão. O paciente deve manter os lábios relaxados e afastados para facilitar a visualização dos contatos oclusais.

Visando a identificar áreas de possíveis interferências oclusais causadas pela restauração, utilizaremos papel articular de coloração dupla e espessura fina, manuseado com pinça de Muller. Um aspecto a ser ressaltado é a importância da secagem dos dentes previamente à marcação com o carbono, uma vez que esse material é sensível à umidade e a marcação será prejudicada pela presença de saliva.

Para iniciar a marcação oclusal, o papel articular será posicionado na pinça de Muller de forma que todos os dentes posteriores da hemiarcada recebam marcação e com o lado preto voltado para o dente que foi restaurado. O paciente será então orientado a "bater" os dentes em oclusão – impacto. O objetivo é que a oclusão esteja ocorrendo com a mesma intensidade em todos os dentes. Na avaliação das marcações em carbono nos dentes, devemos identificar se existem pontos de marcação com maior intensidade do carbono sobre a superfície restaurada. Devemos ainda observar se as marcações estão ocorrendo em ponta de cúspide, fundo de fossa ou crista marginal.

Remoção Seletiva de Material

Caso sejam identificados contatos de maior intensidade ou mal localizados, iremos realizar o desgaste seletivo do material restaurador. Para tanto, utilizaremos instrumentos rotatórios de alta rotação, como pontas diamantadas ou brocas multilaminadas. Indicamos o uso do formato "chama" ou "minichama" para o ajuste da oclusão. Esse ajuste deve ser realizado de forma progressiva e cuidadosa, verificando constantemente a oclusão após cada desgaste de material. Apenas quando todas as marcações do carbono sobre as superfícies oclusais estiverem com a mesma intensidade e localizadas em ponta de cúspide, crista marginal ou fundo de fossa, passaremos para a próxima etapa de ajuste dos contatos prematuros.

Uma vez atingidos os objetivos em MIH, passaremos a utilizar o lado vermelho do carbono voltado para o dente restaurado. Solicitaremos, então, ao paciente que realize os movimentos excursivos (trajetória) de lateralidade e protrusão de forma ampla. Durante os movimentos excursivos, os dentes anteriores irão proteger os dentes posteriores. Portanto, nosso objetivo é a ausência de contatos nas superfícies oclusais durante a marcação da trajetória. Dessa forma, as marcações em vermelho que não coincidirem com as marcações dos contatos oclusais – identificadas com o carbono preto – devem ser removidas por desgaste.

Acabamento

Após garantirmos que a restauração está harmoniosamente integrada à oclusão do paciente, iniciaremos a fase de acabamento.

O objetivo do acabamento será a remoção de qualquer excesso de resina composta que possa estar presente, garantindo uma adaptação perfeita à estrutura dental adjacente. O acabamento também será a etapa em que realizaremos o refinamento da anatomia dentária. Iremos ajustar a forma e a anatomia da restauração para que se assemelhe o mais próximo possível à morfologia natural do dente, proporcionando uma estética otimizada e uma função mastigatória adequada.

Caso sejam identificados excessos de material que não tenham sido removidos no ajuste oclusal, utilizaremos pontas diamantadas de granulometria fina e extrafina ou brocas multilaminadas para remoção. Uma boa opção são as em formatos de "chama", utilizadas anteriormente no ajuste oclusal. Na sequência, podemos realizar o refinamento da anatomia oclusal. Pontas afiladas com formato cônico – como a ponta de lápis – são indicadas para aprofundar sulcos ou criar sulcos, caso o dentista julgue necessário.

Após a utilização das pontas diamantadas e brocas, pontas de borracha em suas granulometrias mais abrasivas irão refinar o acabamento e preparar a restauração para o polimento. O objetivo é suavizar a superfície da restauração, reduzindo rugosidades e minimizando o acúmulo de placa bacteriana, o que ajuda na manutenção da saúde bucal em longo prazo. Sugerimos que, para esse passo, sejam utilizadas pontas de borracha em formato de "chama", que serão empregadas com angulação de aproximadamente 45° sobre as vertentes internas das cúspides. Caso tenha ocorrido na restauração o envolvimento de ponta de cúspide, o uso de pontas de borracha em formato de taça é indicado.

Antes da utilização das pontas de borracha, devemo-nos certificar de que a restauração esteja limpa. A aplicação da ponta de borracha de maior abrasividade – pelo seu grande potencial de desgaste – deve ser realizada de maneira rápida e intermitente, com controle da pressão, em baixa velocidade, em pontos específicos da restauração, como as regiões em que anteriormente tenham sido detectados contatos prematuros. O uso de pressão exagerada contribui para o aumento da temperatura e promove um maior desgaste da superfície restaurada, por muitas vezes removendo características desejadas, além de diminuir a vida útil do polidor.

Durante o uso dos abrasivos, é importante manter a superfície umedecida utilizando a seringa tríplice ou passando uma gaze embebida com água, principalmente entre as diferentes etapas de acabamento e polimento. O emprego de abrasivos, quando realizado em velocidades altas e sem lubrificação, promove um maior atrito, aquecendo a superfície. Esse aquecimento pode gerar injúrias a polpa, produzir trincas ou degradar a matriz da resina, deslocando as partículas de carga e aumentando a rugosidade de superfície. A utilização de lubrificação com água durante o procedimento, além de minimizar o aquecimento e o atrito, removerá os grânulos maiores do abrasivo anterior, contribuindo para um melhor resultado.

Polimento

A finalização do procedimento ocorrerá com o polimento da restauração, que garantirá estética e longevidade à restauração de resina composta. O mercado odontológico oferece uma ampla gama de materiais polidores que podem ser utilizados em conjunto ou individualmente.

Seguir com a sequência de pontas de borracha em abrasividade decrescente nos parece ser uma forma prática e eficiente de atingir um polimento satisfatório. Dessa forma, empregaremos as pontas de granulometria média e fina, utilizando movimentos suaves e constantes, em uma velocidade média, a fim de obter um brilho uniforme e duradouro. O uso de pressão excessiva deve ser evitado, pois pode ocasionar aquecimento da restauração, dano ao material restaurador ou criar irregularidades na superfície. Opcionalmente, podemos empregar polidores em espiral ou helicoidais, como alternativa às pontas de borracha abrasiva em formato de "chama" (Fig. 4-2.17-22).

O polimento final com uma roda de feltro ou escova e pasta de polimento proporcionará à restauração uma superfície suave e brilhante, semelhante ao esmalte natural do dente. Aplicamos uma pequena quantidade de pasta de polimento sobre a superfície da restauração oclusal, espalhando-a uniformemente sobre a área a ser polida. A roda de feltro ou escova é acoplada à baixa rotação, e a velocidade do equipamento deve ser ajustada para uma rotação moderada/alta. Com movimentos suaves (pouca pressão), circulares e intermitentes, passamos a roda de feltro sobre toda a superfície da restauração de forma homogênea. Após o polimento, quaisquer resíduos de pasta de polimento devem ser removidos da restauração, utilizando *spray* de água e ar.

Como alternativa ao polimento com pasta e feltro, podemos utilizar escovas de carbeto de silício, altamente indicadas para polimento de superfícies oclusais. Disponíveis em diferentes formatos, a escova de carbeto de silício é indicada para gerar polimento rápido e seguro, proporcionando brilho à superfície restaurada. Por possuírem partículas polidoras impregnadas às suas cerdas, as escovas dispensam o uso de pastas polidoras, uma vez que o desgaste das cerdas gera a liberação dos abrasivos de polimento.

Após a conclusão do protocolo de ajuste oclusal, acabamento e polimento, forneça orientações ao paciente sobre cuidados domiciliares e hábitos de higiene oral adequados para manter a integridade e durabilidade da restauração. Seguindo este protocolo sequencial de ajuste oclusal, acabamento e polimento, é possível alcançar resultados estéticos e funcionais excepcionais em restaurações diretas em resinas compostas, proporcionando satisfação tanto para o paciente quanto para o profissional.

Quadro 4-1. Etapas de ajuste oclusal, acabamento e polimento para restaurações oclusais de resina composta (resumo da técnica)

Etapa	Instrumental	Procedimento clínico
Identificação e ajuste de contatos oclusais prematuros em MIH	▪ Pinça Muller ▪ Papel articular fino de dupla cor ▪ Pontas diamantadas: 1111F/FF, 3118F/FF, 2135F/FF	▪ Secagem dos dentes superiores e inferiores ▪ Marcação dos contatos com lado PRETO voltado para o dente restaurado ▪ Posição mandibular: MIH ▪ Identificar pontos mais intensos de marcação ▪ Remoção seletiva do material restaurador em excesso
Identificação e ajuste de contatos oclusais prematuros em lateralidade D/E e protrusão	▪ Pinça Muller ▪ Papel articular fino de dupla cor ▪ Pontas diamantadas: 1111F/FF, 3118F/FF, 2135F/FF	▪ Secagem dos dentes superiores e inferiores ▪ Marcação dos contatos com lado VERMELHO voltado para o dente restaurado ▪ Movimentos mandibulares: lateralidade D e E, e protrusão ▪ Identificar marcações em vermelho que não coincidem com pontos pretos marcados em MIH ▪ Remoção seletiva do material restaurador em excesso
Acabamento: Remoção de excessos eventuais	▪ Pontas diamantadas: 1111F/FF, 3118F/FF, brocas multilaminadas	▪ Remoção seletiva do material restaurador em excesso
Acabamento: Refinamento anatômico	▪ Pontas diamantadas: 1190F/FF, 1111F/FF, 3195F/FF, brocas multilaminadas	▪ Remoção seletiva do material restaurador para refinamento anatômico

(Continua)

TÉCNICAS PARA ACABAMENTO E POLIMENTO DE RESTAURAÇÕES OCLUSAIS

Quadro 4-1. Etapas de ajuste oclusal, acabamento e polimento para restaurações oclusais de resina composta (resumo da técnica)

Etapa	Instrumental	Procedimento clínico
Pré-polimento	A) Sistemas de pontas de borracha de 3 passos (forma de chama/disco/taça): • Uso da ponta de granulometria grossa	■ Acabamento a 45° nas vertentes das cúspides: • Pouca pressão • Movimentos intermitentes • Baixa velocidade • Dentes umedecidos
	B) Sistemas de pontas de borracha de 2 passos (forma de chama/disco/taça): • Uso da ponta de granulometria média	■ Acabamento a 45° nas vertentes das cúspides: • Pouca pressão • Movimentos constantes • Baixa velocidade • Dentes umedecidos
	C) Sistema de polidores espirais de 2 passos: • Uso do polidor espiral de granulometria média	■ Acabamento a 45° nas vertentes das cúspides: • Pouca pressão • Movimentos constantes • Baixa velocidade • Dentes umedecidos
	D) Sistema de polidores helicoidais de 2 passos: • Uso do polidor helicoidal de granulometria média	■ Acabamento a 45° nas vertentes das cúspides: • Pouca pressão • Movimentos constantes • Baixa velocidade • Dentes umedecidos
Polimento inicial	A) Sistemas de pontas de borracha de 3 passos (forma de chama/disco/taça): • Uso da ponta de granulometria média e fina	■ Polimento com borracha de granulometria média seguida da fina: • Pouca pressão • Movimentos constantes • Média/baixa velocidade • Dentes umedecidos
	B) Sistemas de pontas de borracha de 2 passos (forma de chama/disco/taça): • Uso da ponta de granulometria fina	■ Polimento inicial com borracha de granulometria fina: • Pouca pressão • Movimentos intermitentes • Média/baixa velocidade • Dentes umedecidos
	C) Sistema de polidores espirais de 2 passos: • Uso do polidor espiral de granulometria fina	■ Polimento inicial com polidor espiral de granulometria fina: • Pouca pressão • Movimentos intermitentes • Média/baixa velocidade • Dentes umedecidos
	D) Sistema de polidores helicoidais de 2 passos: • Uso do helicoidal de granulometria fina	■ Polimento inicial com helicoidal de granulometria fina: • Pouca pressão • Movimentos intermitentes • Média/baixa velocidade • Dentes umedecidos
Polimento final	A) Roda de feltro (ou escova) + pasta para polimento de resina composta	■ Polimento final: • Pouca pressão • Movimentos intermitentes • Alta velocidade • Dentes secos
	B) Escovas de carbeto de silício	■ Polimento final: • Pouca pressão • Movimentos intermitentes • Média/alta velocidade • Dentes umedecidos

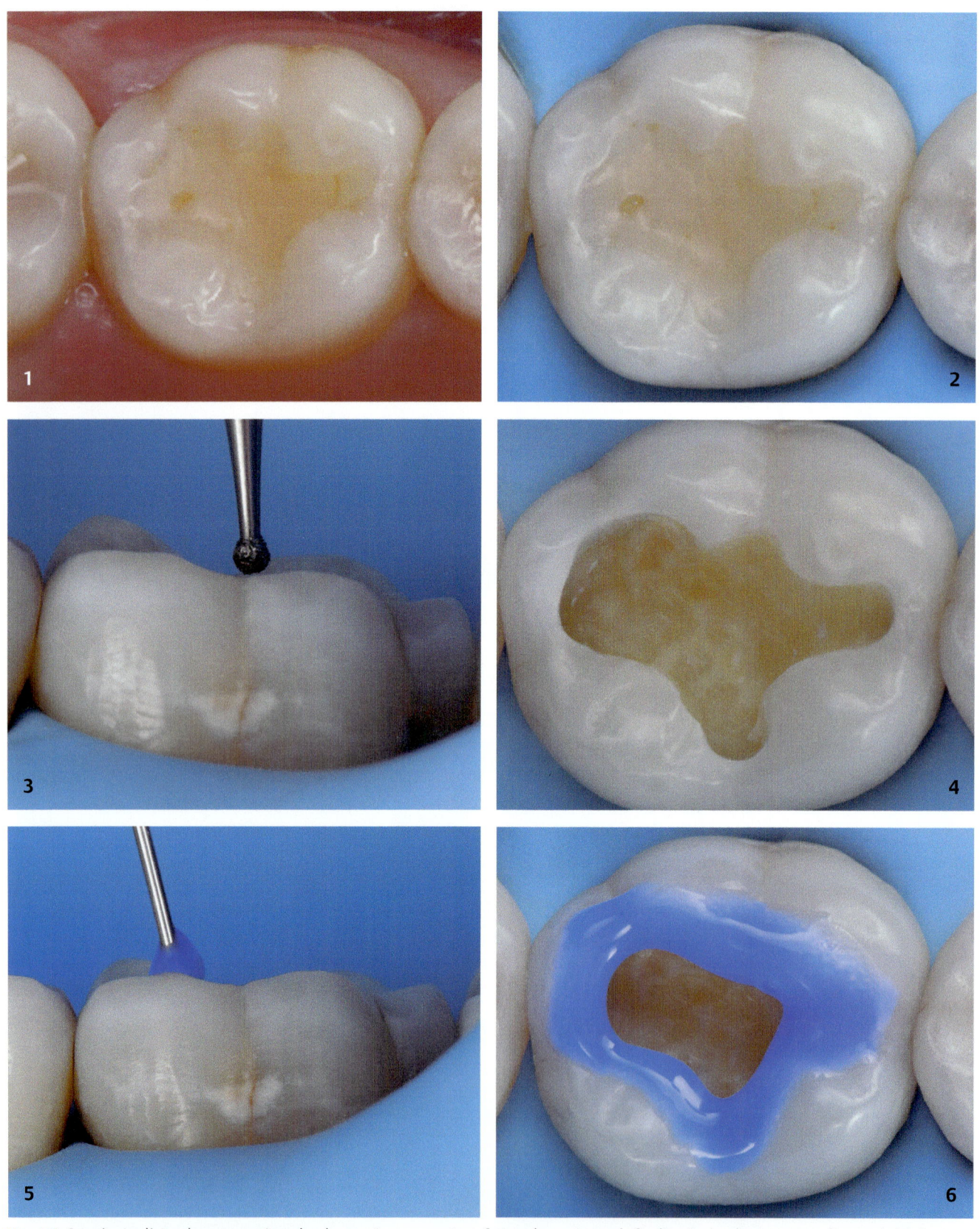

Fig. 4-2. Sequência clínica de restauração oclusal em resina composta enfatizando as etapas de finalização (acabamento e polimento). (**1**) Caso inicial: restauração oclusal em resina composta a ser substituída. (**2**) Isolamento absoluto com paciente anestesiado. (**3**) Ponta diamantada 1012 para remoção da restauração antiga. (**4**) Preparo cavitário concluído (observe margem cavitária em esmalte hígido e parede pulpar em dentina sadia). (**5**) Aplicação do ácido fosfórico a 37%. (**6**) Condicionamento ácido seletivo de esmalte por 30 segundos. *(Continua)*

TÉCNICAS PARA ACABAMENTO E POLIMENTO DE RESTAURAÇÕES OCLUSAIS 33

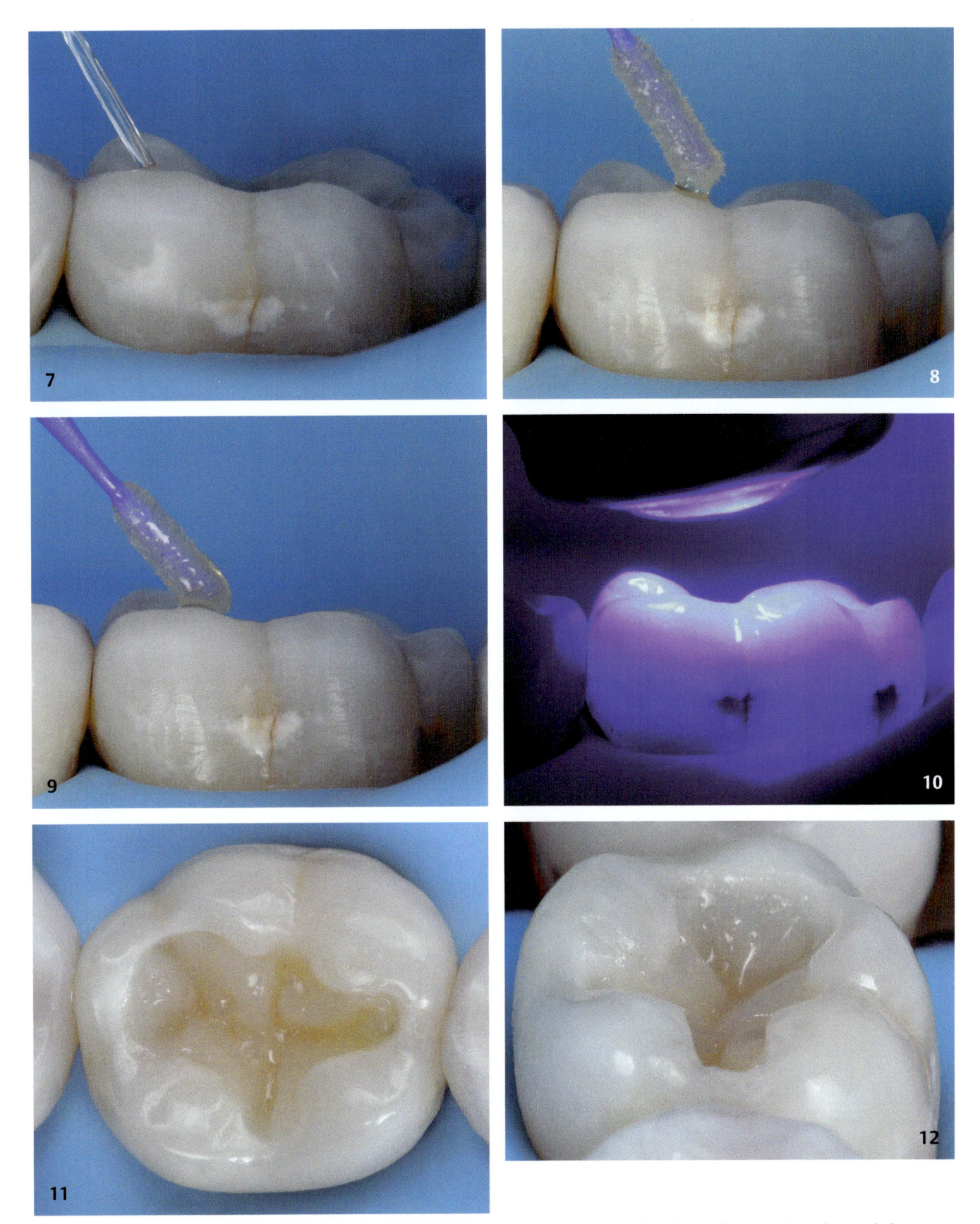

Fig. 4-2. *(Cont.)* (**7**) Lavagem e secagem da cavidade. (**8**) Aplicação do *primer* autocondicionante (Clearfil SE Bond – Kuraray) em dentina de forma ativa por 20 segundos, seguido de secagem. (**9**) Aplicação do adesivo (Clearfil SE Bond – Kuraray) em esmalte e dentina, seguido de leve secagem. (**10**) Fotopolimerização com LED VALO (Ultradent). (**11**) Inserção dos incrementos de resina composta para reprodução da dentina (Tetric n-Ceram A2D, Ivoclar Vivadent), seguida de fotopolimerização. (**12**) Vista mesial da dentina artificial evidenciando o espaço deixado para a resina de esmalte.

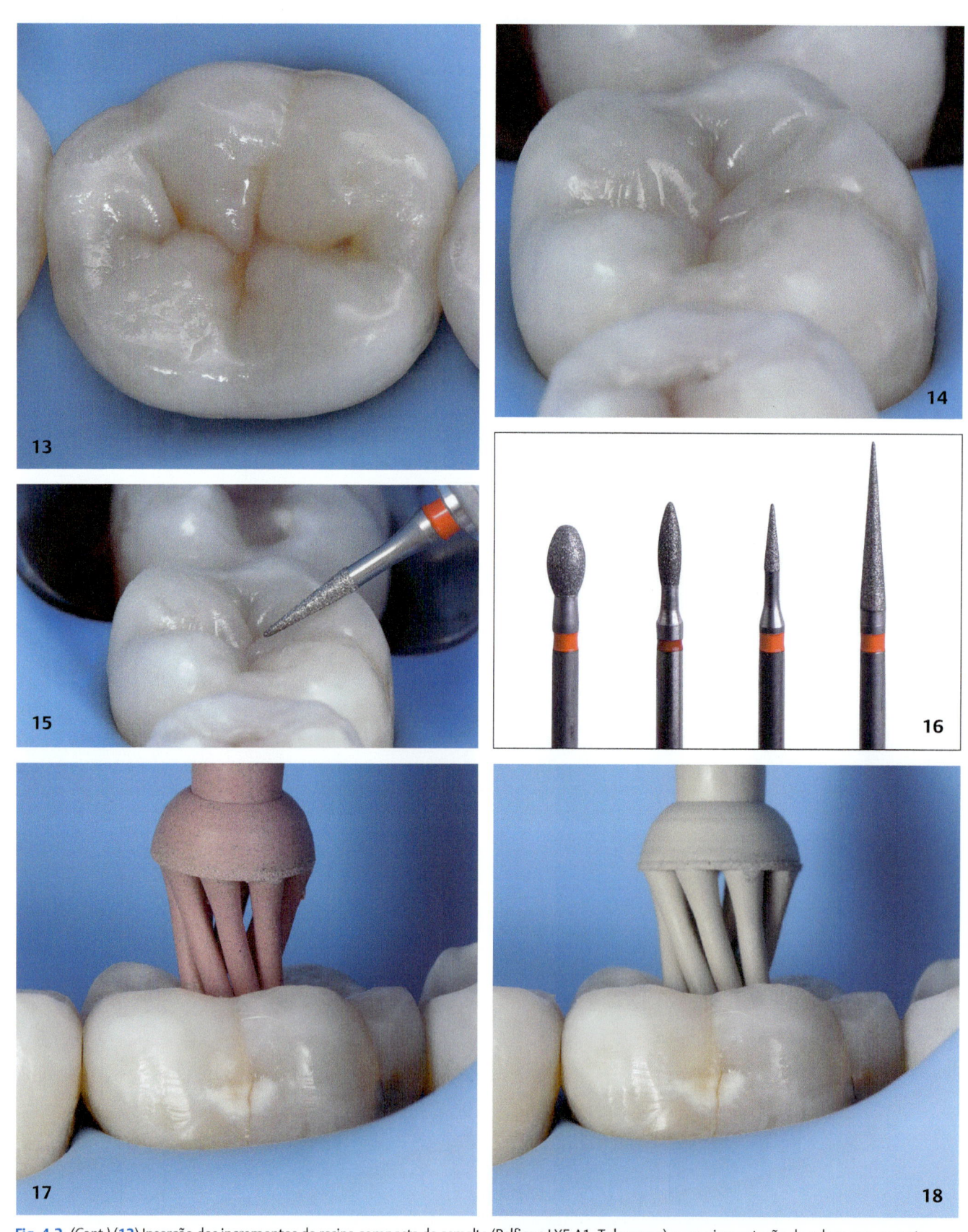

Fig. 4-2. *(Cont.)* **(13)** Inserção dos incrementos de resina composta de esmalte (Palfique LX5 A1, Tokuyama), com pigmentação de sulcos com corante marrom (Final Touch, Voco), seguida de fotopolimerização. **(14)** Vista mesial do esmalte artificial (observe a continuidade das arestas e vertentes triturantes e a caracterização de sulcos e fossas). **(15)** Início da etapa de acabamento: ajuste de margens e remoção de pequenos excessos com ponta diamantada de granulometria fina, 1190F. **(16)** Opções de pontas diamantadas para essa etapa de acabamento e ajuste oclusal: 3118F, 1111F, 1190F, 3195F. **(17)** Etapa de lisura e pré-polimento, opção 1: polidores helicoidais (mais abrasivo). **(18)** Polidores helicoidais (menos abrasivo – Occlupol, Jota). *(Continua)*

TÉCNICAS PARA ACABAMENTO E POLIMENTO DE RESTAURAÇÕES OCLUSAIS

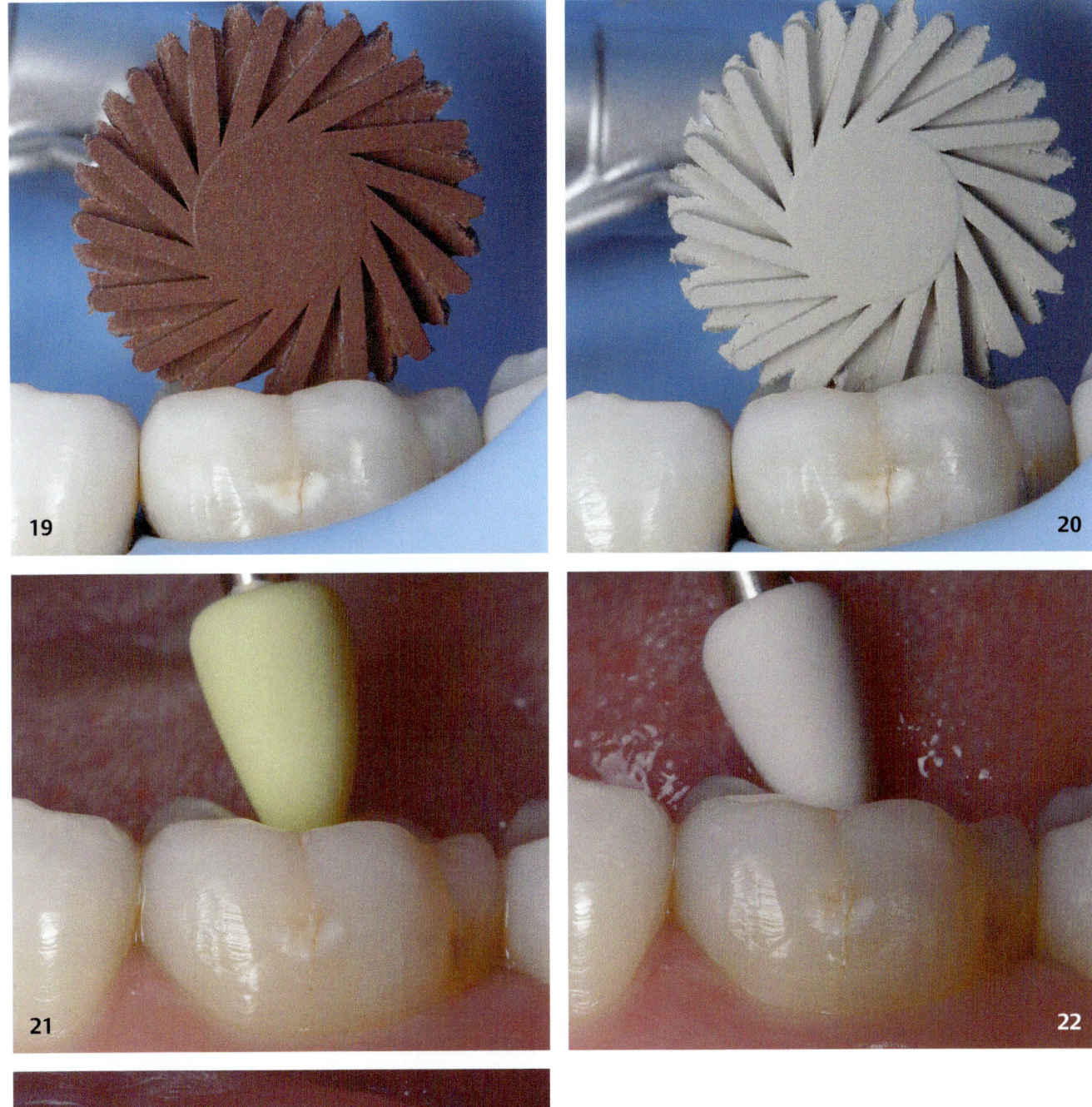

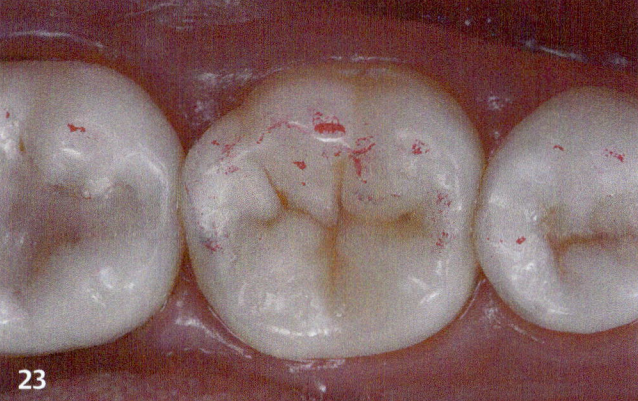

Fig. 4-2. *(Cont.)* (**19**) Etapa de lisura e pré-polimento, opção 2: polidores espirais (mais abrasivo). (**20**) Polidores espirais (menos abrasivo – Swivel, Jota). (**21**) Etapa de lisura e pré-polimento, opção 3: pontas siliconadas em formato de chama (mais abrasivo). (**22**) Pontas siliconadas em formato de chama (menos abrasivo – Jiffy, Ultradent). (**23**) Avaliação dos contatos oclusais com papel articular fino e pinça Muller. *(Continua)*

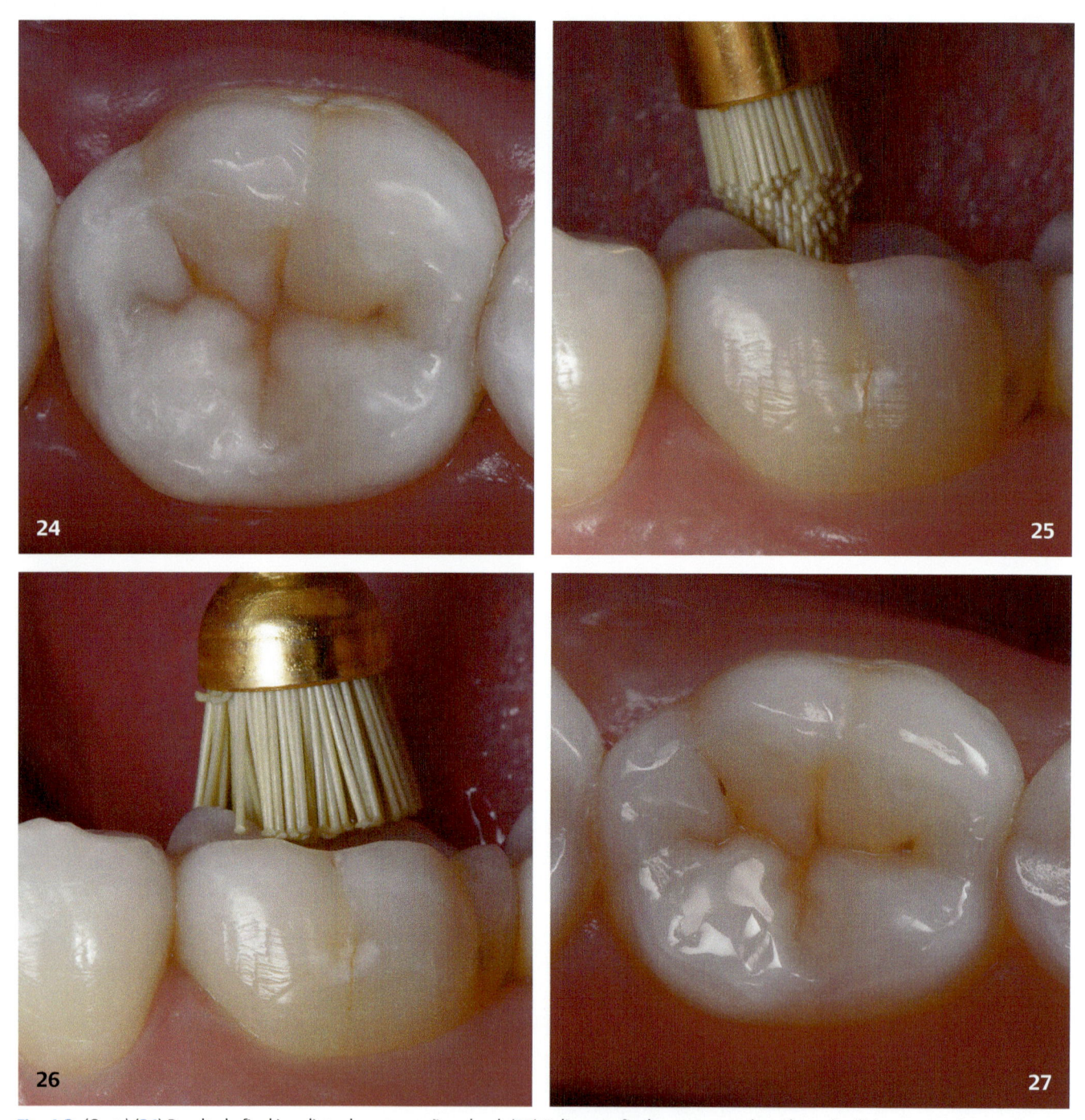

Fig. 4-2. *(Cont.)* (**24**) Resultado final imediato da restauração oclusal. (**25**) Polimento final com escova de carbeto de silício em pincel para sulcos (Kerr). (**26**) Polimento final com escova de carbeto de silício em taça para vertentes (Kerr). (**27**) Resultado final hidratado, vista oclusal. *(Continua)*

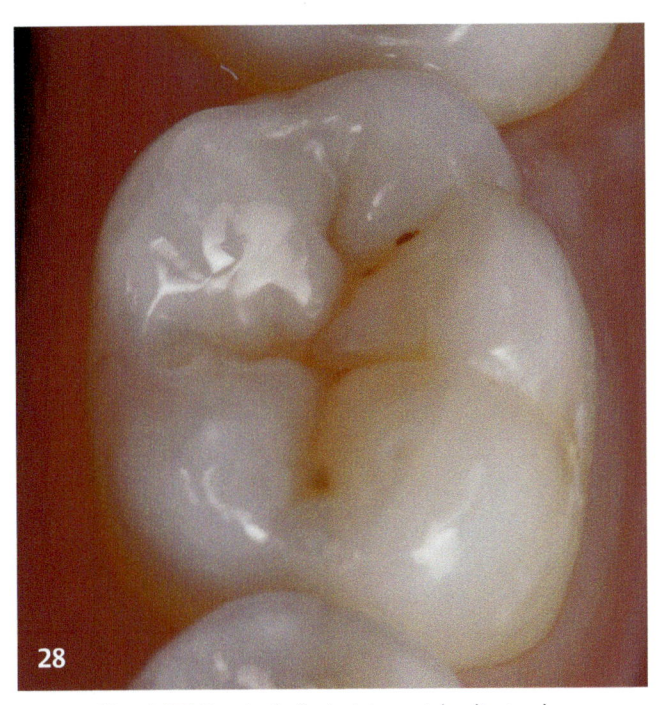

Fig. 4-2. *(Cont.)* **(28)** Resultado final, vista mesial, salientando a morfologia alcançada e qualidade de acabamento/polimento.

CONSIDERAÇÕES FINAIS

Ao concluir esse capítulo, ressaltamos a importância funcional do ajuste e acabamento criterioso das restaurações oclusais. O estabelecimento de uma restauração direta em resina composta vai muito além da escolha e inserção cuidadosa de material restaurador. A jornada para alcançar uma restauração oclusal perfeitamente integrada e durável requer uma compreensão abrangente de anatomia oclusal, da oclusão e das técnicas de ajuste oclusal, acabamento e polimento.[11]

O cirurgião-dentista precisa, juntamente com o paciente, compreender que ajuste, acabamento e polimento da restauração em dentes posteriores são pilares fundamentais que sustentam o sucesso restaurador em longo prazo.[11] Ao mitigar os efeitos adversos do desgaste, proporcionar estabilidade de cor, reduzir a colonização bacteriana e manter a integridade estrutural da restauração, essas etapas se destacam como elementos cruciais para a saúde bucal do paciente e para a qualidade do tratamento odontológico.

REFERÊNCIAS BIBLIOGRÁFICAS

1. Jefferies SR. The art and science of abrasive finishing and polishing in restorative dentistry. Dent Clin North Am. 1998;42(4):613-27.
2. Roeder LB, Tate WH, Powers JM. Effect of finishing and polishing procedures on the surface roughness of packable composites. Oper Dent. 2000;25(6):534-43.
3. Weitman RT, Eames WB. Plaque accumulation on composite surfaces after various finishing procedures. J Am Dent Assoc. 1975;91(1):101-6.
4. Yap AU, Sau CW, Lye KW. Effects of finishing/polishing time on surface characteristics of tooth-coloured restoratives. J Oral Rehabil. 1998;25(6):456-61.
5. Freitas MVNMRP, Freitas DTNP, Almeida LN, Magalhães APR, Cardoso PC, Decurio RA. Influência do uso da irrigação durante o acabamento e polimento de resinas compostas: rugosidade superficial, estabilidade da cor e morfologia da superfície. Revista Odontológica do Brasil Central. 2019;28(85).
6. Anusavice KJ, Shen C, Rawls HR. Phillips Materiais Dentários. 12. ed. Rio de Janeiro: Elsevier; 2013. p. 231-55.
7. Ruschel V, Bona V, Baratieri L, Maia H. Effect of surface sealants and polishing time on composite surface roughness and microhardness. Oper Dent. 2018 Jul;43(4):408-15.
8. Perez C dos R, Hirata RJ, da Silva AHM da FT, Sampaio EM, de Miranda MS. Effect of a glaze/composite sealant on the 3-D surface roughness of esthetic restorative materials. Oper Dent. 2009 Dec;34(6):674-80.
9. Ruschel VC. Acabamento e polimento de restaurações de resinas compostas em dentes anteriores: Fundamentos básicos e técnica. Parte I: Fatores determinantes. International Journal of Brazilian Dentistry. 2021;17(1):56-65.
10. Pegoraro LF. Prótese Fixa. São Paulo: Artes Médicas; 2004. 294p.
11. Melo AKV, Galdino AB, Silva ETC, Santos NBP, Vasconcelos MG, Vasconcelos RG. Importância da inter-relação entre oclusão e dentística restauradora na busca por um sorriso estético e funcional: uma revisão de literatura. Arch Health Invest. 2019;8(6):311-16.

TÉCNICAS PARA ACABAMENTO E POLIMENTO DE RESTAURAÇÕES OCLUSOPROXIMAIS

Maria Carolina Guilherme Erhardt ■ Rafael Melara

INTRODUÇÃO

As restaurações em resina composta revolucionaram a Odontologia atual, proporcionando uma alternativa mais conservadora e estética às tradicionais restaurações realizadas em amálgama de prata.[1-3] No entanto, em se tratando de dentes posteriores, o sucesso dessas restaurações depende não apenas da técnica de isolamento e manipulação do material restaurador, mas também da habilidade e conhecimento do profissional em relação às necessidades específicas de acabamento e polimento adequados para essa região.[4,5]

As restaurações proximais posteriores apresentam desafios únicos em termos de acabamento e polimento, tornando-as uma área crítica de foco.[6] Essas restaurações possuem dificuldades inerentes de acesso, além de limitação de visibilidade. A proximidade com os dentes adjacentes e os espaços interproximais justos exigem atenção meticulosa aos detalhes.[7,8] Sendo assim, quando falamos sobre áreas interproximais, apropriadas técnicas de acabamento e polimento são fundamentais para obter uma superfície lisa e estética, capaz de reduzir a retenção de placa bacteriana (biofilme dental), evitar manchas, descoloração, fraturas e a ocorrência de cáries recorrentes.[9,10]

Com a evolução dos materiais e técnicas disponíveis, os profissionais têm cada vez mais opções para garantir o sucesso das restaurações. No entanto, é fundamental o conhecimento e a habilidade do profissional na escolha e aplicação correta dos materiais e técnicas disponíveis, a fim de proporcionar aos pacientes restaurações de alta qualidade e durabilidade.

Considerando essas peculiaridades, este capítulo tem como objetivo principal fornecer um guia, a fim de obter restaurações em dentes posteriores com envolvimento proximal de alta qualidade, em termos biológicos, estéticos e funcionais.

PECULIARIDADES DA REGIÃO INTERPROXIMAL

As áreas interproximais dos dentes posteriores possuem características únicas que necessitam ser consideradas durante o planejamento restaurador:

1. *Visibilidade limitada*: a região posterior da boca apresenta desafios significativos em termos de visibilidade. O profissional pode enfrentar obstáculos como língua, bochecha ou reflexos de vômito, dificultando a visualização adequada da restauração durante sua realização, bem como durante o acabamento e polimento.

2. *Espaços interproximais apertados*: os espaços estreitos entre os dentes posteriores dificultam o acesso e a manipulação da restauração. Tal conjuntura anatômica requer instrumentação precisa e uma abordagem cuidadosa para evitar danos aos dentes adjacentes.
3. *Contorno e oclusão adequados*: a obtenção de contornos anatômicos adequados e harmonia oclusoproximal na região posterior pode ser um desafio. A morfologia complexa das superfícies oclusais e a necessidade de replicar a estrutura dentária natural exigem técnicas meticulosas de estratificação e polimento. Um sistema de matrizes e cunhas posicionadas corretamente ajudam a obter um perfil de emergência adequado, contornos e contatos anatômicos precisos. Fornecem um guia para a inserção da resina, minimizando a chance de saliências e garantindo a obtenção de ponto de contato adequado.
4. *Estratificação incremental*: a técnica de estratificação da resina composta em pequenos incrementos permite melhor controle e adaptação às paredes da cavidade. Essa técnica ajuda a prevenir possíveis *gaps* e garante o contorno adequado da restauração.

CONSIDERAÇÕES TÉCNICAS

Enquanto, em dentes anteriores, existe a possibilidade e, em muitas vezes, a necessidade da delimitação de sulcos e projeções que permitem uma caracterização e texturização de superfície, levando à reprodução de detalhes morfológicos inerentes à estrutura dental perdida, em regiões interproximais de dentes posteriores, a máxima lisura de superfície é um dos fatores primordiais para garantir a qualidade e longevidade da restauração.[11,12]

O acabamento e polimento proximal desempenham um papel vital no sucesso global do tratamento restaurador. Servem a múltiplas finalidades, como: remover excesso de material, reduzir rugosidade superficial, criar contornos anatômicos e perfis oclusais corretos, além de potencializar o resultado estético. Negligenciar essa etapa crucial pode levar a inúmeras complicações, incluindo má integração estética, acúmulo de placa bacteriana, discrepâncias oclusais, cáries secundárias e inflamação gengival. Independentemente da técnica utilizada, é necessário seguir algumas etapas básicas para obter um adequado acabamento e polimento nas restaurações proximais.

Para se alcançar a excelência estética em restaurações de resina composta, vários fatores precisam ser considerados durante a fase de acabamento e polimento:

1. *Harmonia oclusal*: a restauração precisa ser ajustada meticulosamente para garantir a oclusão adequada. Restaurações com contorno excessivo ou insuficiente podem alterar as forças de mastigação, levando ao desgaste prematuro ou a falhas/fraturas. A atenção aos detalhes anatômicos é fundamental para alcançar a harmonia oclusal.
2. *Contornos anatômicos*: a restauração deve imitar a morfologia dos dentes adjacentes para integrar-se perfeitamente à arcada dentária. O uso de instrumentos modeladores e pincéis pode auxiliar na criação de contornos anatômicos de aparência natural. O acabamento deve refinar e otimizar o contorno anatômico proporcionado pela restauração.
3. *Brilho e lisura da superfície*: a restauração final deve possuir uma superfície brilhante e lisa, semelhante ao esmalte adjacente. O uso correto de matrizes restauradoras seguido de uma sequência definida de acabamento e polimento contribui significativamente para obter uma superfície lisa, capaz de reduzir a retenção de placa bacteriana e garantir uma excelente integração com o periodonto próximo, proporcionando maior longevidade à restauração.

INSTRUMENTOS/APARATOS UTILIZADOS

Diversos materiais e instrumentais foram desenvolvidos para facilitar o acabamento e polimento de restaurações em resina composta. Os mais comumente usados em restaurações proximais de dentes posteriores são:

1. *Pontas diamantadas de acabamento*: pontas impregnadas de diamante são usadas inicialmente para remover qualquer volume ou excesso de material, principalmente durante o processo de ajuste oclusal. Elas estão disponíveis em diferentes formatos e tamanhos, para atender a diversas situações clínicas. Idealmente, são utilizadas as pontas de baixa abrasividade, também chamadas de finas e ultrafinas, que possuem granulometria entre 15 e 45 micrômetros (ver Capítulo 2).
2. *Brocas multilaminadas de acabamento*: assim como as pontas diamantadas, as brocas de acabamento também podem ser utilizadas para ajuste oclusal e remoção de quaisquer volumes ou excessos de material. Da mesma forma, elas estão disponíveis em diferentes formatos e tamanhos, para serem utilizadas de acordo com a situação clínica. Para o acabamento, as brocas multilaminadas devem ter entre 8 e 30 lâminas. Quanto maior o número de lâminas, menor a capacidade de corte e maior lisura de superfície é proporcionada pelo instrumental rotatório (ver Capítulo 2).
3. *Tiras de lixa interproximais*: tiras finas de poliéster impregnadas com óxido de alumínio que podem ser utilizadas para polir as superfícies proximais e remover qualquer excesso de material. O manuseio cuidadoso dessas tiras é necessário para evitar danificar os dentes adjacentes (danos iatrogênicos) ou ainda levar a uma perda ou "abertura" inadvertida do ponto de contato interproximal.
4. *Discos abrasivos flexíveis*: são discos impregnados com abrasivos que estão disponíveis em várias granulações, e proporcionam uma abordagem sistemática para refinar progressivamente a superfície da restauração. Eles auxiliam na transformação da superfície áspera em lisa, crucial para alcançar a estética ideal. No entanto, possuem uso restrito em restaurações posteriores devido à dificuldade de acesso.
5. *Pontas de borracha abrasiva para polimento*: pontas em formato de disco, taça, chama, helicoidais e espirais de borracha e/ou silicone, incorporadas com vários grãos de agentes abrasivos. Permitem o ajuste fino e o polimento da restauração de resina composta. Melhoram a qualidade geral da lisura de superfície e realçam o brilho natural da restauração. Também possuem uso restrito nas faces proximais de restaurações posteriores.
6. *Lâminas de bisturi*: as lâminas de bisturi são muito utilizadas para recortar excessos de adesivo e resina composta no espaço interproximal, em especial a de número 12.
7. *Pastas de polimento*: as pastas para polimento de compósitos podem ser empregadas na fase final do procedimento, auxiliadas por escova/feltro nas ameias e superfícies livres ou por fio/fita dental nas faces proximais.

PROTOCOLO SEQUENCIAL

O acabamento e polimento de restaurações oclusoproximais (Classe II) podem ser didaticamente divididos em três fases: pré-acabamento, acabamento e polimento (Ver Quadro 5-1 e Fig. 5-2). Cabe lembrar que o cirurgião-dentista deve ter em mente que a anatomia final de uma restauração deve ser sempre buscada durante os procedimentos de inserção, construção e escultura da resina composta.

Imediatamente ao terminar a restauração, é importante remover todo e qualquer excesso proximal de resina composta e ajustar oclusalmente a anatomia da restauração para garantir um resultado funcional e biológico apropriado, eliminando os contatos de interferência e proporcionando a correta distribuição de forças mastigatórias (os detalhes do acabamento e polimento das superfícies oclusais estão descritos no Capítulo 4). Sendo assim, o pré-acabamento proximal deve ser realizado com uma lâmina de bisturi #12 montada em um cabo. Esse instrumental facilita muito a realização desse procedimento, em virtude do formato de foice que a lâmina possui, favorecendo o acesso a regiões interproximais com bastante eficiência. Um perfil de emergência cervical correto satisfaz a demanda estética, e permite ao paciente ter uma boa higienização do local, o que se traduz em adequada saúde periodontal. A lâmina deve sempre ser utilizada no sentido cérvico-oclusal, para evitar quaisquer intercorrências com o tecido gengival adjacente. Outro detalhe importante é utilizar a lâmina a partir do dente em direção à restauração.

Para as regiões interproximais, instrumentos rotatórios de formato troncocônico com ponta afilada (pontas diamantadas de granulometria fina #2200F/3195F/1190F) podem ser interessantes para remoção de excessos e ajuste da restauração junto às ameias; todavia, seu uso nas faces proximais é mais restrito.

Especificamente na região interproximal, o acabamento manual é realizado com o auxílio de tiras de lixa de granulometria regressiva, ou seja, começando com uma lixa mais abrasiva e terminando com uma lixa mais fina e delicada. Essas tiras devem ser inseridas através do ponto de contato em sua região neutra (que não contém partículas abrasivas, quando houver), para evitar toda e qualquer remoção de material nessa região, o que levaria ao rompimento do contato interdental que havia sido estabelecido com o auxílio dos sistemas de matrizes e cunhas. Uma vez que essas tiras tenham sido inseridas e tenham atingido a região abaixo do ponto de contato, as suas extremidades devem ser direcionadas uma para cada lado (mesial e distal), formando um "S" em volta dos dentes. Com delicados movimentos de vaivém, a tira desliza através da região interproximal, visando a manter o perfil de emergência e a convexidade da face proximal restaurada. Uma outra possibilidade clínica é realizar um corte longitudinal em toda a extensão da tira de lixa, visando a reduzir a altura dela, e assim trabalhar com segurança somente abaixo do ponto de contato, introduzindo a mesma através das ameias vestibular ou lingual/palatina, minimizando a possibilidade de remoção de material restaurador na região do ponto de contato.

Caso o uso dessas lixas seja feito inadvertidamente em angulação ou inclinação incorreta, o acabamento e o polimento será menos preciso e inclusive poderá comprometer a integridade da restauração. Para tanto, um teste muito utilizado para checar o nível de acabamento e a manutenção correta da firmeza do ponto de contato é passar o fio dental na região proximal. Se, após o procedimento, houver rasgamento do fio ao passá-lo, o acabamento com a lixa menos abrasiva deve ser novamente realizado, até que o fio passe sem sofrer nenhum tipo de comprometimento da sua integridade.

Dentre os materiais utilizados para o polimento, podemos citar os discos abrasivos flexíveis, e as pontas de borracha abrasiva (siliconadas). Esses materiais, também utilizados em granulometria decrescente, visam a aprimorar a lisura e a uniformidade da restauração, promovendo uma superfície adequada para o ambiente e higienização. No entanto, esse rol de materiais são somente empregados quando há possibilidade de acesso (normalmente em casos em que não há dente contíguo); caso contrário, podem ser utilizados apenas nas ameias vestibular e lingual/palatina (Fig. 5-1). Nas situações usuais, com presença de dente adjacente, podemos empregar pastas de polimento auxiliadas por fio/fita dental nas faces proximais, esfregando a pasta com o fio em busca de otimização da lisura de superfície (Fig. 5-2).

Quadro 5-1. Etapas de acabamento e polimento para restaurações proximais de resina composta em dentes posteriores (resumo da técnica)

Etapa	Instrumental	Procedimento clínico
Identificação de excessos proximais	Fio/fita dental; sonda exploradora	Passagem do fio/fita e/ou sonda pelos espaços interproximais para detectar eventuais rasgamentos por excesso de material
Pré-acabamento	Lâmina de bisturi #12	Recorte e remoção de material restaurador em excesso (resina composta e adesivo)
Acabamento	▪ Tiras de lixa interproximal ▪ Discos abrasivos (ameias)	Ajuste do material restaurador para refinamento anatômico. Iniciar com granulometria maior (mais abrasiva), passando para a menos abrasiva, com movimento em "S"
Polimento	▪ Fio ou fita dental ▪ Pasta de polimento de compósitos	Polimento final com pastas de polimento aplicadas com fio/fita dental na região interproximal

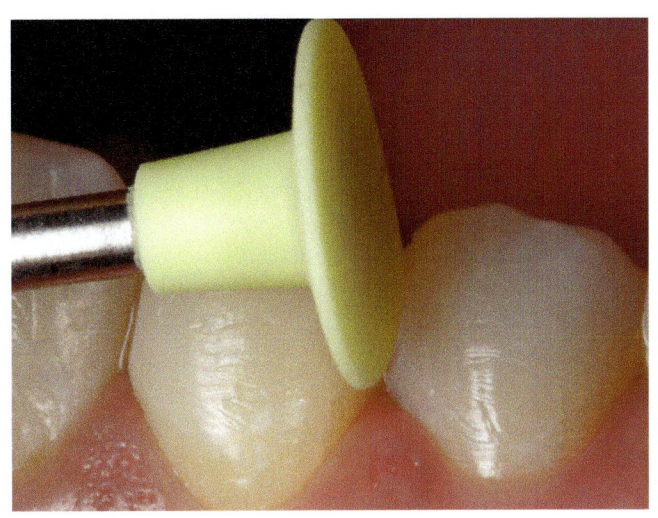

Fig. 5-1. Ponta de borracha abrasiva em formato de disco (Jiffy, Ultradent), realizando acabamento na região das ameias vestibular e lingual, em restauração de classe II.

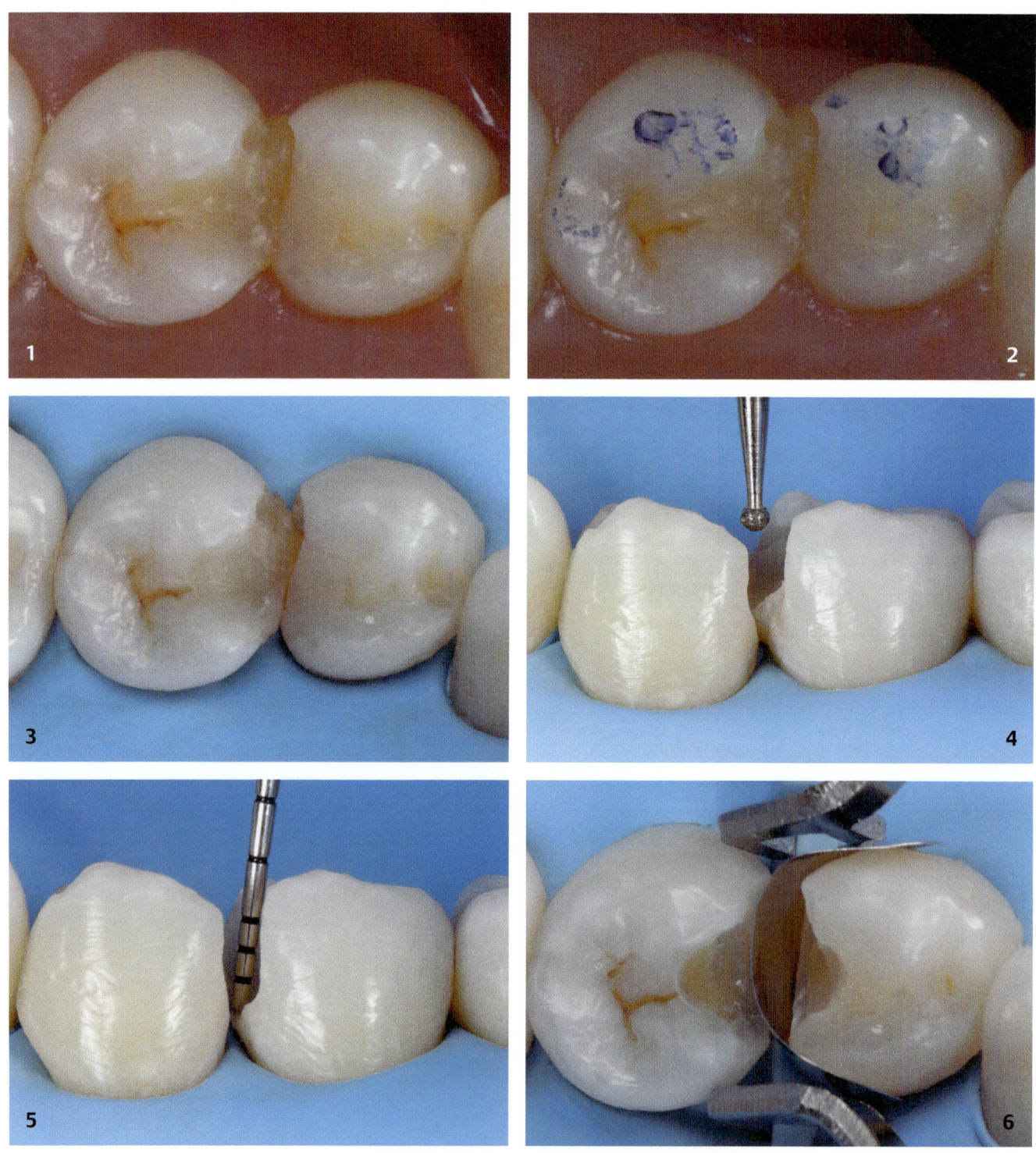

Fig. 5-2. Restaurações oclusoproximais em resina composta (classe II) enfatizando as etapas de acabamento e polimento. **(1)** Caso inicial: restaurações proximais deficientes em resina composta. **(2)** Avaliação dos contatos oclusais com papel articular e pinça Muller, previamente às restaurações. **(3)** Isolamento absoluto com paciente anestesiado. **(4)** Ponta diamantada 1012 para remoção das restaurações antigas. **(5)** Avaliação da profundidade cavitária e localização da parede cervical. **(6)** Adaptação de matriz metálica associada à cunha e anel de retenção no 1° pré-molar. *(Continua)*

TÉCNICAS PARA ACABAMENTO E POLIMENTO DE RESTAURAÇÕES OCLUSOPROXIMAIS

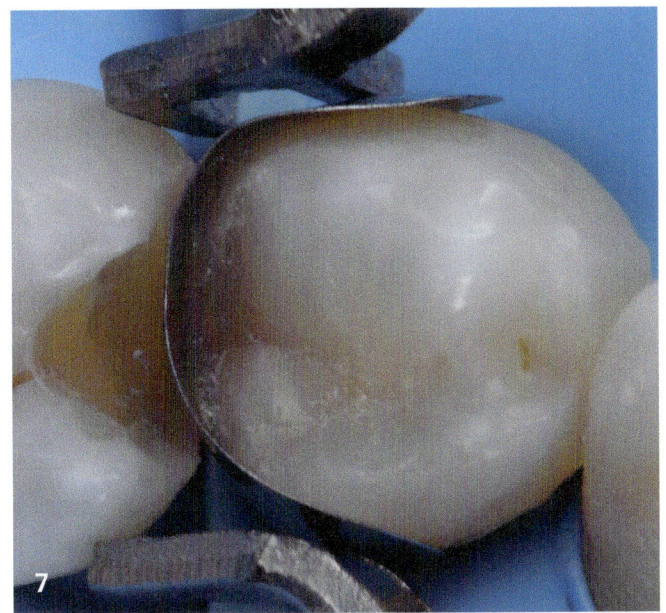

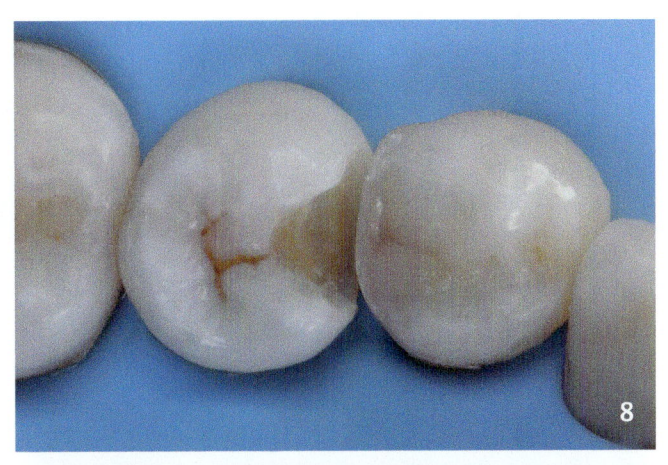

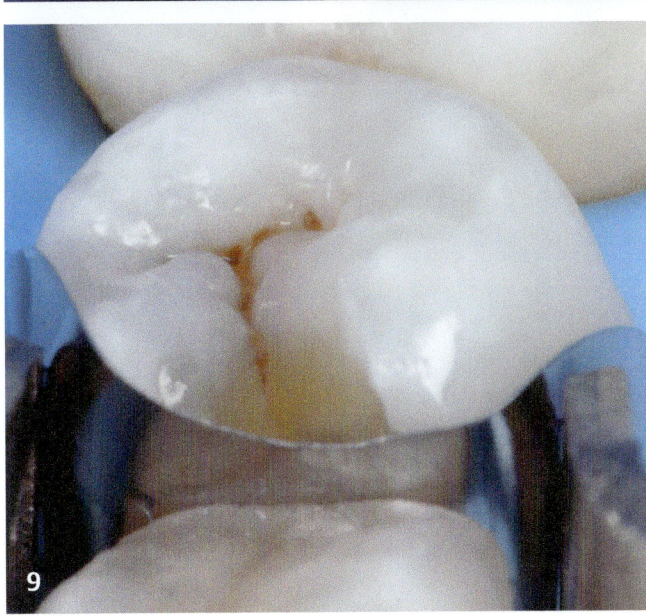

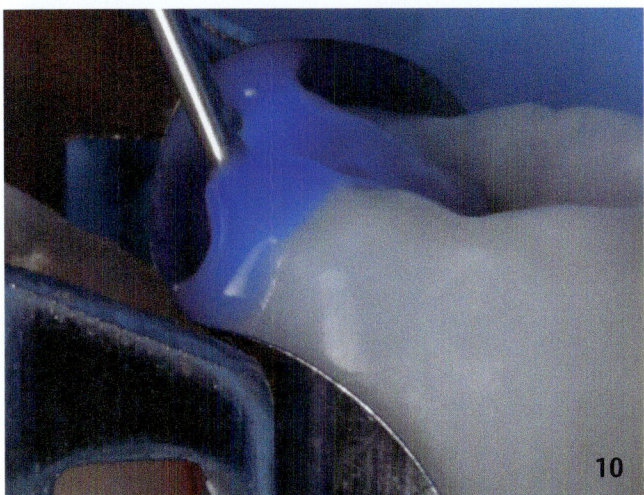

Fig. 5-2. *(Cont.)* **(7)** Restauração realizada do 1º pré-molar. **(8)** Observe o contorno anatômico alcançado no 1º pré-molar. **(9)** Matriz metálica posicionada no 2º pré-molar. **(10)** Aplicação do ácido fosfórico à 37% (30 segundos em esmalte e 15 segundos em dentina) seguido de lavagem e secagem cuidadosa. *(Continua)*

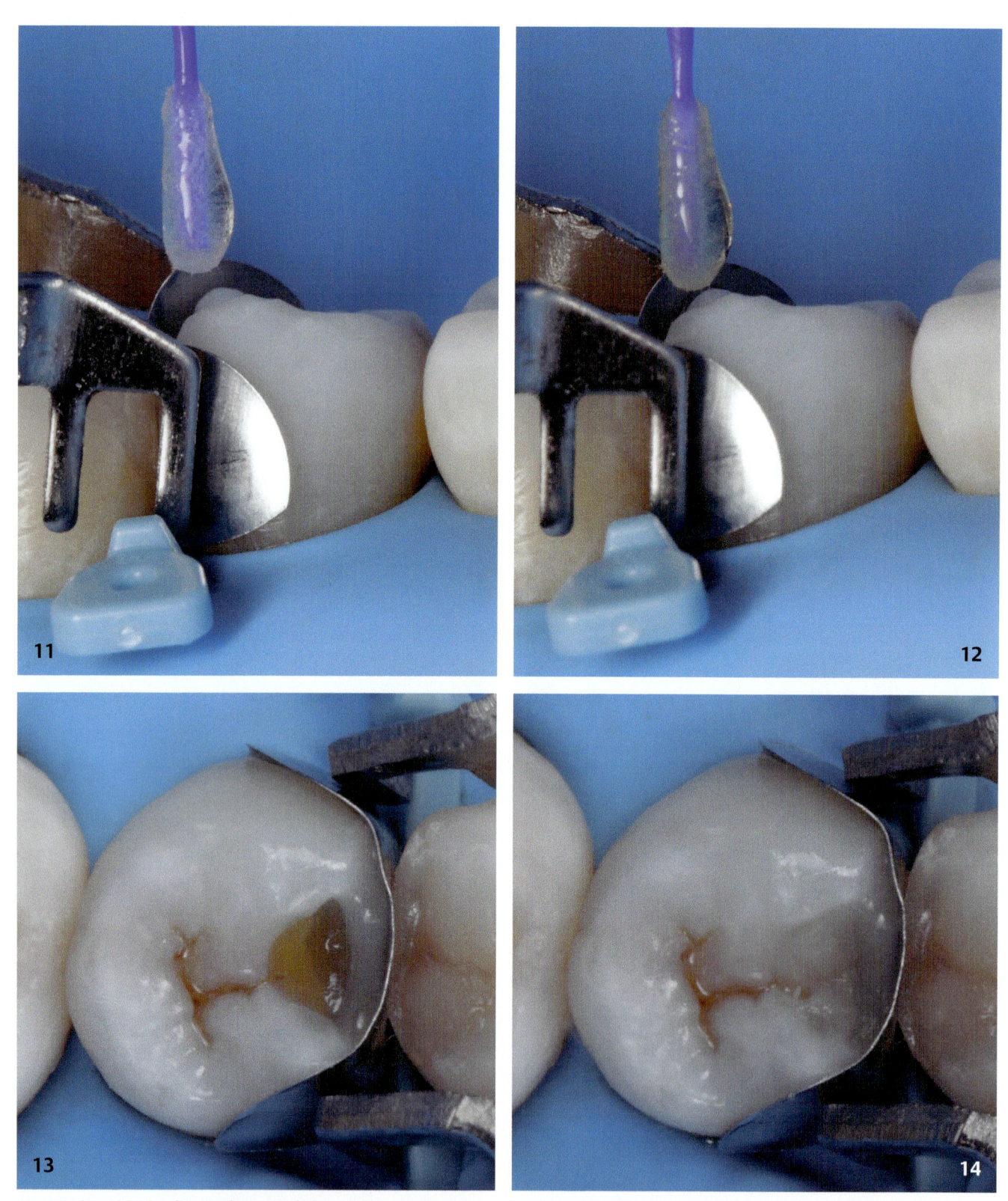

Fig. 5-2. *(Cont.)* **(11)** Aplicação do *primer* de forma ativa, por 20 segundos (Scothbond Multipurpose, 3M Solventum) seguido de secagem suave. **(12)** Aplicação do adesivo hidrofóbico em esmalte e dentina seguido de fotopolimerização com LED VALO (Ultradent) **(13)** Inserção dos incrementos de resina composta para confecção do esmalte periférico proximal (Palfique LX5 A1, Tokuyama) seguido de fotopolimerização. **(14)** Inserção dos incrementos de resina composta para reprodução da dentina (Palfique LX5 OA2) seguidos de fotopolimerização. *(Continua)*

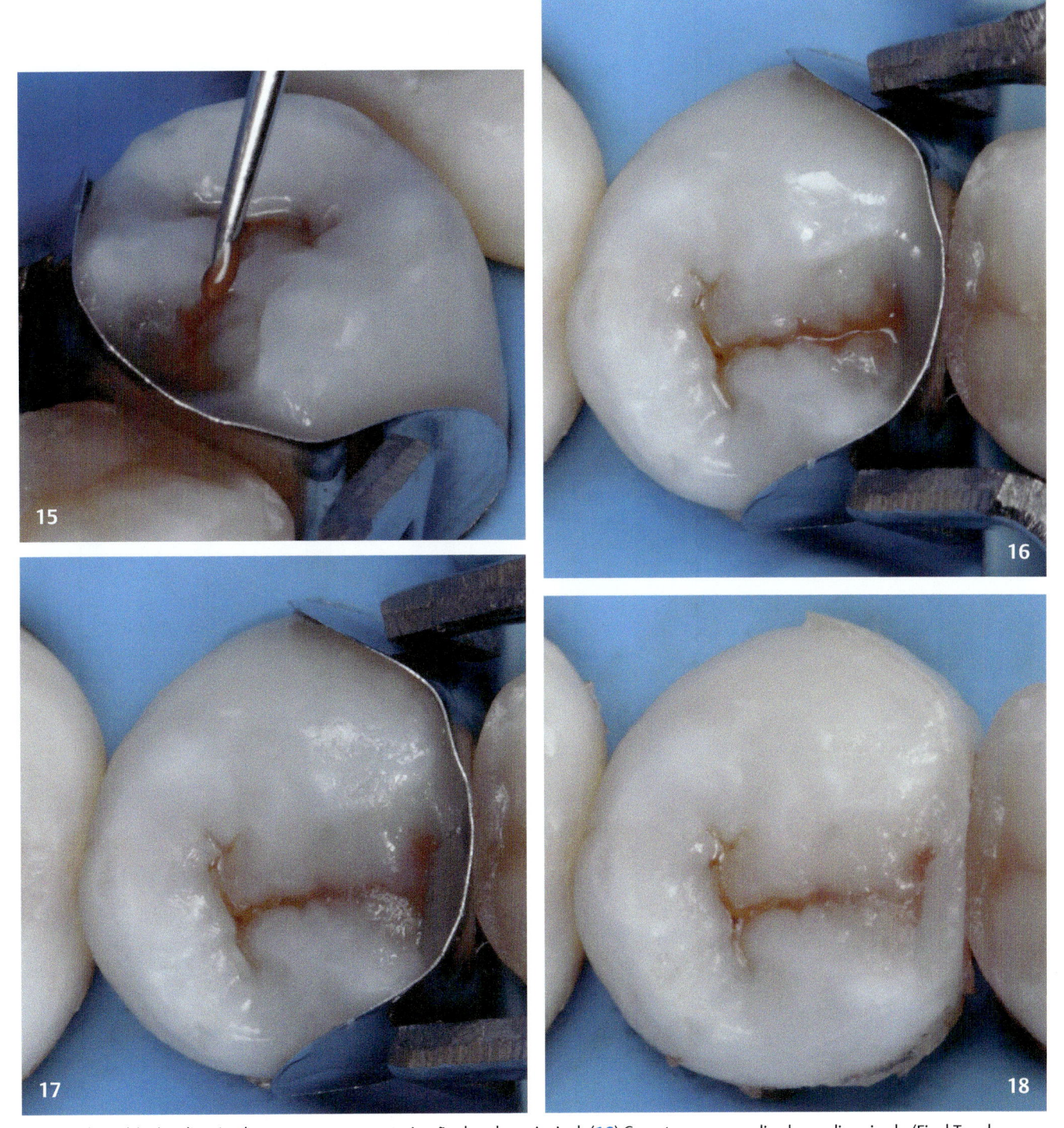

Fig. 5-2. *(Cont.)* **(15)** Aplicação de corante para caracterização de sulco principal. **(16)** Corante marrom aplicado e polimerizado (Final Touch, Voco). **(17)** Inserção dos incrementos de resina composta de esmalte (Palfique LX5 A1) seguido de fotopolimerização. **(18)** Após remoção da matriz, percebe-se o correto ponto de contato proximal obtido, e algum excesso de adesivo junto às ameias. *(Continua)*

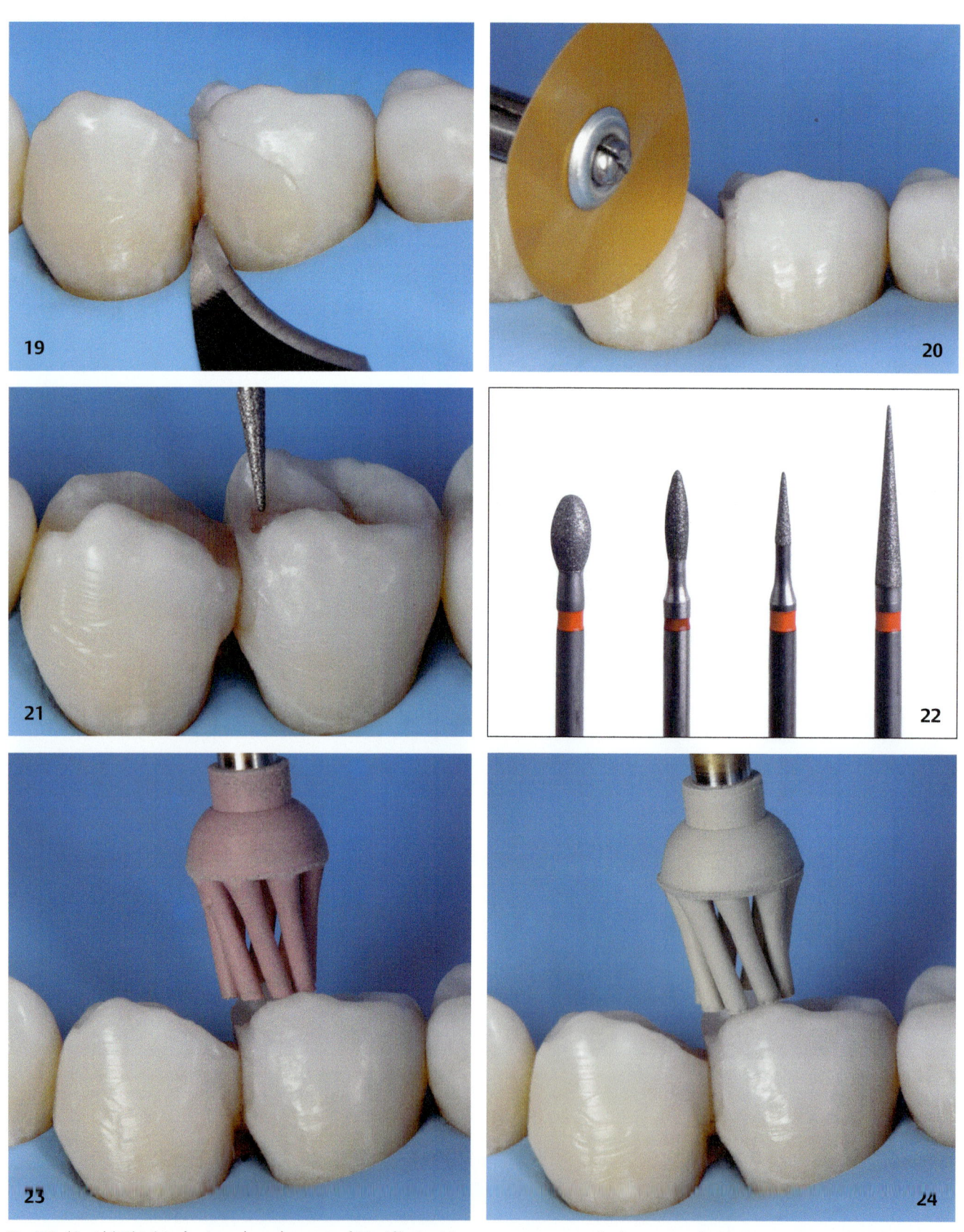

Fig. 5-2. *(Cont.)* **(19)** Início da etapa de acabamento: bisturi lâmina 12 para recorte e remoção de excessos de adesivo e resina composta proximais, cervicais e nas ameias. **(20)** Disco abrasivo flexível (Sof-Lex, 3M Solventum) para ajuste do contorno junto às ameias vestibular e lingual. **(21)** Ajuste de margens e remoção de pequenos excessos com ponta diamantada de granulometria fina, 1190F. **(22)** Opções de pontas diamantadas para essa etapa de acabamento, ajuste oclusal e de crista marginal: 3118F, 1111F, 1190F, 3195F. **(23)** Etapa de lisura e pré-polimento, opção 1: polidores helicoidais (mais abrasivo). **(24)** Polidores helicoidais (menos abrasivo – Occlupol, Jota). *(Continua)*

TÉCNICAS PARA ACABAMENTO E POLIMENTO DE RESTAURAÇÕES OCLUSOPROXIMAIS   47

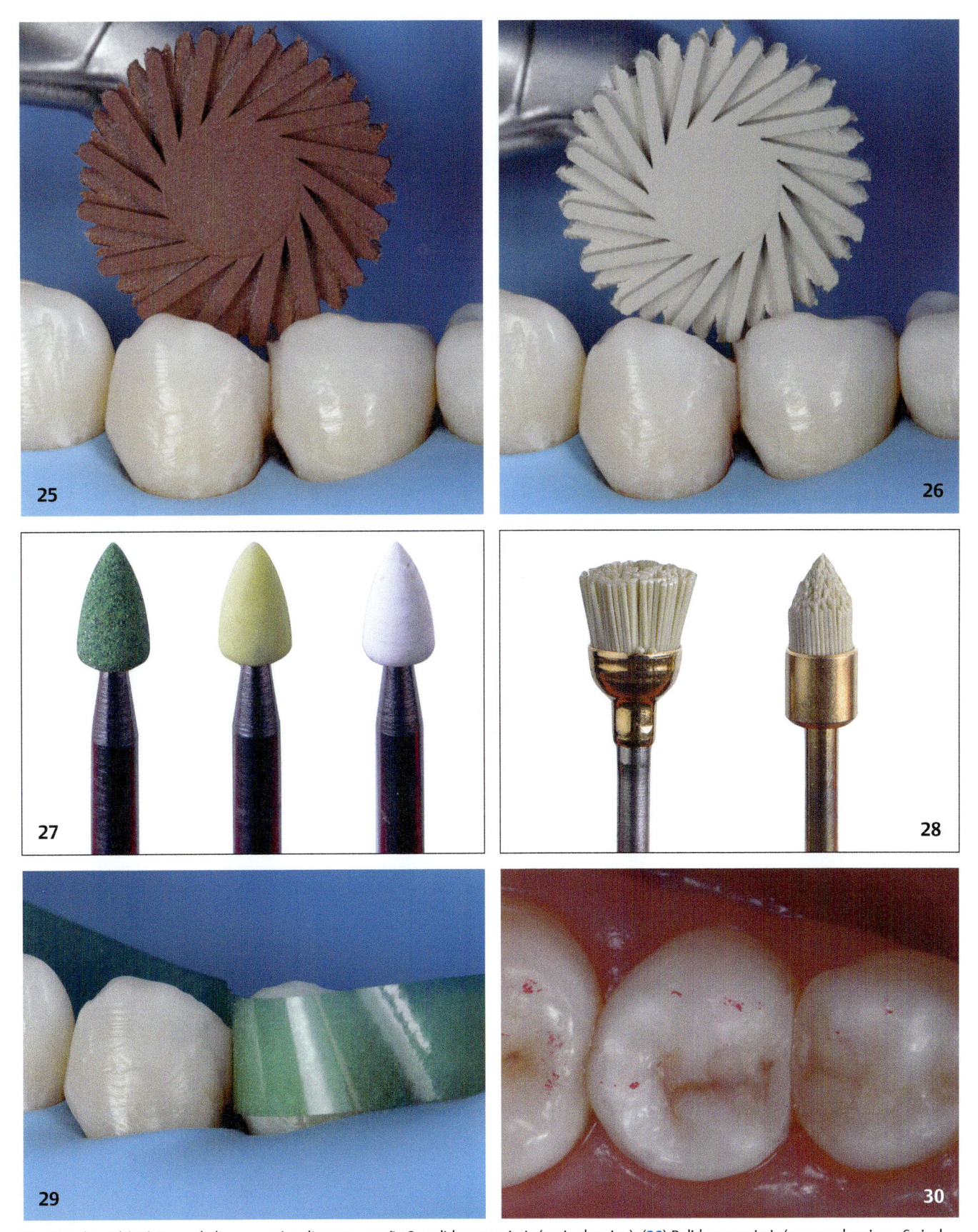

Fig. 5-2. *(Cont.)* (**25**) Etapa de lisura e pré-polimento, opção 2: polidores espirais (mais abrasivo). (**26**) Polidores espirais (menos abrasivo – Swivel, Jota). (**27**) Etapa de lisura e pré-polimento, opção 3: pontas siliconadas em formato de chama (Jiffy, Ultradent). (**28**) Escovas de carbeto de silício em formato de taça e pincel (Kerr) para polimento final. (**29**) Tira de lixa para acabamento proximal (Epitex, GC) posicionada em forma de "S". (**30**) Avaliação dos contatos oclusais com papel articular fino e pinça Muller, os quais devem coincidir com os iniciais. *(Continua)*

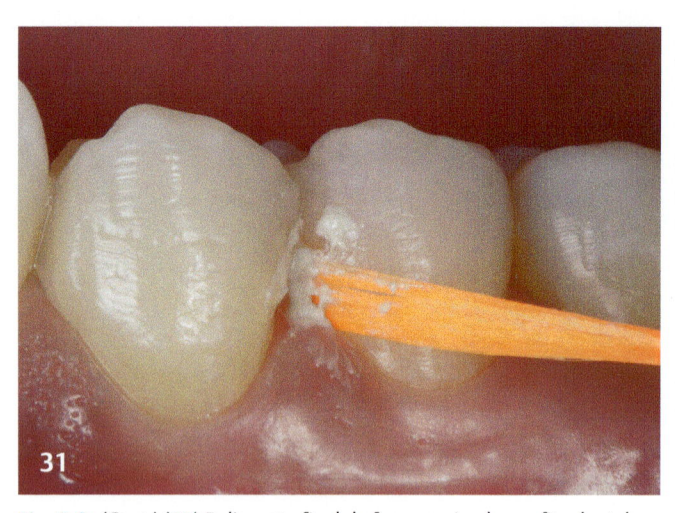

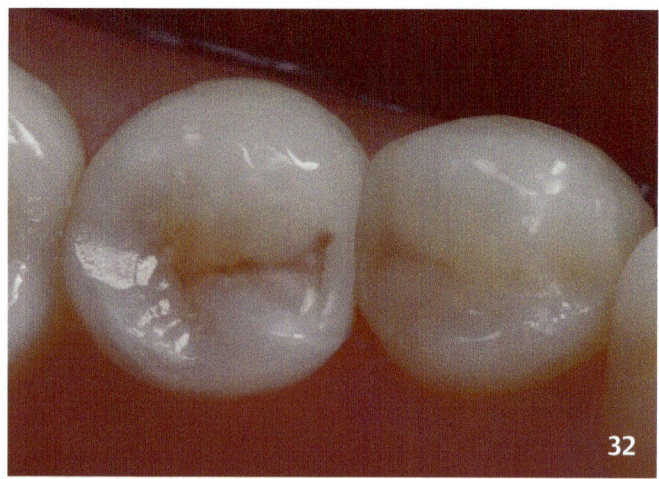

Fig. 5-2. *(Cont.)* (**31**) Polimento final da face proximal com fita dental associada à pasta de polimento de compósitos (Diamond Polish Mint, Ultradent). (**32**) Resultado final das restaurações oclusoproximais em que se destacam a morfologia funcional, o ponto de contato interproximal e a qualidade de acabamento/polimento.

CONSIDERAÇÕES FINAIS

O acabamento e polimento adequados das restaurações proximais de resina composta em dentes posteriores são essenciais para alcançar resultados estéticos e funcionais satisfatórios. A escolha correta dos materiais e técnicas a serem utilizados é crucial para o sucesso e longevidade do tratamento restaurador. É importante destacar que cada caso é único, e o profissional deve avaliar cuidadosamente as necessidades funcionais do paciente, bem como considerar a facilidade de utilização, durabilidade e custo-benefício dos materiais e técnicas disponíveis.

Apesar da dificuldade de acesso às áreas proximais de dentes posteriores, as restaurações de resina composta de classe II devem ser muito bem-acabadas e polidas, contribuindo para um menor acúmulo de biofilme proximal, menor manchamento superficial e marginal, favorecendo a higiene habitual do paciente.

REFERÊNCIAS BIBLIOGRÁFICAS

1. Craig RG, Powers JM, Wataha JC. Dental materials: properties and manipulation. 10th ed. St. Louis, MO: Elsevier Mosby; 2013.
2. Chen Y, Yang H, Han X, Wang X, Li H. Comparing the clinical outcomes of composite and amalgam restorations: a non-inferiority meta-analysis of randomized controlled trials. Sci Rep. 2017;7:381.
3. Lucena-Martin C, Robles-Gijon V, Ferreria-Manez J, Ceballos LM, Navajas-Rodriguez de Mondelo JM. Longevity of posterior resin composite restorations: a systematic review and meta-analysis. J Dent. 2019;92:10-21.
4. Hickel R, Dasch W, Janda R, et al. Direct composite restorations: extended use in the posterior area. Clin Oral Investig. 2004;8(2):59-66.
5. Yap AU, Yap SH, Teo CK, Ng JJ, Chew CL. Surface characteristics of tooth-colored restoratives polished utilizing different polishing systems. Oper Dent. 2004;29(2):203-11
6. Gutmann ME, Gerbo LR. Contemporary burs: finishing and polishing of direct posterior composite restorations. Compend Contin Educ Dent. 1997;18(12):1207-30.
7. da Costa TR, Santana FR, Broch J, Correr-Sobrinho L, Sousa-Neto MD. Longevity of posterior composite restorations: limitation of the clinical studies and biological aspect. Eur J Dent. 2010;4(4):378-89.
8. Sharafeddin F, Felemban NH. Factors affecting the longevity of dental restorations: a literature review. J Contemp Dent Pract. 2018;19(5):612-17.
9. Banerjee S, Paolone G. Resin composite restorations in posterior teeth: a cost-efficacy/profitability assessment. J Dent. 2009;37(7):520-3.
10. Ergücü Z, Türkün LS, Aladag A. Effects of finishing and polishing procedures on surface roughness and microhardness of nanocomposites. J Esthet Restor Dent. 2011;23(1):32-40.
11. Heintze SD, Rousson V. Clinical effectiveness of direct class II restorations—a meta-analysis. J Adhes Dent. 2012;14(5):407-31.
12. Lad PP, Kamat SB, Lad PS. Evaluation of the content, finish, smoothness and thermal changes in posterior composite restorations using nanocomposites: a 1-year clinical study. J Indian Prosthodont Soc. 2013;13(1):53-8.

TÉCNICAS PARA ACABAMENTO E POLIMENTO DE RESTAURAÇÕES DE CLASSE III

CAPÍTULO 6

Fábio Herrmann Coelho-de-Souza ▪ Suzana Uggeri Coradini

INTRODUÇÃO

As restaurações de resina composta de classe III compreendem aquelas que envolvem as faces proximais de dentes anteriores, sem comprometimento do ângulo incisal.[1] Essas restaurações podem ou não envolver a face vestibular, mas, quando isso acontece, há uma exigência estética adicional, e consequentemente, a necessidade de um acabamento e polimento mais completo e detalhado (Fig. 6-1).[2,3]

Restaurações anteriores devem ser invisíveis! Para que elas não sejam percebidas socialmente, além da correta seleção de cores e de uma técnica restauradora adequada, a etapa de finalização (acabamento e polimento) deve ser otimizada, de forma a gerar as características de superfície similares ao esmalte natural adjacente, incluindo textura de superfície.[2,4]

As restaurações de resina composta de classe III podem ser estritamente proximais, ou envolver as faces vestibular e/ou palatina.[2] Salientamos que quanto mais conservadora essa for, com menor comprometimento da face vestibular, mais simples e fácil será a etapa de acabamento e polimento, assim como mais fácil de atingir o resultado estético almejado. Cabe apontar ainda que, em estudos de avaliação clínica, as restaurações de classe III são aquelas que tem menor taxa de falha anual, ou seja, falham menos quando comparadas com as restaurações de classe IV e facetas diretas.[5,6] Por outro lado, parte das falhas podem estar relacionadas com o manchamento superficial e marginal,[6] o que pode ter relação com o acabamento e polimento delas.

Assim, o objetivo do presente capítulo é descrever e discutir todas as fases relacionadas com acabamento, texturização e polimento de restaurações de resina composta de classe III.

CONSIDERAÇÕES ANATÔMICAS E ESTÉTICAS

As restaurações de resina composta de classe III, além do comprometimento proximal sempre presente (origem da lesão cariosa), podem também envolver as faces vestibular e/ou palatina.[2] Dependendo da extensão da cavidade, diferentes exigências morfológicas podem-se fazer presentes:

- *Cavidade estritamente proximal (acesso direto)*: as restaurações de classe III com acesso direto proximal são as menores e as mais simples sob o ponto de vista morfológico. Essas somente são possíveis em lesões cariosas pequenas, que não comprometeram nem a face vestibular e nem a face palatina, sendo realizadas em casos de diastemas ou por meio de afastamento dental. Nesses casos, a restauração acompanha a lisura e convexidade proximal, ficando localizada na área próxima ao ponto de contato interproximal (ligeiramente abaixo, usualmente). Parte da ameia vestibular é envolvida, geralmente, mas ficando restrita à área de sombra (porção vestibular da face proximal).
- *Cavidade palatinoproximal*: as restaurações de classe III que envolvem a face palatina são as menos exigentes sob o ponto de vista estético, porém possuem repercussões funcionais importantes, por envolverem os contatos oclusais. Essas restaurações com acesso palatino envolvem a ameia palatina e a crista marginal (além da face proximal).
- *Cavidade vestibuloproximal*: as restaurações de classe III que envolvem a face vestibular são as mais exigentes sob o ponto de vista estético e morfológico. A reprodução cromática, anatômica, de textura e brilho iguais ao esmalte natural são sempre um desafio. Essas restaurações atingem a ameia vestibular e podem alcançar a aresta longitudinal (mesial ou distal) da face vestibular. Assim, atenção especial deve ser dada à continuidade da aresta longitudinal (linha de transição), a qual divide a área plana vestibular da área de sombra proximal (ameia vestibular). Naquelas restaurações mais amplas, com grande comprometimento da face vestibular, além da forma anatômica, a texturização da superfície do esmalte (periquimáceas) também deve ser reproduzida na resina composta, conforme necessidade.

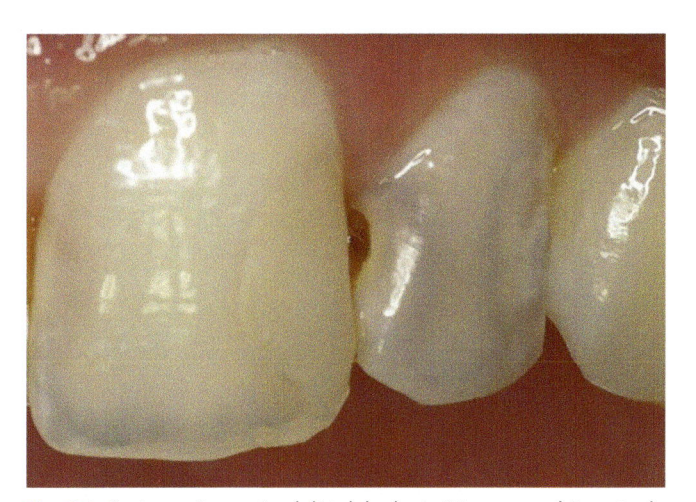

Fig. 6-1. Restauração proximal distal do dente 21 sem envolvimento do ângulo incisal (classe III) e lesões cariosas cavitadas nas faces mesial e distal do dente 22, todas com comprometimento vestibular e estético.

As etapas de acabamento e polimento devem respeitar essas considerações anatômicas para otimizar os resultados obtidos na restauração.

DIFICULDADES TÉCNICAS

Embora as restaurações de classe III não sejam consideradas difíceis tecnicamente (incluindo a etapa de acabamento/polimento), alguns pontos podem ser destacados. Apesar de, usualmente, serem restaurações de pequena extensão, quando essas restaurações envolvem a face vestibular há um desafio de mascarar a interface esmalte-compósito (transição).[2] Nesse contexto, a textura de superfície proporcionada na etapa de acabamento/polimento pode ter um papel relevante, auxiliando no disfarce da linha de união, favorecendo a reflexão dinâmica da luz à semelhança do esmalte natural.[7] Da mesma forma, a imposição de um brilho final similar ao do esmalte adjacente também contribui para deixar a restauração de classe III imperceptível (além das cores e opacidades corretas).[2,8]

Por se tratar de um procedimento restaurador que envolve a face proximal, o acabamento dessa face em restaurações de classe III pode impor alguma dificuldade. Um bisturi com lâmina número 12 é um instrumento essencial e muito eficiente para remoção de excessos de adesivo e resina composta proximal, porém exige alguma habilidade e treinamento. Já a tira de lixa de poliéster, que aparenta ser de fácil utilização, pode remover o ponto de contato interproximal se usada erroneamente, ou ainda alterar a morfologia da face proximal. Por isso, deve ser empregada com moderação, em formato de "S", e como um complemento à lâmina 12.

Em relação à face palatina, a maior dificuldade é equalizar a anatomia da crista marginal com o equilíbrio dos contatos oclusais, otimizando a funcionalidade da restauração.

INSTRUMENTOS/APARATOS UTILIZADOS

Para a realização da etapa de acabamento e polimento de restaurações de classe III, diversos instrumentos e aparatos podem ser empregados com êxito, não havendo apenas uma técnica para execução dessa tarefa. Abaixo vai uma lista com os aparatos principais e preferidos, por face (Fig. 6-2):

- *Face vestibular*: a superfície vestibular é a de maior exigência e complexidade no processo de acabamento e polimento: pontas diamantadas de granulometria fina (F) e/ou extrafina (FF), números 3195F ou 2135F, formatos troncocônico afilado, troncocônico de extremidade arredondada, respectivamente; discos abrasivos flexíveis de maior granulometria; pontas de borracha abrasiva formato de taça ou disco; polidores em espiral; brocas multilaminadas troncocônicas; roda/disco de feltro com pasta de polimento específica para resina composta.
- *Face proximal*: para acabamento da região proximal, independente de envolver o ponto de contato ou não, serão utilizados: lâmina de bisturi número 12; tiras de lixa de poliéster; fio dental com pasta de polimento específica para resina composta.
- *Face palatina*: em casos de envolvimento palatino, podemos empregar pontas diamantadas de granulometria fina (F) e/ou extrafina (FF), números 3118F e 3168F, formatos de chama e barril, respectivamente; pontas de borracha abrasiva em formato de chama; polidores em espiral; roda de feltro com pasta de polimento específica para resina composta.

PROTOCOLO SEQUENCIAL

A sequência técnica completa de escolha para a realização de todo acabamento, texturização e polimento de restaurações de classe III será dividida (didaticamente) em cinco etapas (Ver Quadro 6-1 e Fig. 6-3):[2-4,8-10]

1. *Remoção de excessos*: a primeira fase consiste na remoção de pequenos excessos de adesivo e resina composta que possam ter ocorrido durante a confecção da restauração.
   - Face vestibular: empregamos primeiramente uma ponta diamantada 3195F para remoção de excessos e regularização da superfície. Discos abrasivos flexíveis de granulometria mais grossa também podem auxiliar nessa etapa.
   - Face proximal: empregamos uma lâmina de bisturi número 12 para recortar excessos junto às ameias vestibular, palatina e gengival.
   - Face palatina: empregamos uma ponta diamantada 3118F ou 3168F para remoção de excessos e regularização da superfície.
2. *Ajuste de forma anatômica*: juntamente com a remoção de excessos, alguns ajustes de forma podem ser realizados, refinando os aspectos anatômicos construídos na confecção da restauração.
   - Face vestibular: com uma ponta diamantada 3195F e um disco abrasivo flexível de maior granulometria, podemos ajustar o contorno da ameia vestibular e a definição da continuidade da aresta longitudinal.
   - Face proximal: com uma lâmina de bisturi número 12 podemos ajustar a abertura de ameias (gengival, vestibular e palatina).
   - Face palatina: com uma ponta diamantada 3118F ou 3168F podemos ajustar a conformação da crista marginal e da concavidade palatina.

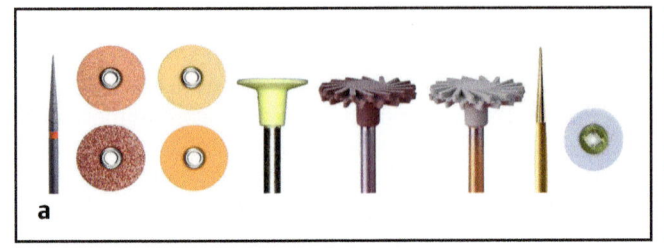

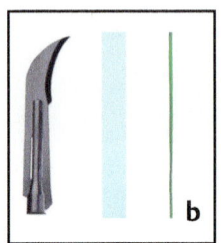

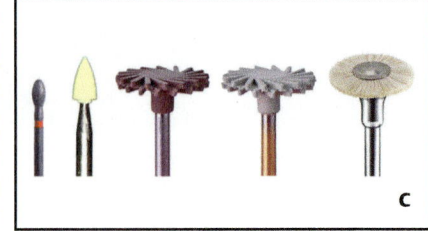

Fig. 6-2. Instrumentos empregados no acabamento/polimento de restaurações de classe III: (a) face vestibular; (b) face proximal; (c) face palatina.

3. *Pré-polimento (lisura de superfície/uniformidade)*: após removidos os excessos e definida a forma anatômica básica, iremos, então, uniformizar e alisar toda a superfície da restauração.
   - Face vestibular: com emprego dos polidores em espiral, em diferentes granulações, obteremos a lisura desejada e brilho. Opcionalmente, podemos utilizar pontas de borracha abrasiva em formato de taça ou disco para o mesmo fim.
   - Face proximal: tiras de lixa de poliéster podem ser empregadas para uniformizar a resina composta proximal. A utilização dessas tiras de lixa deve ser em formato de "S", para preservar a anatomia proximal.
   - Face palatina: com emprego dos polidores em espiral ou pontas de borracha abrasiva em formato de chama, em diferentes granulações, obteremos a lisura desejada e algum brilho.
4. *Textura de superfície*: a texturização da superfície da resina composta é realizada somente na face vestibular, em especial de pacientes jovens, para reproduzir a microanatomia (microrrelevo; anatomia terciária) da superfície do esmalte dental, representada pelas linhas incrementais (estrias semilunares paralelas) referentes às periquimáceas do esmalte, formadas a partir das estrias de Retzius.[2,7,8]

Com uma broca multilaminada de 30 lâminas (9714), realizaremos essa microcaracterização, riscando e tocando suavemente na superfície da resina composta. Opcionalmente, a texturização pode ser realizada com emprego de pontas diamantadas. Essa etapa de textura poderá ser dispensada sempre que o esmalte remanescente e os dentes adjacentes não a apresentarem. Nas restaurações de classe III, a textura de superfície será mais importante naquelas restaurações com maior comprometimento vestibular.

5. *Polimento final*: a última etapa na finalização de uma restauração de resina composta consiste em buscar o brilho final. Para isso, podemos utilizar um feltro (roda ou disco) associado a uma pasta de polimento de baixa abrasividade específica para compósitos, nas faces vestibular e palatina. Opcionalmente, podemos empregar uma escova de pelo de cabra com a pasta de polimento. Nas faces proximais, um fio/fita dental associado à pasta de polimento pode ser esfregado diversas vezes para melhorar a lisura.

Após a conclusão das etapas de acabamento/polimento, devemos conferir o resultado de lisura e qualidade de margens com a utilização de uma sonda exploradora afiada e testar com o fio dental, o qual deve deslizar na superfície da resina composta.

Quadro 6-1. Etapas de acabamento, textura e polimento para restauração de resina composta de classe III (resumo da técnica)

Etapa/face	Vestibular	Proximal	Palatina
Remoção de excessos	PD3195F/discos	Bisturi 12	PD3118F/3168F
Ajuste da forma anatômica	PD3195F/discos	Bisturi 12	PD3118F/3168F
Pré-polimento	Espirais/PBA em taça	Tiras de lixa	Espirais/PBA em chama
Textura de superfície	Broca 9714/PD	–	–
Polimento final	Feltro/pastas	Fio dental/pastas	Feltro/pastas

PBA: pontas de borracha abrasiva; PD: ponta diamantada.

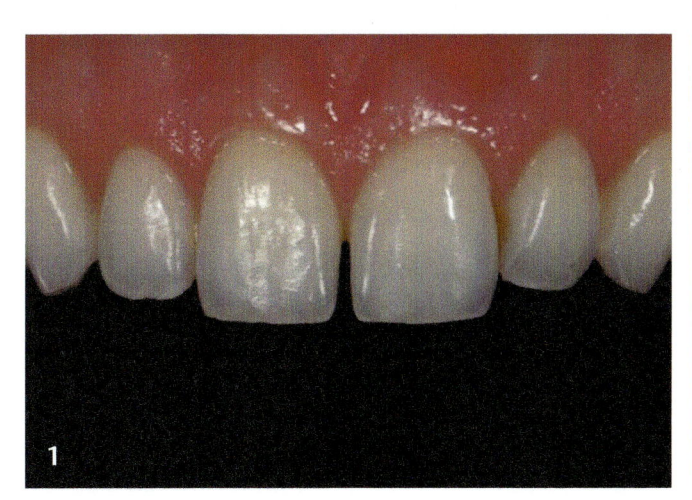

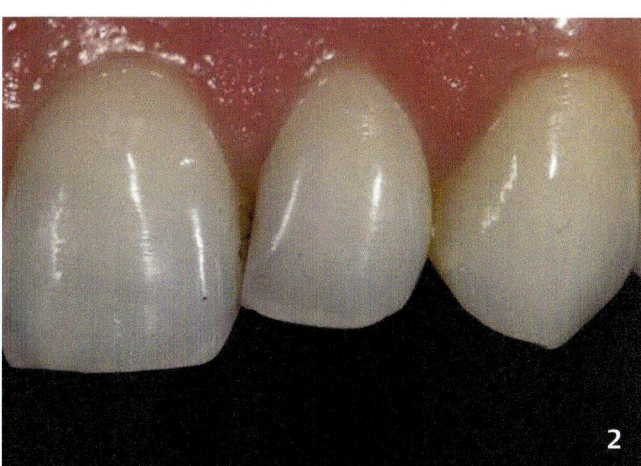

Fig. 6-3. Sequência clínica de duas restaurações de classe III, detalhando os passos de acabamento e polimento. (**1**) Caso inicial, restaurações deficientes de classe III, face distal do dente 21 e face mesial do dente 22. (**2**) Caso inicial, vista vestibular aproximada. *(Continua)*

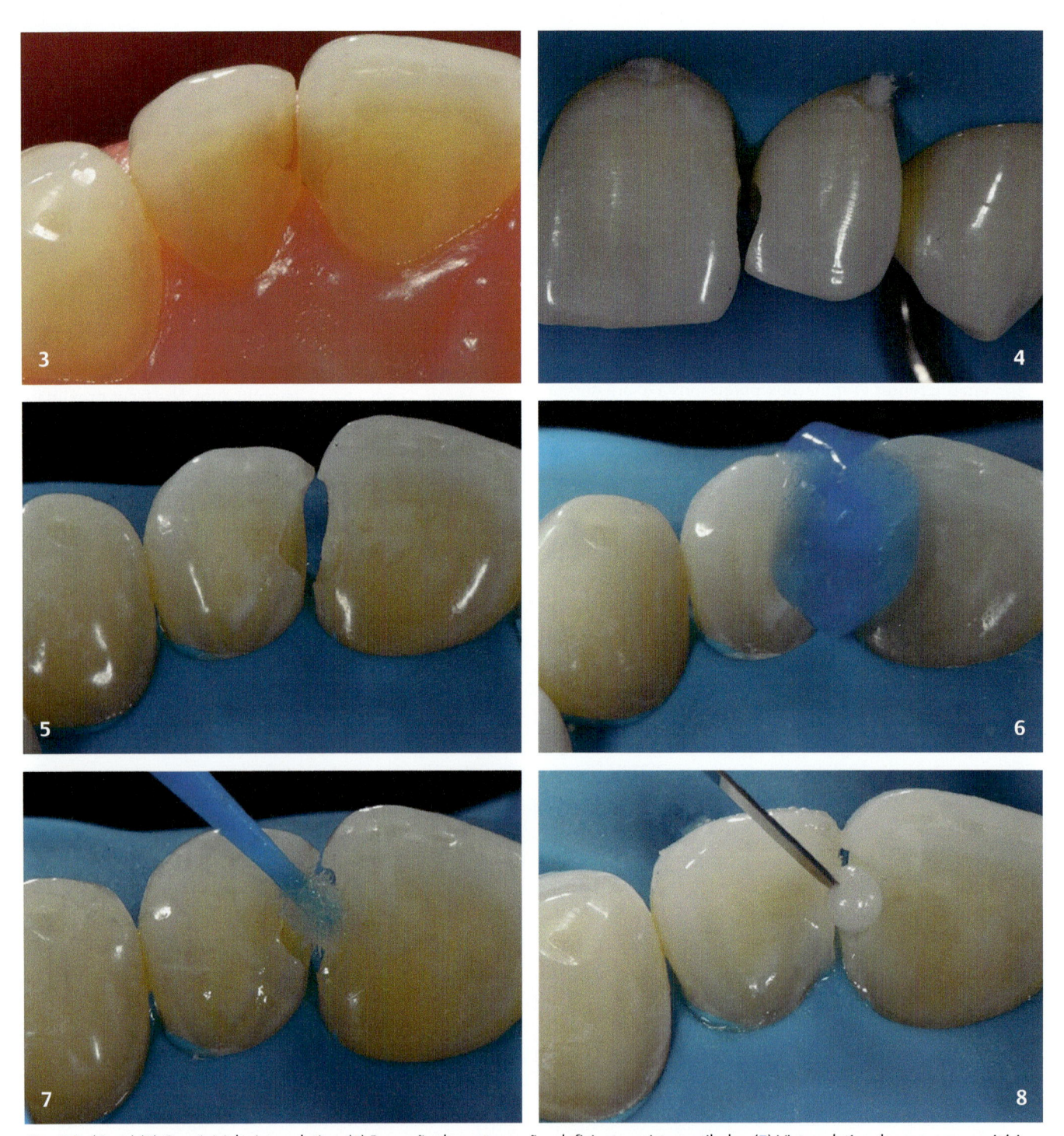

Fig. 6-3. *(Cont.)* (**3**) Caso inicial, vista palatina. (**4**) Remoção das restaurações deficientes, vista vestibular. (**5**) Vista palatina dos preparos cavitários. (**6**) Condicionamento com ácido fosfórico 37%, 30 segundos em esmalte e 15 segundos em dentina, seguido de lavagem e secagem estratégica (dentina levemente úmida). (**7**) Aplicação de sistema adesivo (*primer* + adesivo) seguido de leve secagem e fotopolimerização. (**8**) Inserção incremental da resina composta estelite ômega (Tokuyama) DA2 e EA1, com auxílio de matriz de poliéster, seguida de fotopolimerização. *(Continua)*

TÉCNICAS PARA ACABAMENTO E POLIMENTO DE RESTAURAÇÕES DE CLASSE III

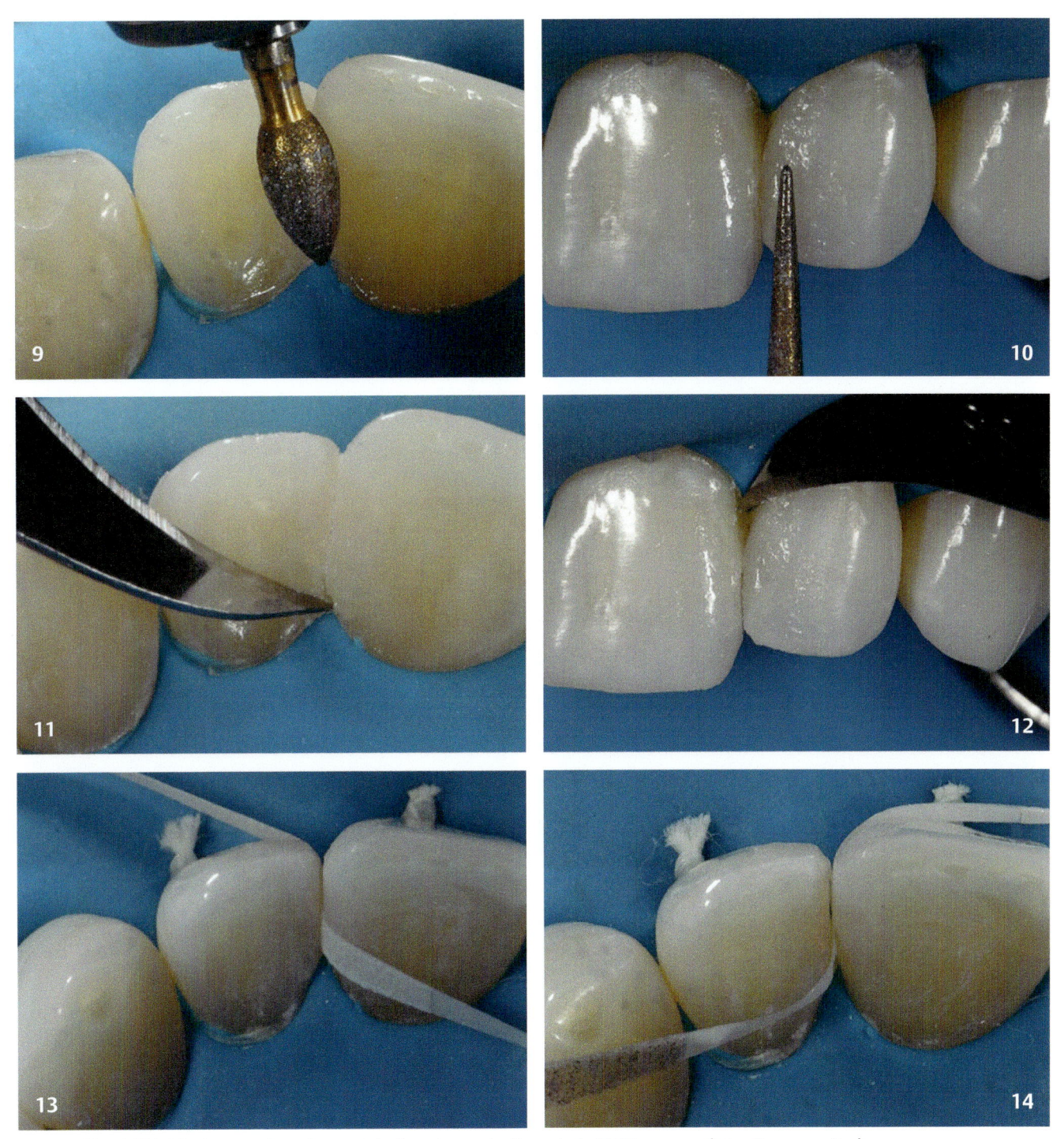

Fig. 6-3. *(Cont.)* (**9**) Início da etapa de acabamento/polimento: ponta diamantada 3118F para regularização e remoção de pequenos excessos na face palatina. (**10**) Ponta diamantada 3195F para regularização e remoção de pequenos excessos na face vestibular. (**11**) Bisturi lâmina 12 para remoção de pequenos excessos proximais pela ameia palatina. (**12**) Bisturi lâmina 12 para remoção de pequenos excessos proximais pela ameia vestibular. (**13**) Acabamento e lisura proximal com auxílio de tira de lixa de poliéster 3M Solventum. (**14**) Tira de lixa de poliéster utilizada em formato de "S" para otimizar o acabamento sem danificar a anatomia da face proximal. *(Continua)*

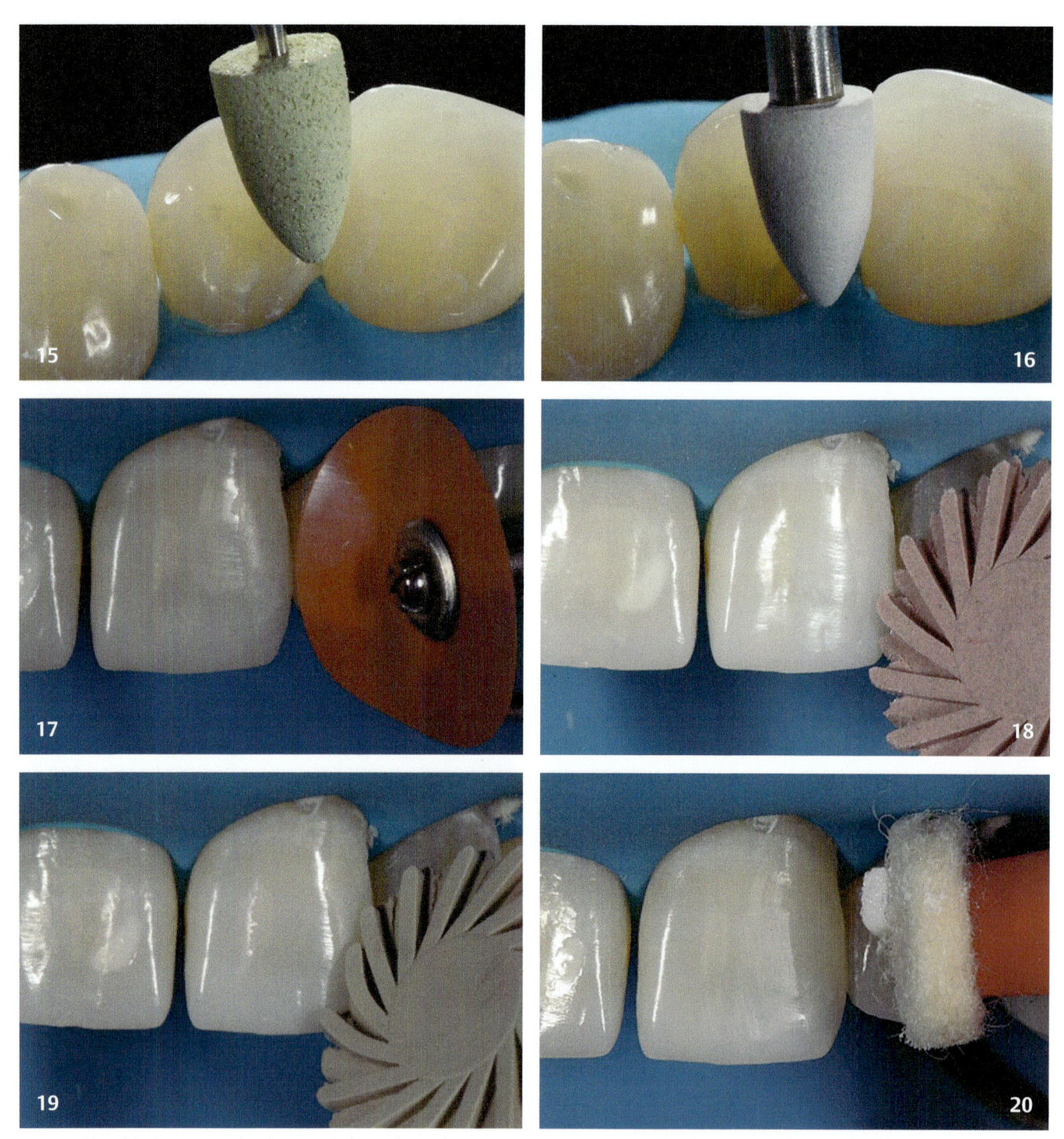

Fig. 6-3. *(Cont.)* **(15)** Lisura e pré-polimento da face palatina com pontas de borracha abrasiva em formato de chama. **(16)** Ponta de borracha abrasiva em formato de chama de granulometria fina. **(17)** Discos abrasivos flexíveis (Sof-Lex, 3M Solventum) de granulometria grossa para ajuste de volume e ameias. **(18)** Pré-polimento da face vestibular com polidores em espiral. **(19)** Polidor em espiral de granulometria fina. **(20)** Polimento final com roda de feltro e pasta de polimento de compósitos (Enamelize, Cosmedent). (*(Continua)*

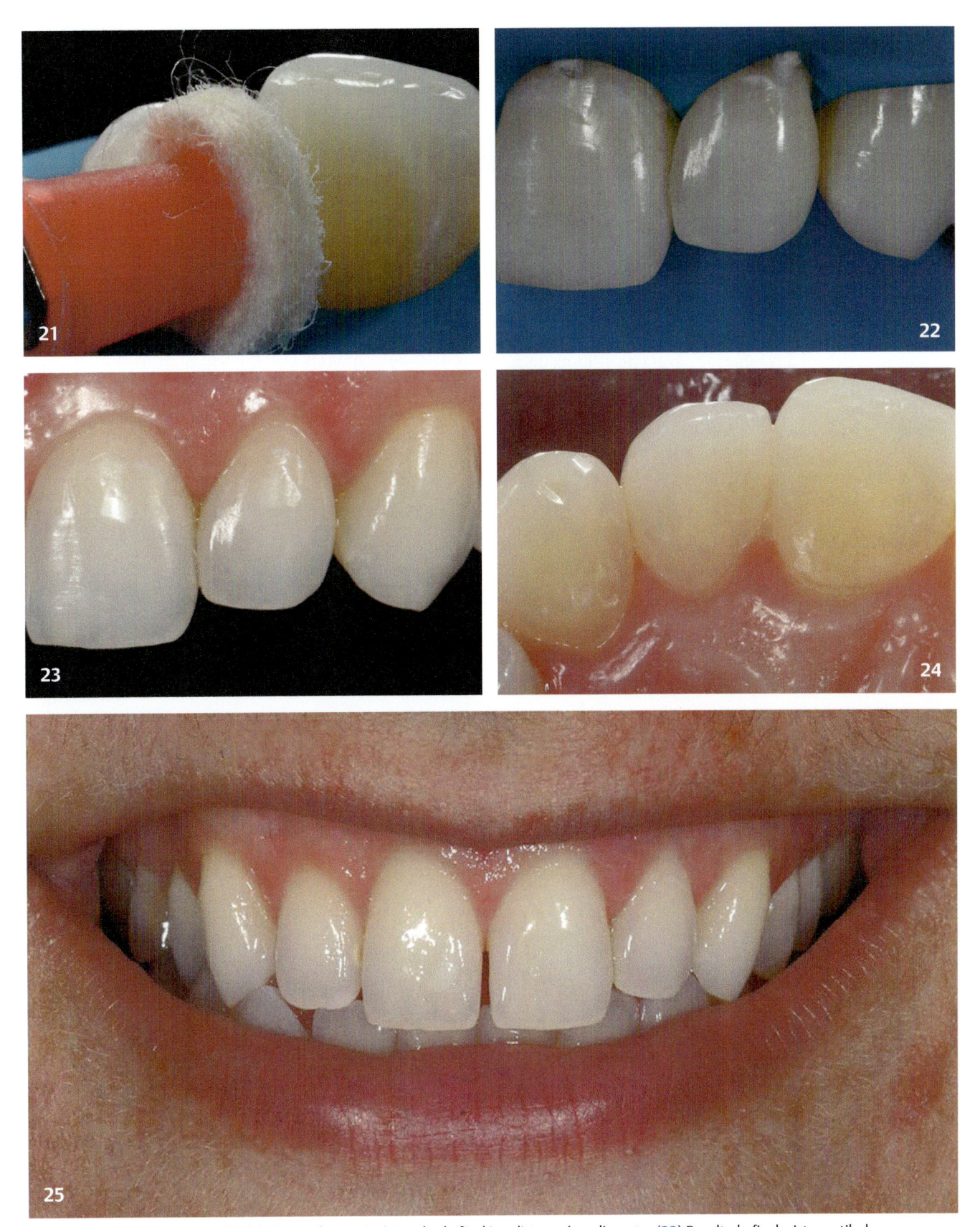

Fig. 6-3. *(Cont.)* **21**) Polimento final da face palatina. (**22**) Resultado final imediato após polimento. (**23**) Resultado final, vista vestibular; (**24**) Resultado final, vista palatina. (**25**) Caso finalizado, sorriso da paciente.

CONSIDERAÇÕES FINAIS

Toda restauração necessita de acabamento e polimento! Embora as de classe III não sejam tão extensas e complexas, o fato de estarem em dentes anteriores já é suficiente para que sejamos criteriosos no processo, buscando entregar um procedimento com a maior qualidade possível.

Sempre que as restaurações de classe III envolverem a face vestibular, haverá uma maior exigência no acabamento, textura e polimento, visando à estética.[2] Por outro lado, quando a face palatina estiver comprometida na restauração, haverá um cuidado especial em relação à concavidade palatina e crista marginal, visando à otimização dos contatos oclusais funcionais.

Apesar de ainda não haver evidências científicas suficientes para definir a combinação exata do sistema de polimento com o tipo de resina composta empregado,[11] as técnicas descritas nesse capítulo são aquelas que julgamos mais apropriadas para a correta finalização das restaurações de classe III; todavia, outros aparatos e técnicas podem ser adicionados, conforme a necessidade do caso e experiência profissional.

REFERÊNCIAS BIBLIOGRÁFICAS

1. Black GV. A work on operative dentistry. Chicago: Medico-Dental Publishing Company; 1908.
2. Coelho-de-Souza FH. Restaurações diretas em dentes anteriores com resina composta. In: Coelho-de-Souza, FH et al. Tratamentos clínicos integrados em Odontologia. Rio de Janeiro: Revinter; 2012. cap. 12.
3. Summitt JB, Robbins JW, Hilton TJ, Schwartz RS, Santos Junior J. Fundamentals of operative dentistry: a contemporary approach. 3. ed. Chicago: Quintessence; 2006.
4. Conceição EN. Dentística: saúde e estética. 2. ed. Porto Alegre: Artmed; 2007.
5. Demarco FF, Collares K, Coelho-de-Souza FH, Correa MB, Cenci MS, Moraes RR, et al. Anterior Composite restorations: a systematic review on long-term survival and reasons for failure. Dent Mater. 2015;31:1214-24.
6. Vieira RM, Camargo AS, Irgang L, Erhardt MCG, Demarco FH, Coelho-de-Souza FH. Avaliação clínica retrospectiva de restaurações proximais de resina composta de classes III e IV. Rev Bras Pesq Saúde. 2014;16(2):39-47.
7. Coelho-de-Souza FH. Facetas estéticas: resina composta, laminado cerâmico e lente de contato. Rio de Janeiro: Thieme Revinter; 2018.
8. Baratieri LN. Odontologia restauradora: fundamentos e técnicas. São Paulo: Santos; 2010.
9. Baratieri LN, Monteiro Junior S. Odontologia restauradora: fundamentos e possibilidades. 2. ed. São Paulo: Santos; 2015.
10. Fahl Junior N. Mastering composite artistry to create anterior masterpieces. Part II. J Cosmetic Dent. 2011;26(4):42-55.
11. Devlukia S, Hammond L, Malik, K. Is surface roughness of direct resin composite restorations material and polisher-dependent? A systematic review. J Esthet Restor Dent. 2023;17.

TÉCNICAS PARA ACABAMENTO E POLIMENTO DE RESTAURAÇÕES DE CLASSE IV

Leonardo Lamberti Miotti ▪ Rafael Melara ▪ Fábio Herrmann Coelho-de-Souza

INTRODUÇÃO

As restaurações de resina composta em dentes anteriores, devido à demanda estética, são procedimentos que requerem muita atenção e cuidado durante sua execução. Nesses procedimentos, a perda de estrutura dental é substituída por resina composta, material restaurador com excelente potencial estético, capaz de copiar detalhes e efeitos presentes nos dentes naturais quando estratificada de maneira correta.[1] As restaurações de classe IV, as quais envolvem faces proximais de dentes anteriores com envolvimento de ângulo incisal, requerem atenção especial, pois dependendo da extensão da perda de estrutura dental (usualmente por fratura), podem envolver todas as faces de um dente anterior – proximais, vestibular, lingual e incisal (Fig. 7-1). Diferentemente de outros tipos de restaurações em dentes anteriores, onde pode haver recobrimento total da estrutura dental da face vestibular, as restaurações classe IV repõem a estrutura dental perdida. Dessa maneira, o sucesso restaurador depende da harmonia entre material restaurador e estrutura dental remanescente, e passa pela seleção da resina composta, execução técnica da restauração, acabamento e polimento.[1,2]

Alguns fatores clínicos, como a estabilidade de cor do compósito, a qual está diretamente relacionada com a longevidade da restauração, pode estar associada não somente a propriedades da resina, mas também à qualidade das etapas de acabamento e polimento.[3,4] No presente capítulo, vamos discutir os principais desafios técnicos das restaurações de classe IV, bem como explorar a técnica de acabamento, texturização e polimento nessa situação clínica, conhecendo os materiais/instrumentos usualmente empregados e a sequência clínica indicada.

CONSIDERAÇÕES ANATÔMICAS E ESTÉTICAS

As cavidades de classe IV são aquelas que envolvem ao menos uma face proximal e o bordo incisal de dentes anteriores. Conforme a extensão da cavidade, pode comprometer uma quantidade significativa de estrutura dental (além dos ângulos inciso-proximais), com especial atenção para a face vestibular e sua importância estética. Essas estruturas devem ser reproduzidas pela restauração, conforme as características anatômicas presentes no próprio dente a ser restaurado e nos dentes adjacentes. A reprodução dessas estruturas pode tornar-se uma tarefa ainda mais complexa quando o paciente em questão for jovem (criança, adolescente ou adulto jovem). Pacientes nessa faixa etária costumam apresentar detalhes anatômicos muito ricos e nítidos na face vestibular e na região incisal dos dentes anteriores, como estrias horizontais na face vestibular (textura de superfície) e halo translúcido opalescente nos bordos incisais.[1,5]

As estruturas anatômicas usualmente envolvidas em restaurações de classe IV são de extrema importância e podem ser facilmente percebidas pelo observador. Alterações de forma, tamanho, cor, proporção e posicionamento na arcada são facilmente percebidas tanto por profissionais da área quanto por leigos.[6] Assim, é fundamental atentar para a reconstrução das estruturas anatômicas capazes de definir as características do dente a ser restaurado, como segue:

A) *Bordo incisal:* estrutura que demarca o limite incisal da coroa dos dentes anteriores. O bordo incisal pode apresentar diferentes formatos e dimensões, dependendo das características anatômicas inerentes ao paciente, idade e hábitos deletérios do mesmo. Pacientes mais jovens tendem a apresentar detalhes anatômicos bem definidos, como os mamelões incisais (flor-de-lis incisal) na borda incisal, que confere um aspecto serrilhado a essa estrutura a partir de pequenas reentrâncias coincidentes com o fim dos sulcos de desenvolvimento da face vestibular. Tanto incisivos centrais quanto laterais, superiores e inferiores, podem apresentar esse detalhe anatômico, e a presença dos mesmos exige sua reprodução no procedimento restaurador. Ainda, as bordas incisais podem apresentar diferentes formatos quando observamos por vestibular.

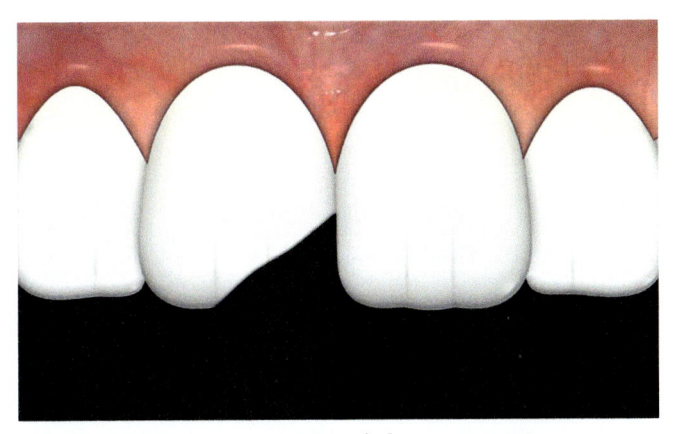

Fig. 7-1. Representação esquemática de fratura por trauma: envolvimento do ângulo mesioincisal do dente 11 (classe IV).

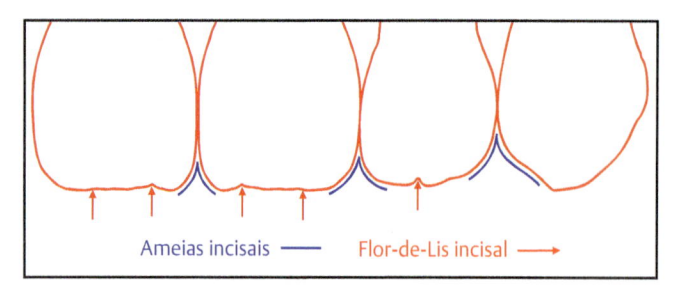

Fig. 7-2. Ameias incisais e mamelões incisais (flor-de-lis incisal).

Dentes jovens podem apresentar essa estrutura em um formato convexo, conferindo um aspecto arredondado aos dentes. Dentes com desgastes incisais tendem a apresentar um contorno reto, com ausência desses detalhes anatômicos nessa porção da coroa. No canino, a borda incisal costumeiramente é dividida em dois segmentos (arestas), um mesial e outro distal, separados pelo vértice da cúspide, na porção central da borda. O segmento mesial costuma ser mais curto e reto, enquanto o segmento distal se apresenta mais longo e convexo quando observado pela face vestibular (Fig. 7-2).

B) *Ângulo incisoproximal:* localizado na transição entre as faces proximais e o bordo incisal dos dentes anteriores. O ângulo inciso-proximal pode ser reto (aproximadamente 90°) ou arredondado. Tal característica é capaz de influenciar a maneira como o observador percebe as ameias interproximais (embrasuras) na porção incisal e o formato do contorno da coroa dental. Ângulos retos passam a impressão de ameias interproximais incisais fechadas, enquanto ângulos arredondados estão associados a ameias maiores e abertas (Fig. 7-2).

C) *Face proximal:* delimitam as porções mesial e distal da estrutura dental. As faces proximais, além de serem responsáveis pelo ponto de contato interproximal, em dentes anteriores, desempenham um papel importantíssimo na definição do formato coronário quando vista por vestibular. Faces proximais convergentes para cervical costumam conferir o aspecto de dente triangular, e podem estar ainda associadas à presença de *black space* (triângulo negro) entre o ponto de contato e a papila interdental. Já, faces proximais paralelas entre si conferem aspecto retangular ou quadrado à coroa dental. Ainda, faces proximais convexas e convergentes entre si em direção à porção incisal costumam estar associadas a ameias inciso-proximais abertas e dentes com aspecto arredondado. Na zona limítrofe dessas faces proximais (mesial ou distal) em direção às arestas longitudinais vestibulares, encontra-se uma área de dispersão de luz (área de sombra, transição entre as faces vestibular e proximal), a qual deve ser respeitada e reproduzida durante o procedimento restaurador (Figs. 7-3 e 7-4).

D) *Face vestibular:* a anatomia da face vestibular é composta principalmente pelas seguintes estruturas (Fig. 7-4):

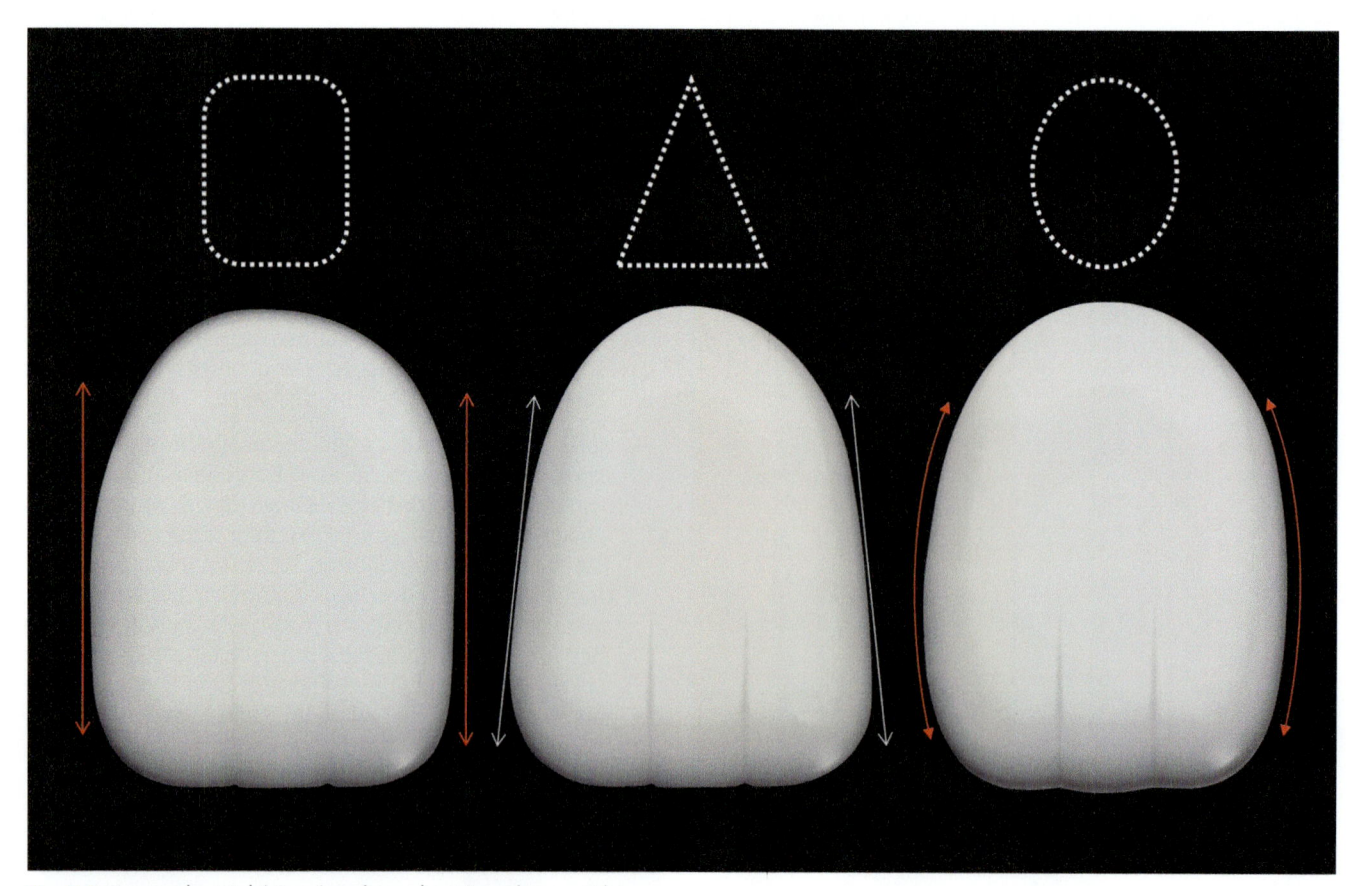

Fig. 7-3. Formas dentais básicas (quadrangular, triangular e ovoide).

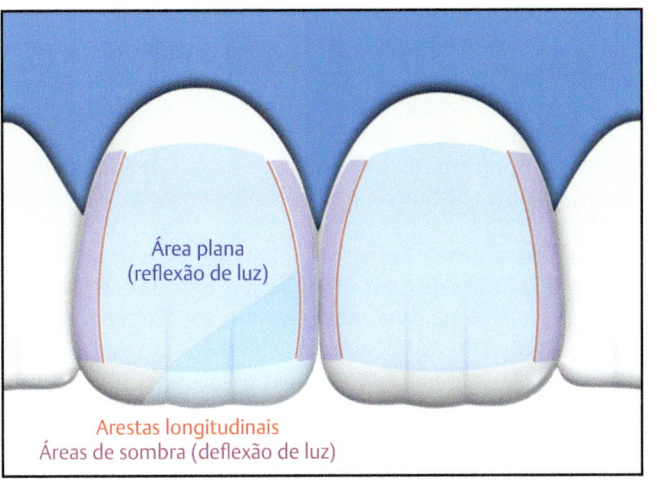

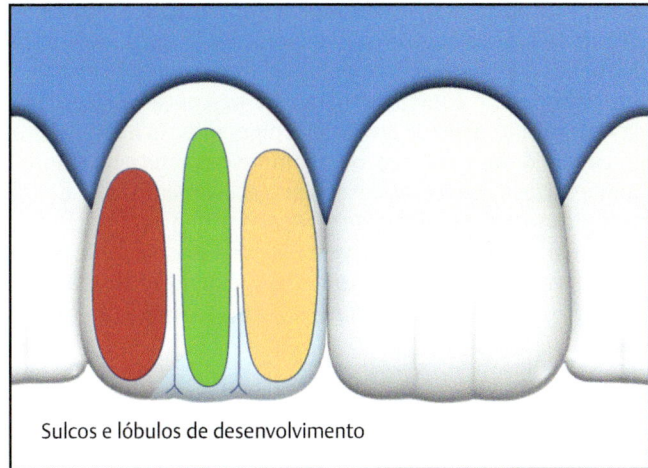

Fig. 7-4. Caracterização anatômica da face vestibular de incisivos superiores.

- **Lóbulos de desenvolvimento:** são as estruturas de maior volume na face vestibular dos dentes anteriores. Pela face vestibular, são observados três lóbulos de desenvolvimento em incisivos e caninos: lóbulo mesial, lóbulo central e lóbulo distal. Os lóbulos mesial e distal estão diretamente envolvidos na delimitação da área plana de reflexão de luz.
- **Sulcos de desenvolvimento:** os sulcos de desenvolvimento interpõem-se aos lóbulos de desenvolvimento como estruturas rasas e côncavas (depressões entre os lóbulos). São responsáveis pela definição topográfica da face vestibular, pois conferem um formato levemente côncavo à face vestibular, opondo-se à convexidade conferida pelos lóbulos de desenvolvimento. Usualmente, os sulcos de desenvolvimento são mais visíveis no terço incisal da face vestibular, podendo atingir o terço médio.
- **Área plana (área de espelho):** também chamada de área plana de reflexão de luz, é a região central da face vestibular, responsável pela reflexão da luz incidente ao observador. Desse modo, a extensão da área de espelho confere ao observador a impressão de largura e comprimento dos dentes anteriores. A área plana está delimitada pelas arestas longitudinais dos lóbulos mesial e distal, em especial no terço médio da face vestibular (área central). O aumento da largura e da altura da área de espelho conferem ao observador a impressão de aumento dessas mesmas dimensões da estrutura dental.
- **Arestas Longitudinais:** sobre os lóbulos de desenvolvimento mesial e distal, é possível observar uma aresta ao longo de sua extensão cérvico-incisal, a qual representa o ponto mais elevado dessa estrutura e que faz a transição entre a área de reflexão de luz (área plana) e a área de dispersão de luz (área de sombra).
- E) *Face palatina:* a face palatina também estará envolvida em uma restauração de classe IV, em maior ou menor grau. A face palatina dos dentes anterossuperiores (os mais acometidos por restaurações de classe IV) é formada por uma grande área côncava central (concavidade palatina), limitada lateralmente pelas cristas marginais mesial e distal (convexas), e possui uma pequena área de convexidade cervical, denominada cíngulo.

DIFICULDADES TÉCNICAS

O acabamento e o polimento de restaurações de classe IV em resina composta é a etapa clínica capaz de conferir à resina composta características muito próximas da estrutura dental,[1,7] e essa é justamente a maior dificuldade técnica. A correta execução dessa etapa está relacionada com refinamento anatômico, ajuste de margens, lisura e uniformidade da resina composta, textura de superfície e brilho compatível com o esmalte dental.

Conforme a extensão da cavidade a ser restaurada, mais estruturas anatômicas podem estar envolvidas no procedimento restaurador. Cada estrutura requer cuidados específicos em relação ao formato e ao volume do material restaurador. O remanescente dental é uma importante referência para a definição anatômica da restauração, uma vez que esta deve mimetizar a estrutura perdida e restaurar com naturalidade e excelência estética.[8-10] Extensas cavidades de classe IV, em terço médio coronário, tendem a ser mais desafiadoras do que aquelas restritas ao terço incisal. Nesses casos, o dente homólogo passa a servir como uma referência anatômica importante.

O acabamento é responsável por correções de forma e volume da restauração. Frequentemente, ao final da estratificação da resina composta, excessos de material na borda incisal são observados. A remoção desses excessos deve ser executada com muito cuidado e planejamento. Desgastes descontrolados nessa etapa podem resultar em falta de material na borda incisal, podendo ser necessário novo acréscimo de resina composta. Em situações com estratificação mais complexa, com halo opalescente, halo opaco e mamelos, o desgaste descontrolado pode remover ou alterar essas camadas reconstruídas durante a estratificação. Acrescentar resina composta, nesses casos, pode significar uma nova execução do procedimento restaurador.

Outro importante ponto que exige atenção é a interface dente-restauração. Com frequência, essa transição torna-se nítida ao final do procedimento restaurador, situação clínica considerada indesejada por tornar a restauração perceptível.[1,11] Geralmente, isso acontece devido a diferenças de cor e nível de translucidez entre a resina empregada e o remanescente dental, especialmente em relação à resina posicionada sobre o ângulo cavo-superficial.[1,12] Contudo, a falta de material restaurador ou volumes excessivos de resina na interface podem contribuir para essa percepção exacerbada da restauração, além de favorecer a pigmentação marginal em longo prazo. Para a correção de volume de material restaurador nessa região, devemos executar o acabamento de maneira cuidadosa, com o objetivo de tornar contínua a transição entre esmalte e resina. Não deve haver excessos na interface e, além disso, deve-se evitar a remoção em demasia de material durante o acabamento, para não expor a margem cavitária.

INSTRUMENTOS/APARATOS UTILIZADOS

A execução do acabamento e polimento de restaurações de classe IV em resina composta requer o uso de uma sequência de instrumentos com diferentes granulometrias, iniciando por instrumentos com maior capacidade de desgaste e finalizando com menor abrasividade, visando o polimento. Ainda, deve-se considerar o formato do instrumento utilizado, pois devem ser compatíveis com as faces envolvidas no procedimento. Assim sendo, seguem abaixo os instrumentos empregados no acabamento e polimento:

- *Brocas multilaminadas:* excelentes opções para remoção de excessos de material restaurador, ajuste de volume e regularização superficial da resina composta. Essas brocas têm ação de corte do material com suas lâminas, promovendo remoção regular de material. Para esse tipo de restauração, deve-se utilizar brocas em formato tronco-cônico, com extremo afilado ou arredondado. Preferencialmente, deve-se iniciar com brocas de menor número de lâminas (maior capacidade de corte), passando para brocas com mais lâminas (menor capacidade de corte), sendo que essas últimas também podem ser empregadas para texturização de superfície.
- *Pontas diamantadas F e FF:* as pontas diamantadas de granulometria fina (F) e extrafina (FF) possuem ação de desgaste, e podem ser empregadas como alternativa às brocas multilaminadas. Recomenda-se iniciar a remoção de excessos com pontas de granulometria F, e o refinamento do desgaste com as pontas FF. Pontas de formato semielíptico (barril), com convexidade na lateral da ponta ativa, devem ser utilizadas em faces palatais e linguais, enquanto que as tronco-cônicas são utilizadas na face vestibular.
- *Discos abrasivos:* os discos abrasivos flexíveis são apresentados em sistemas de diferentes granulações, onde é possível executar as distintas etapas do acabamento e polimento com o mesmo *kit* de discos. Dos discos abrasivos, maiores granulometrias são utilizadas para desgaste e remoção de maior volume do material, enquanto granulometrias intermediárias servem para regularização da resina composta, e os discos de menor granulometria ficam vinculados ao polimento final. Esses discos devem ser utilizados em angulação de 45° em relação à face de interesse, e em menor velocidade para granulometrias com maior potencial de desgaste. Recomenda-se seu uso em face vestibular, bordas incisais e ameias proximais. Na região da interface dente-restauração, os discos devem ser aplicados com movimentos no sentido resina-esmalte, e com pouca pressão manual.
- *Pontas de borracha abrasiva (pontas siliconadas):* instrumentos que se apresentam em sistemas com diferentes granulações ou em granulação única. São utilizados para regularização da superfície da resina composta e pré-polimento. Recomenda-se seu uso em baixa velocidade, em movimentos intermitentes.[3] Usualmente, estão disponíveis nos formatos de chama, taça e disco.
- *Polidores em espiral:* os polidores em espiral são semelhantes às pontas de borracha abrasiva, geralmente são apresentados em duas ou três diferentes granulometrias, compatíveis com o pré-polimento e polimento da resina composta.[13] Sua forma de espiral com cerdas em sua extremidade, flexíveis, o torna capaz de se adaptar aos diferentes planos das faces livres dos dentes anteriores.
- *Escovas impregnadas com abrasivos:* escovas com formato e tamanho semelhantes à escova de Robson, utilizada em baixa rotação. Esse instrumento costuma apresentar abrasivos de pequena granulação, capazes de conferir brilho durante o polimento da resina composta. O abrasivo mais utilizado nesses instrumentos é o carbeto de silício. Essas escovas podem ser utilizadas puras, sem combinação com pastas de polimento.
- *Pastas de polimento:* produto em consistência de pasta, composto por partículas abrasivas de pequena granulometria, indicadas para o polimento final.[13] Podem apresentar uma ou mais granulometrias. Deve ser aplicada com discos de feltro, rodas de feltro ou escovas de pelo de cabra, em baixa rotação, com movimentos intermitentes.
- *Tiras de lixa interproximal:* tiras flexíveis de poliéster com a presença de abrasivos, empregadas para auxiliar no acabamento e na regularização proximal. Devem ser utilizadas com atenção para não alterar a forma anatômica proximal e não remover o ponto de contato interproximal.
- *Lâminas de bisturi:* as lâminas de bisturi número 12 (curvas) são os primeiros instrumentos a serem empregados no acabamento das faces proximais. Montados em um cabo de bisturi, esses são utilizados para recortar pequenos excessos de resina composta proximal e para auxiliar na conformação e abertura das ameias gengivais e incisais.

PROTOCOLO SEQUENCIAL

A sequência técnica completa de escolha para a realização de todo acabamento, texturização e polimento de restaurações de classe IV será dividida (didaticamente) em cinco etapas (Quadro 7-1, Figs. 7-5 a 7-7):[5,7,14,15]

1. *Anatomia primária/remoção de excessos:* a primeira fase consiste na remoção de pequenos excessos de adesivo e resina composta que possam ter ocorrido durante a confecção da restauração. Entendemos anatomia primária como a forma externa da restauração (comprimento cérvico-incisal, largura mesiodistal, volume e formato do dente). A anatomia primária deve ser definida na construção da restauração, mas é ajustada e aprimorada na fase de acabamento.[14]
   - Face vestibular: utilizamos um disco abrasivo flexível de maior granulometria e pontas diamantadas 2135F ou 3195F para remoção de volume de material excedente, se houver.
   - Bordo incisal: utilizamos um disco abrasivo flexível de maior granulometria para ajustar o tamanho, inclinação do bordo e abertura de ameias incisais, bem como

TÉCNICAS PARA ACABAMENTO E POLIMENTO DE RESTAURAÇÕES DE CLASSE IV

Quadro 7-1. Etapas de acabamento, textura e polimento para cada face envolvida na restauração de classe IV em resina composta (resumo da técnica)

Etapa/face	Vestibular	Incisal	Proximal	Palatina
Anatomia primária	• PD3195F/2135F • Discos abrasivos	• Discos abrasivos • PD4200F	• Lâmina 12 • Discos abrasivos (ameias)	PD3118F/3168F
Anatomia secundária	• PD3195F/2135F • PD4200F/1111F • Discos abrasivos • Pontas siliconadas	–	–	–
Pré-polimento	• Polidores em espiral • Pontas siliconadas	• Polidores em espiral • Discos abrasivos	Tiras de lixa	• Pontas siliconadas • Polidores em espiral
Textura de superfície	• Broca 9714 • PD4138/4138F • PD3195F	–	–	–
Polimento final	• Polidor espiral (menos abrasivo) • Feltro/pastas	• Polidor espiral (menos abrasivo) • Feltro/pastas	Fio dental/pastas	• Polidor espiral (menos abrasivo) • Feltro/pastas

PD: ponta diamantada.

uma ponta diamantada 4200F para definir as depressões presentes entre os lóbulos de desenvolvimento.
- Face proximal: empregamos uma lâmina de bisturi número 12 e discos abrasivos flexíveis de tamanho pequeno para remover excessos proximais e ajustar abertura das ameias.
- Face palatina: com uma ponta diamantada 3118F (forma de chama) ou 3168F (forma de barril, semielíptica) removeremos excessos da face palatina e ajustaremos a forma da concavidade palatina e cristas marginais.

2. *Anatomia secundária (anatomia da face vestibular):* entendemos anatomia secundária como a forma e caracterizações da face vestibular. A anatomia vestibular compreende: área plana (área de luz ou área de espelho), arestas longitudinais mesial e distal (delimitam a área plana), sulcos de desenvolvimento e lóbulos de desenvolvimento.[5,10,14] No momento de confecção da restauração, determinamos o tamanho do dente, a forma básica e o volume de material restaurador, e também parcialmente a anatomia secundária, sendo essa definida e finalizada no acabamento. Inicialmente, com um disco abrasivo flexível de maior granulometria ou uma ponta diamantada 3195F ou 2135F, iremos definir as arestas longitudinais mesial e distal (linhas de transição), separando a área plana vestibular das áreas de sombra proximais (convexas). Com uma ponta diamantada 3195F, 2135F ou 1111F iremos demarcar os sulcos de desenvolvimento no terço incisal (eventualmente atingem também o terço médio), criando depressões suaves em formato cônico que dividem os

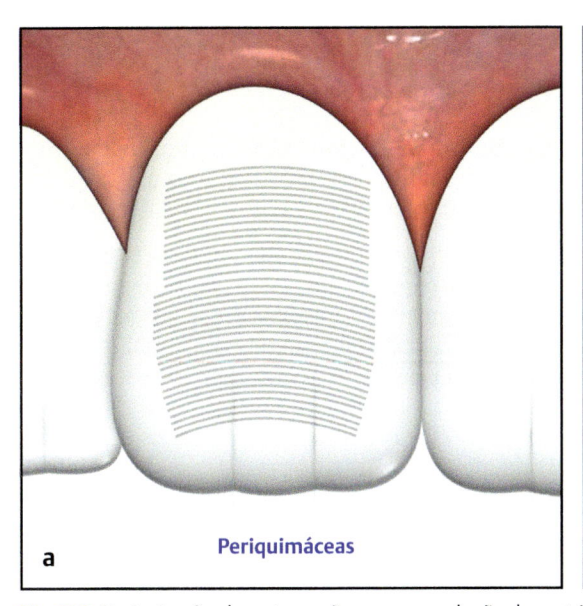

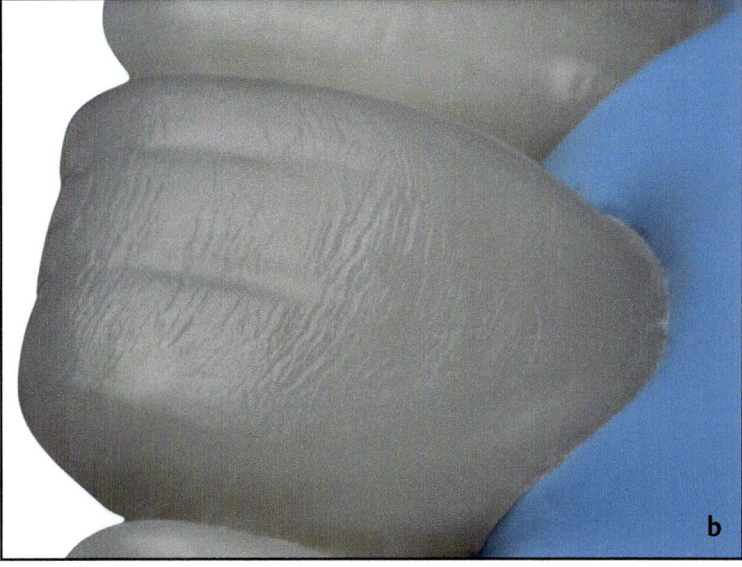

Fig. 7-5. Texturização da restauração para reprodução das estrias semilunares paralelas referentes às periquimáceas do esmalte.

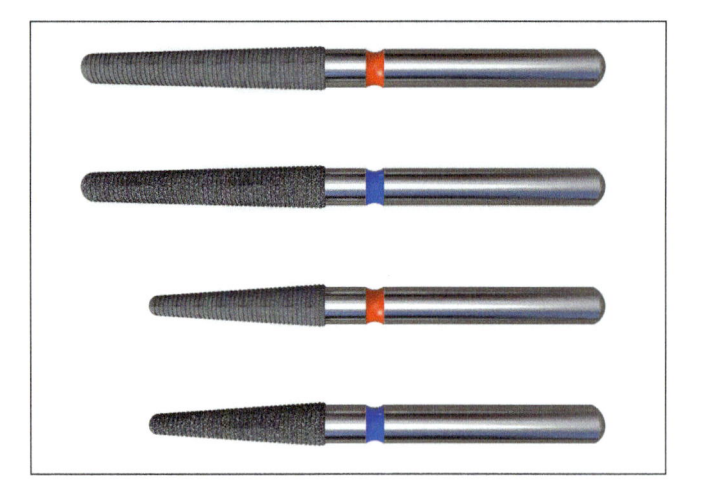

Fig. 7-6. Pontas diamantadas específicas para texturização de restaurações desenvolvidas pelo Prof. Rafael Melara, em duas granulometrias (pedido de patente BR20 2022 023525 8).

três lóbulos de desenvolvimento. A seguir, definiremos a forma e o volume finais dos lóbulos de desenvolvimento mesial, central e distal, utilizando para tanto discos abrasivos flexíveis, pontas diamantadas 2135F, 3195F ou 4200F, bem como pontas siliconadas abrasivas de maior abrasividade.

3. *Pré-polimento (lisura de superfície/uniformidade):* após definidas todas as características de forma, tanto externa, quanto vestibular, buscaremos, então, uniformizar e alisar toda a superfície da resina composta; contudo, sem perder os referenciais anatômicos. Para isso, devemos empregar pressão leve e respeitar as inclinações pré-estabelecidas nos passos anteriores.
   - Face vestibular: com emprego dos polidores em espiral, em diferentes granulações, obteremos a lisura desejada e um brilho inicial, mantendo as caracterizações previamente estabelecidas. Pontas siliconadas abrasivas podem ser empregadas para buscar lisura na região dos sulcos de desenvolvimento. Opcionalmente, podemos utilizar sistemas de pontas siliconadas abrasivas e discos abrasivos flexíveis para obtenção do pré-polimento (como alternativa aos polidores em espiral).
   - Bordo incisal: os mesmos polidores em espiral podem também ser empregados no bordo incisal. Opcionalmente, discos abrasivos flexíveis de granulometrias menores também podem ser utilizados.
   - Face proximal: tiras de lixa de poliéster podem ser empregadas para uniformizar a resina composta nas faces proximais, utilizando-as em "S", ou seja, sem abraçar toda a face proximal ao mesmo tempo, com cuidado para não remover o ponto de contato interproximal.
   - Face palatina: pontas siliconadas abrasivas em formato de chama podem ser empregadas para gerar lisura na face palatina, bem como os polidores em espiral.
4. *Textura de superfície (anatomia terciária):* a texturização da superfície da resina composta é realizada somente na face vestibular, em especial de pacientes jovens, para reproduzir a microanatomia (microrrelevo) da superfície do esmalte dental, representada pelas linhas incrementais (estrias semilunares paralelas) referentes às periquimáceas do esmalte, formadas a partir das estrias de Retzius (Fig. 7-5).[5,9,14] Para tanto, podemos utilizar duas abordagens, uma utilizando brocas multilaminadas e outra utilizando pontas diamantadas de granulometria convencional ou fina. Na primeira opção, com uma broca multilaminada de 30 lâminas (9714), realizaremos essa microcaracterização, riscando e tocando suavemente na superfície da resina composta. Na segunda opção, a texturização será realizada com emprego de pontas diamantadas 4138 ou 4138F (ou ponta específica para texturização – Fig. 7-6), em contra-ângulo, contra-ângulo multiplicador 5:1, ou em caneta de alta rotação, sempre ajustando em uma velocidade de rotação muito baixa (ou mesmo esfregando com a mão, sem rotação). O movimento a ser realizado deve ser pendular, a fim de reproduzir as estrias com orientação semilunar. Outra possibilidade são as pontas diamantadas de granulometria F tronco-cônicas de extremo afilado (3195F ou 1190F, por exemplo), com as quais podem-se reproduzir as mesmas estruturas com a extremidade da ponta ativa. Essa etapa deve reproduzir a textura de superfície compatível com o esmalte remanescente do dente restaurado, podendo ser dispensada quando o mesmo não a apresentar. A correta texturização da superfície da resina composta favorece o mascaramento da restauração e da sua interface com a margem cavitária.
5. *Polimento final:* a última etapa na finalização de uma restauração de classe IV de resina composta consiste em buscar o brilho final,[16] sem remover a texturização previamente confeccionada. Para isso, podemos utilizar inicialmente um polidor espiral de menor abrasividade. Após, um feltro na forma de roda ou disco associado a uma pasta de polimento de baixa abrasividade específica para compósitos pode ser empregado. Opcionalmente, podemos utilizar uma escova de pelo de cabra com a pasta de polimento. O feltro pode ser empregado tanto na face vestibular, quanto na palatina e no bordo incisal. Como alternativa, o polimento pode ser realizado sequencialmente com os dois últimos discos abrasivos flexíveis de granulometria mais fina, ou, ainda, com escovas abrasivas de carbeto de silício. Os aparatos empregados para o polimento da resina composta devem ser utilizados em maior rotação, com pouca pressão e com movimentos intermitentes. Nas faces proximais, um fio/fita dental associado à pasta de polimento pode ser esfregado diversas vezes para se buscar uma maior lisura. A intensidade do brilho obtido deve ser a mais próxima possível do brilho natural do esmalte remanescente.

Fazer procedimentos restauradores de classe IV em resina composta que sejam imperceptíveis, sem dúvida, é um desafio. Para isso, além da correta seleção de cores, opacidades e estratificação, as etapas de acabamento, texturização e polimento são essenciais.[9] Ajustes de forma (anatomia primária e secundária) são fundamentais para tornar a restauração integrada com o remanescente dental e em harmonia com o sorriso. A adequada textura de superfície vai auxiliar no disfarce da transição da restauração para com o esmalte dental e em uma dispersão da luz natural. E, por fim, o polimento deve fornecer o brilho em uma intensidade compatível com o brilho do esmalte,[16] nem mais brilhoso, nem mais fosco, para assim integrarmos a resina composta com o esmalte remanescente.

TÉCNICAS PARA ACABAMENTO E POLIMENTO DE RESTAURAÇÕES DE CLASSE IV

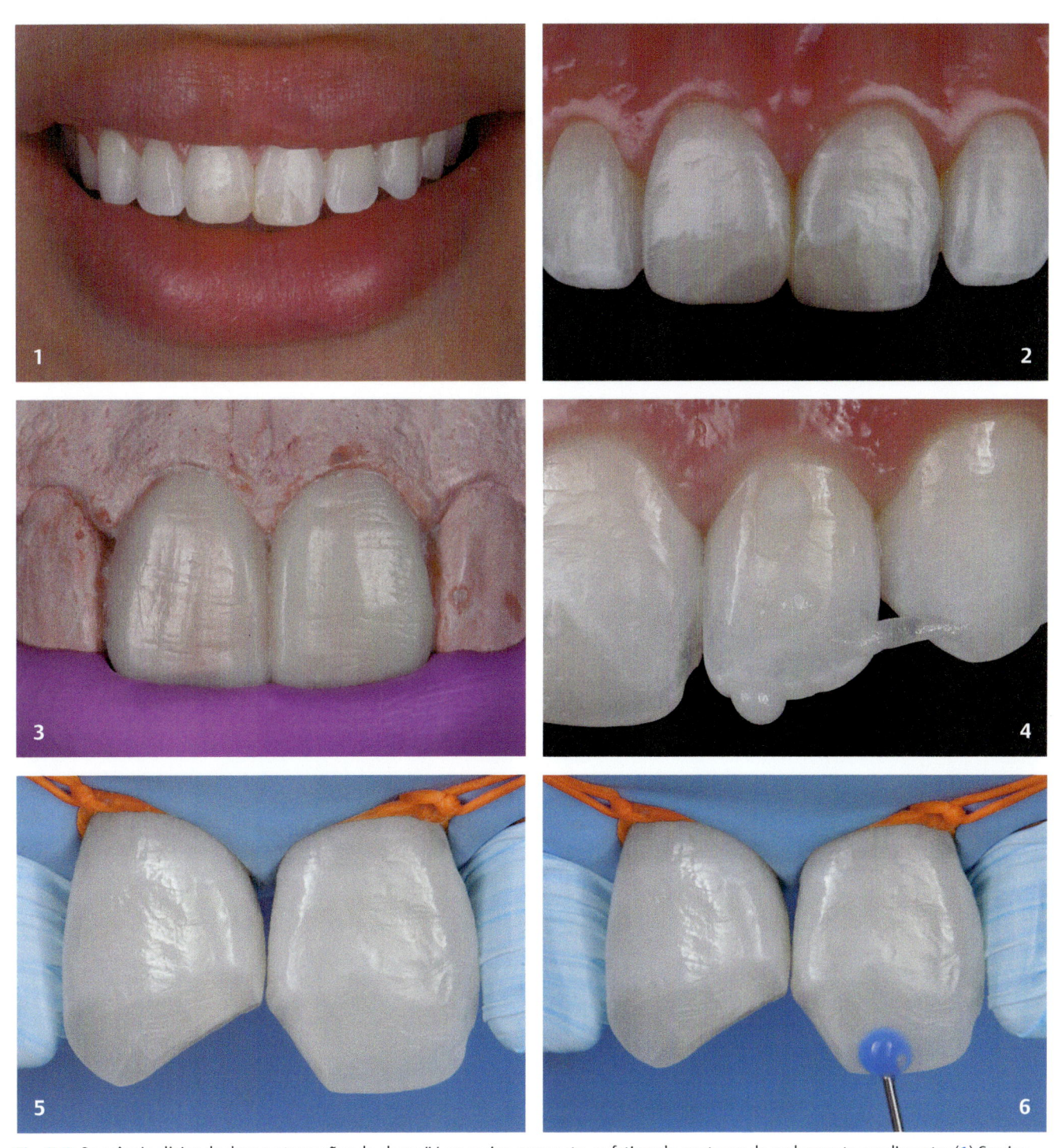

Fig. 7-7. Sequência clínica de duas restaurações de classe IV em resina composta, enfatizando as etapas de acabamento e polimento: (**1**) Sorriso inicial da paciente, evidenciando duas restaurações deficientes nos dentes 11 e 21. (**2**) Caso inicial, visão aproximada, restaurações de classe IV com discrepância de cor e forma. (**3**) Após moldagem da paciente, foi realizado modelo de estudo e encerramento diagnóstico para otimização da forma anatômica, com vistas à confecção de guia palatina com silicone de adição. (**4**) Seleção de cores e opacidades (dentina, esmalte, efeito translúcido e halo opaco). (**5**) Preparos cavitários concluídos: remoção das resinas antigas e bisel marginal, seguido de isolamento absoluto. (**6**) Proteção dos dentes adjacentes com fita Isotape (TDV), para condicionamento com ácido fosfórico 37% por 30 segundos em esmalte e 15 segundos em dentina, seguido de lavagem e secagem suave. *(Continua)*

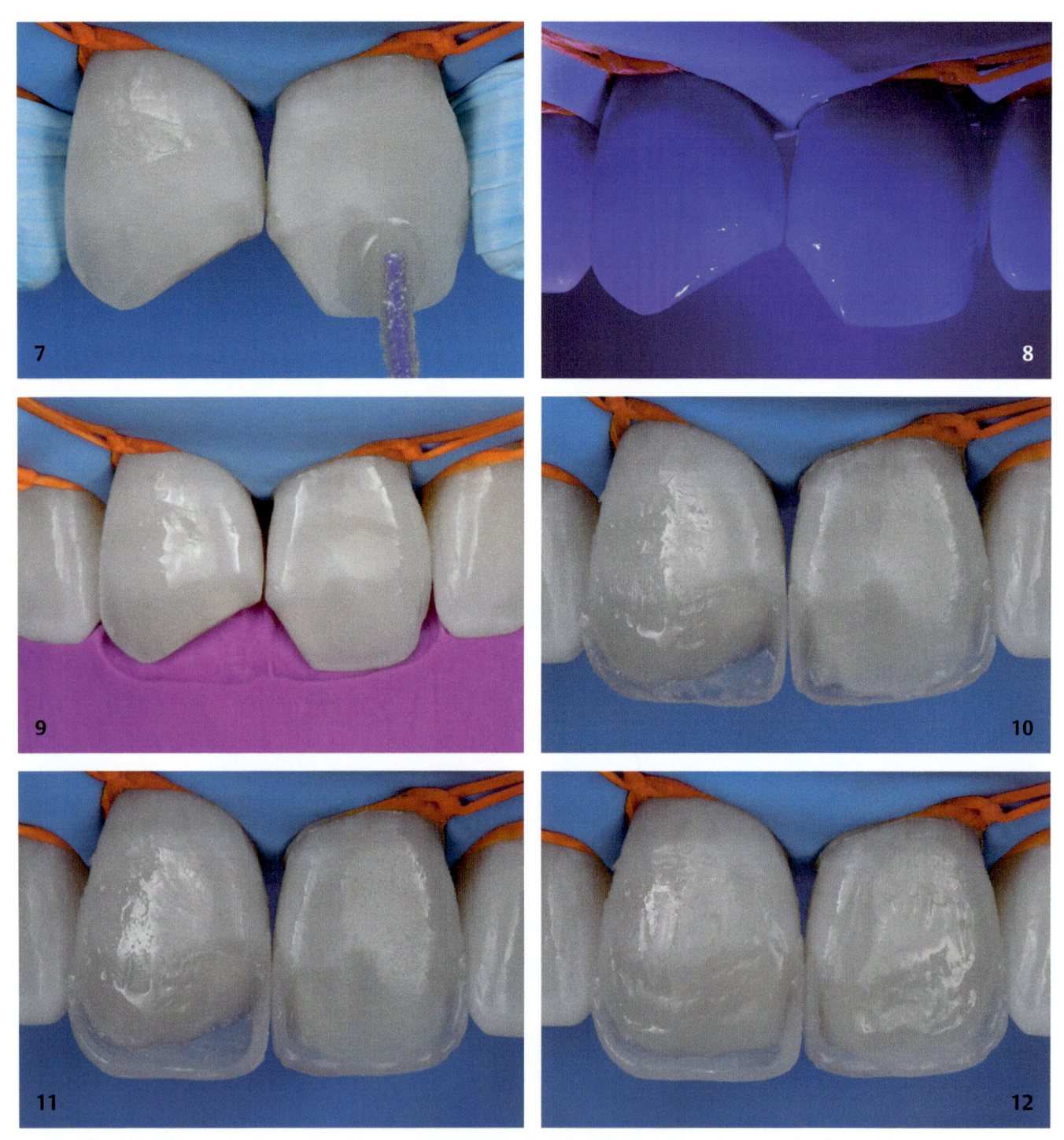

Fig. 7-7. *(Cont.)* **(7)** Aplicação do sistema adesivo (primer + adesivo), seguido de leve jato de ar para volatilização de solvente. **(8)** Fotopolimerização do adesivo por luz led. **(9)** Prova e posicionamento da guia palatina em silicone. **(10)** Confecção do esmalte palatal com auxílio da guia, empregando a resina composta Amaris (Voco) na cor esmalte neutro TN, e primeiro incremento de dentina artificial com resina Amaris cor dentina O1. **(11)** Confecção do halo opaco incisal com a resina Amaris cor dentina O-Bleach. **(12)** Inserção dos incrementos de dentina nos terços médio e incisal com a resina Amaris cor dentina O1. *(Continua)*

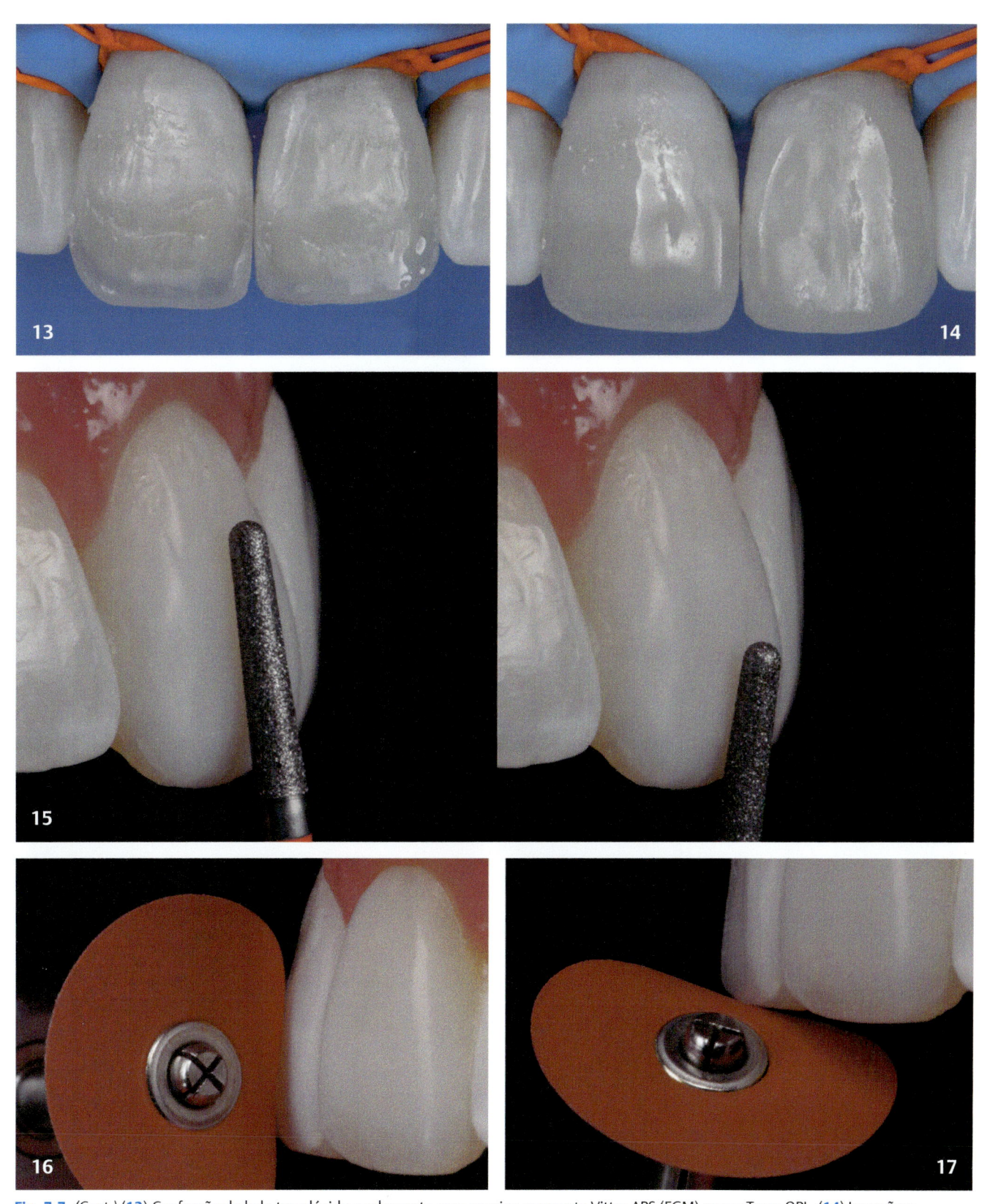

Fig. 7-7. *(Cont.)* **(13)** Confecção do halo translúcido opalescente com a resina composta Vittra APS (FGM) na cor Trans OPL. **(14)** Inserção e adaptação da resina composta de esmalte de cobertura vestibular, Vittra APS cor EBL1, conferindo a forma básica e o volume correto de material restaurador; **(15)** Início da etapa de acabamento: ponta diamantada de granulometria fina 4138F para remoção de pequenos excessos e ajuste de forma anatômica, observando as diferentes inclinações dos terços médio e incisal. **(16)** Disco abrasivo flexível realizando ajuste de anatomia primária: largura, formato e volume. **(17)** Disco abrasivo flexível sof-lex (3M Solventum) realizando ajuste de anatomia primária: comprimento e inclinação do bordo incisal. *(Continua)*

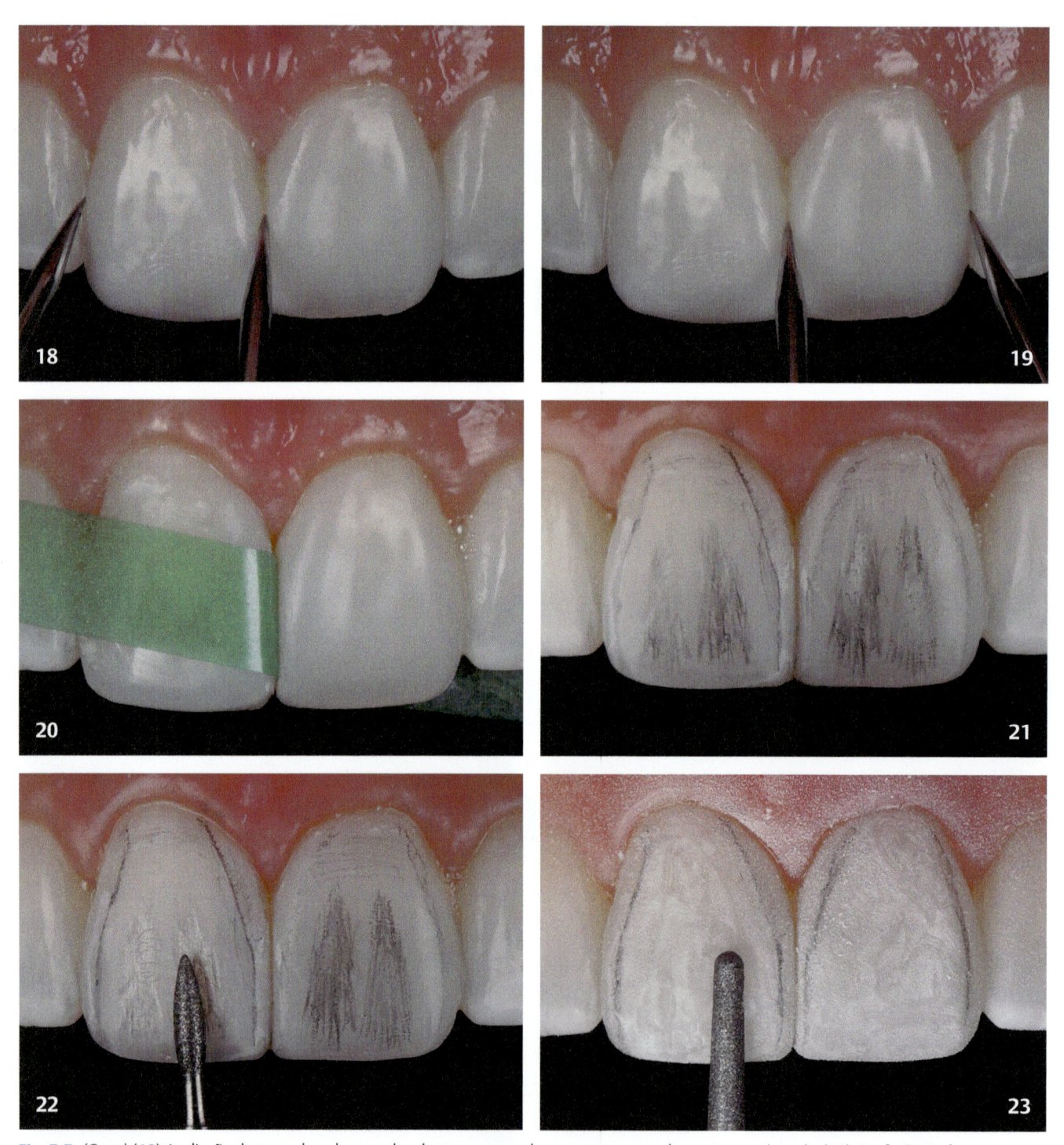

Fig. 7-7. *(Cont.)* (**18**) Avaliação de tamanho e largura dos dentes restaurados com compasso de ponta seca (cega). (**19**) Conferência das dimensões anatômicas no dente 21. (**20**) Tira de lixa interproximal (Epitex, GC) utilizada em formato de "S" para acabamento das faces proximais. (**21**) Desenho ilustrativo da anatomia secundária (anatomia da face vestibular): sulcos, lóbulos, arestas e área plana. (**22**) Ponta diamantada 1111F realizando a marcação e conformação dos sulcos de desenvolvimento vestibulares. (**23**) Delimitação da área plana com ponta diamantada 4138F. *(Continua)*

TÉCNICAS PARA ACABAMENTO E POLIMENTO DE RESTAURAÇÕES DE CLASSE IV

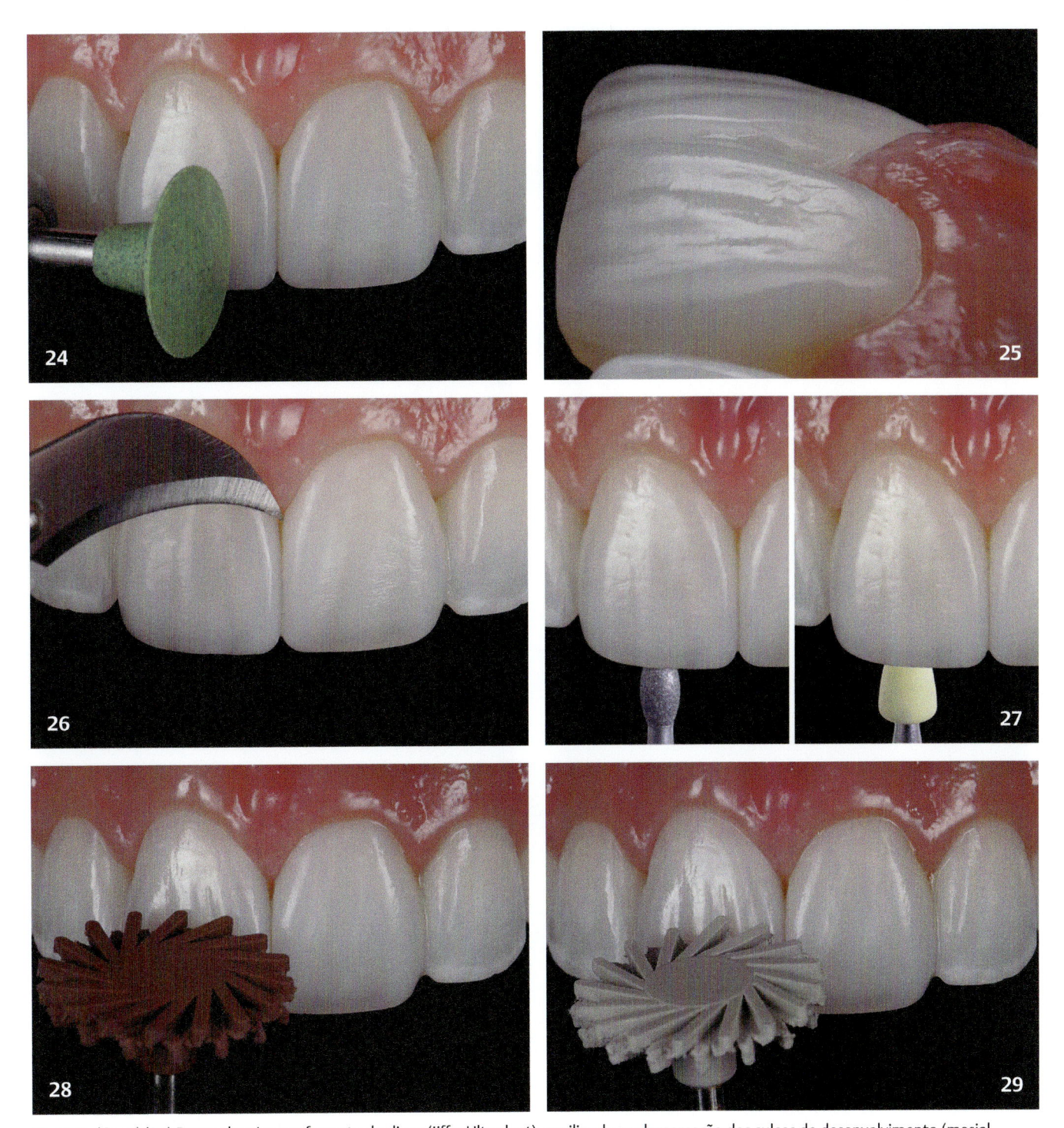

Fig. 7-7. *(Cont.)* (**24**) Ponta abrasiva em formato de disco (Jiffy, Ultradent), auxiliando na demarcação dos sulcos de desenvolvimento (mesial e distal). (**25**) Visão de perfil das faces vestibulares, evidenciando a anatomia secundária reproduzida. (**26**) Lâmina de bisturi número 12 para remoção de excessos proximais e ajuste de ameias. (**27**) Acabamento da face palatina com ponta diamantada 3118F e pré-polimento da face palatina com ponta de borracha abrasiva em formato de chama (Jiffy, Ultradent). (**28**) Pré-polimento com polidor espiral mais abrasivo (Swivel, Jota), buscando lisura e uniformidade. (**29**) Em sequência, polidor espiral menos abrasivo. *(Continua)*

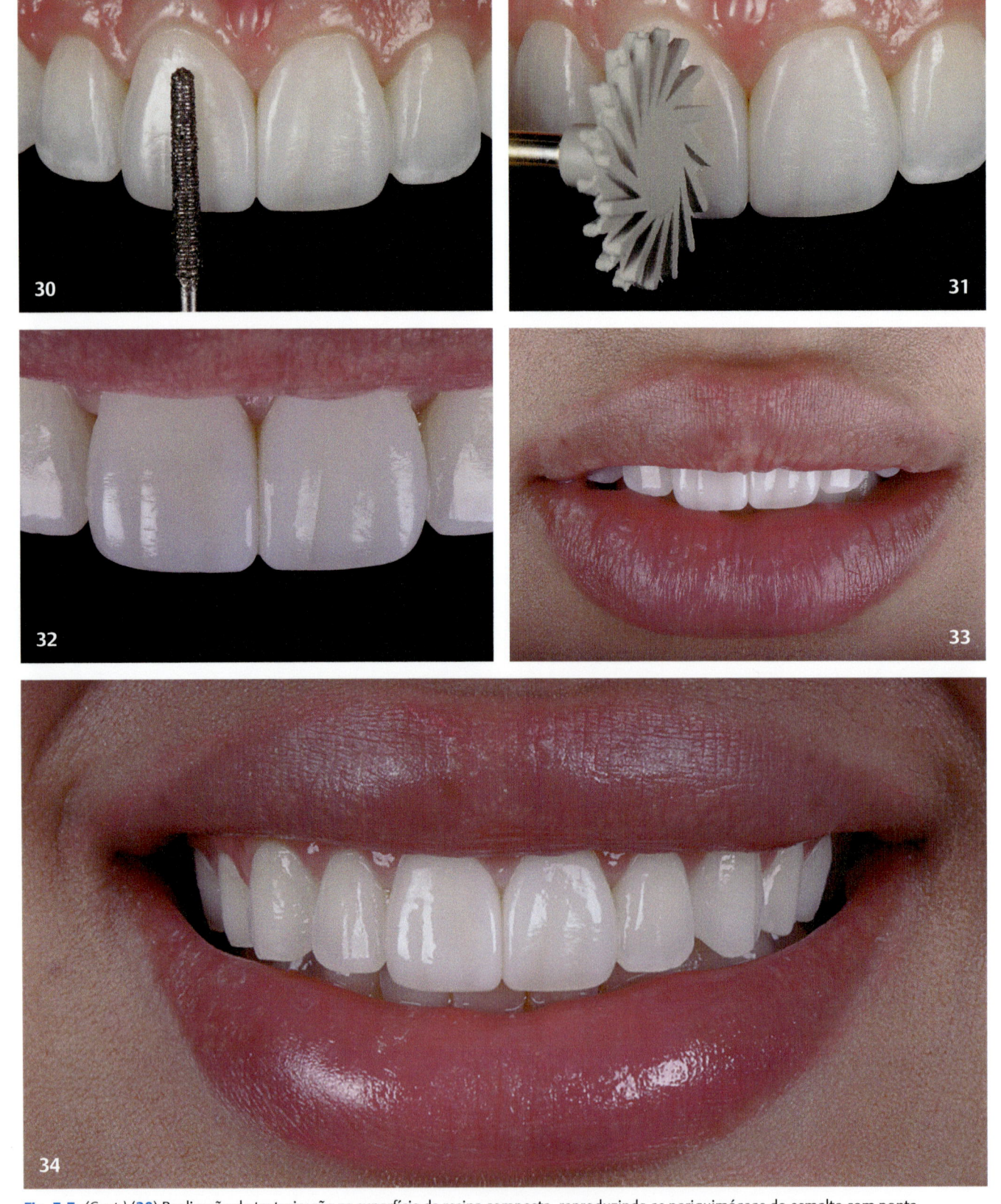

Fig. 7-7. *(Cont.)* **(30)** Realização de texturização na superfície da resina composta, reproduzindo as periquimáceas do esmalte com ponta diamantada específica para reproduzir textura. **(31)** Reutilização do polidor em espiral menos abrasivo, retomando o brilho. **(32)** Visualização das restaurações finalizadas com lábio posicionado. **(33)** Visualização das restaurações finalizadas com leve sorriso. **(34)** Sorriso amplo evidenciando o restabelecimento de forma, dimensões e cor adequados através de restaurações de resina composta, integradas com as demais estruturas.

CONSIDERAÇÕES FINAIS

O acabamento e o polimento de restaurações de resina composta em dentes anteriores envolvendo ângulo inciso-proximal é um procedimento de extrema importância para garantir um resultado final satisfatório e duradouro.[13] A resina composta é um material muito versátil, com enorme potencial estético.[5,10] No entanto, o sucesso dessas restaurações depende de inúmeros fatores, como a escolha adequada do material restaurador, a correta manipulação da resina e, por fim, a execução correta de acabamento e polimento. Restaurar dentes anteriores é uma tarefa desafiadora, em especial restaurações de classe IV, uma vez que procedimentos em região estética do sorriso podem ser facilmente percebidos pelos pacientes.[6,17] O principal objetivo dos procedimentos de acabamento e polimento é tornar a resina composta o mais parecida possível com a estrutura dental, tornando a restauração imperceptível,[17] e podendo resultar, ainda, em aumento da longevidade da mesma.[3,4,13]

Uma das maiores dificuldades na etapa de finalização das restaurações de classe IV, em especial aquelas com maior envolvimento da face vestibular, está na obtenção de uma elevada lisura e brilho sem remover os detalhes anatômicos obtidos na etapa de anatomia secundária. Para isso, propusemos as cinco etapas de acabamento e polimento, para otimizar os resultados. Todavia, outras técnicas e produtos/instrumentos podem ser empregados para auxiliar nessa fase, de acordo com a preferência e a experiência do profissional.

REFERÊNCIAS BIBLIOGRÁFICAS

1. Felippe LA, Monteiro S Jr, De Andrada CA, Di Cerqueira AD, Ritter AV. Clinical strategies for success in proximoincisal composite restorations. Part I: Understanding color and composite selection. J Esthet Restor Dent. 2004;16(6):336-47.
2. Coelho NF, Ramos RQ, Gondo R, Consoni DR, Lopes GC. Contemporary composites SEM polishing quality and surface porosity level, Dental Materials,Vol 34, Supp 1, 2018, Pages e48-e49.
3. Gönülol N, Yilmaz F. The effects of finishing and polishing techniques on surface roughness and color stability of nanocomposites. J Dent. 2012 Dec;40 Suppl 2:e64-70.
4. Türkün LS, Türkün M. The effect of one-step polishing system on the surface roughness of three esthetic resin composite materials. Oper Dent. 2004 Mar-Apr;29(2):203-11.
5. Coelho-de-Souza FH. Facetas estéticas: resina composta, laminado cerâmico e lente de contato. Rio de Janeiro: Thieme Revinter; 2018.
6. Kokich VO, Kiyak HA, Shapiro PA. Comparing the perception of dentists and lay people to altered dental esthetics. J Esthetic Dent. 1999;11:311-324.
7. Summitt JB, Robbins JW, Hiltom TJ, Schwartz RS, Santos Junior J. Fundamentals of operative dentistry: a contemporary approach. 3th ed. Chicago: Quintessence, 2006.
8. Ardu S, Krejci I. Biomimetic direct composite stratification technique for the restoration of anterior teeth. Quintessence Int. 2006 Mar;37(3):167-74.
9. Coelho-de-Souza, FH. Tratamentos clínicos integrados em Odontologia. Rio de Janeiro: Revinter; 2012. Cap. 12.
10. Conceição EN. Dentística: saúde e estética. 2.ed. Porto Alegre: Artmed; 2007.
11. Baratieri LN, Monteiro Junior S. Odontologia restauradora: fundamentos e possibilidades. 2. ed. São Paulo: Santos; 2015.
12. Dietschi D, Abdelaziz M, Krejci I, Di Bella E, Ardu S. A novel evaluation method for optical integration of class IV composite restorations. Aust Dent J. 2012 Dec;57(4):446-52.
13. Ramos RQ, Coelho NF, Lopes GC. Three-year Follow-up of Conservative Direct Composite Veneers on Eroded Teeth. Oper Dent. 2022 Mar 1;47(2):131-137.
14. Baratieri LN et al. Odontologia restauradora: fundamentos e técnicas. São Paulo: Santos; 2010.
15. Fahl Junior N. Mastering composite artistry to create anterior masterpieces. Part II. J Cosmetic Dent, 26(4): 42-55, 2011.
16. Devlukia S, Hammond L, Malik K. Is surface roughness of direct resin composite restorations material and polisher-dependent? A systematic review. J Esthet Restor Dent. 2023 Jul 17.
17. Saha MK, Khatri M, Saha SG, Dubey S, Saxena D, Vijaywargiya N, et al. Perception of Acceptable Range of Smiles by Specialists, General Dentists and Lay Persons and Evaluation of Different Aesthetic Paradigms. J Clin Diagn Res. 2017 Feb;11(2):ZC25-ZC28.

TÉCNICAS PARA ACABAMENTO E POLIMENTO DE RESTAURAÇÕES CERVICAIS

CAPÍTULO 8

Fábio Herrmann Coelho-de-Souza ▪ Juliana Nunes Rolla

INTRODUÇÃO

As restaurações cervicais têm sido procedimentos muito prevalentes nas últimas décadas, especialmente pelo aumento das lesões cervicais não cariosas, associadas ao envelhecimento da população e aos hábitos de vida moderna. Lesões cervicais por erosão (biocorrosão, origem química, pH ácido), seja intrínseca ou extrínseca, ou por abrasão (fricção, ação mecânica, atrito cervical) são aquelas que mais acometem a região cervical dos dentes permanentes.[1] Quando se associam as duas etiologias, há um potencial de aumento da severidade de 50% no potencial de perda mineral das estruturas dentárias, visto que a abrasão é acelerada pela dissolução ácida.[1] Os dentes mais acometidos por esses desgastes são os pré-molares e a face vestibular é a mais prevalente.[2]

Alguns autores discutem a abfração como uma possível etiologia das lesões cervicais não cariosas.[3,4] Segundo essa teoria, fatores oclusais gerariam estresse na região cervical com perda de estrutura dentária. Por mais que alguns estudos laboratoriais com método de elemento finito demonstrem essa relação,[3,4] nenhum estudo clínico ainda conseguiu confirmar tal fenômeno.[5,6] Bartlett & Shah (2006) concluem que há evidências científicas insuficientes para confirmar que a abfração realmente exista.[1]

Por mais simples que pareça, toda a restauração cervical é desafiadora para a adesividade. Basso & Coelho-de-Souza (2021),[7] em uma avaliação clínica retrospectiva de restaurações cervicais em resina composta, mostraram que a falha mais comum foi a perda desse tipo de restauração. A proximidade com a gengiva, a dificuldade no isolamento do campo e do controle da umidade, a expulsividade das cavidades, a pouca oferta de esmalte cervical e o tipo de dentina reacional comumente presente nessas lesões compõem um verdadeiro desafio restaurador.[8,9] Algumas estratégias podem ser empregadas para ajudar a superar esse desafio, como: asperização da dentina previamente à hibridização,[9] aumento do tempo de condicionamento ácido em dentina reacional,[10] aplicação ativa do *primer* na dentina e confecção de bisel na margem incisal de esmalte.[8,9,11]

Independentemente da etiologia cariosa ou não, as restaurações cervicais em resina composta necessitam de um adequado acabamento e polimento, em especial devido a sua proximidade com o periodonto. Esse é um dos desafios de uma correta restauração cervical: adaptação à parede gengival, sem deixar excessos. Excessos cervicais são difíceis de visualizar, de remover e são responsáveis pelo acúmulo de biofilme na região e consequente inflamação gengival. É comum nessas lesões não cariosas encontrarmos términos cervicais no nível da margem gengival ou intrassulculares, o que dificulta ainda mais o acesso ao acabamento.[8,12] Infelizmente, com certa frequência se encontram restaurações cervicais com falha no acabamento junto à parede gengival, por negligência ou imperícia por parte de alguns profissionais (Fig. 8-1).

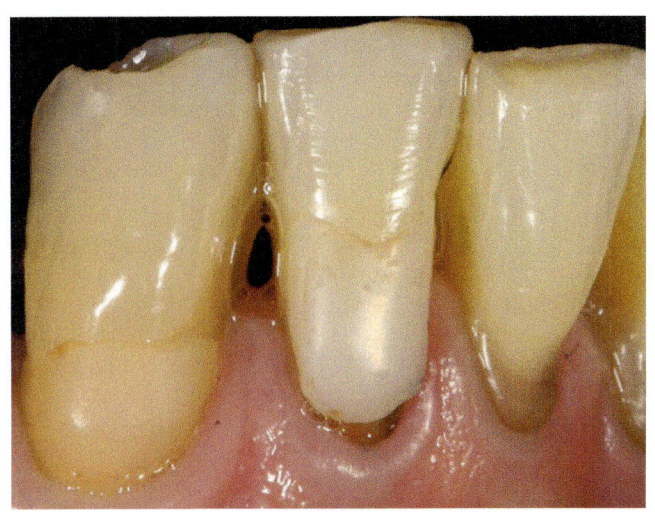

Fig. 8-1. Restaurações cervicais inadequadas em resina composta, demonstrando excesso cervical de material restaurador e desadaptação marginal.

Assim, o objetivo do presente capítulo é discutir e descrever a etapa de finalização de restaurações cervicais em resina composta (acabamento e polimento). Dessa forma, pretendemos instrumentar o profissional para otimizar seus resultados nessas restaurações.

CONSIDERAÇÕES ANATÔMICAS E ESTÉTICAS

A região cervical vestibular de todos os dentes, tanto anteriores quanto posteriores, é caracterizada pela presença de uma bossa (curvatura e saliência cervical) que confere volume e convexidade ao terço cervical,[13,14] sendo essa mais discreta nos incisivos centrais e laterais.[15] Nas situações em que não há perda de inserção clínica ou qualquer alteração anatômica, a região cervical apresenta como característica uma superfície convexa nos sentidos cérvico-incisal e mesiodistal, sendo

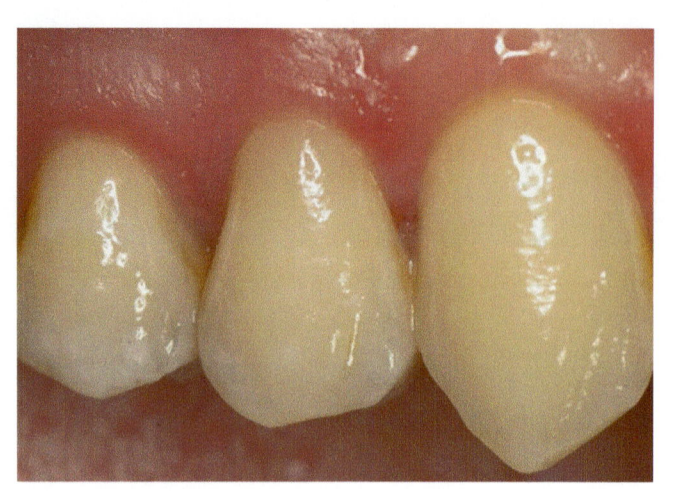

Fig. 8-2. Bossa cervical. Observe o volume e a convexidade da região cervical dos dentes naturais hígidos ou restaurados.

recoberta por esmalte em toda a sua porção coronária (Fig. 8-2). Quando há algum nível de perda de inserção acompanhado de um reposicionamento mais apical do epitélio juncional, ocorre, então, uma exposição da região radicular, composta por cemento e, usualmente, exposição dentinária, que pode levar à necessidade restauradora. Nesses casos, a anatomia da região fica alterada, sendo necessário, no procedimento restaurador, restabelecer a bossa cervical, proporcionando convexidade à superfície. Além disso, a área radicular exposta passa a fazer parte da coroa clínica. Nas lesões cervicais menores, nem sempre buscamos reproduzir a anatomia radicular, mas sim, conferir a convexidade característica do terço cervical da coroa dentária. Já em lesões muito extensas podemos optar em caracterizar e diferenciar a porção coronária e radicular da restauração.

A reprodução dessa convexidade cervical durante a restauração de lesões cervicais, sejam elas cariosas ou não, é de extrema importância, tanto sob o ponto de vista estético e morfológico, quanto de resistência coronária e proteção dos tecidos moles à impacção alimentar.[15] Ainda, as restaurações dessa região, além de reproduzirem a forma anatômica perdida, devem possibilitar uma adequada lisura na superfície do material restaurador, bem como uma perfeita adaptação à margem gengival, evitando excessos de material que podem ser responsáveis por acúmulo de biofilme e consequente resposta inflamatória dos tecidos de suporte.

Nos casos de molares, quando há perda de inserção importante, a região de furca pode ser um fator complicador para o procedimento restaurador. Nesses casos, deve-se adequar a forma da restauração ao contorno das raízes, para garantir um correto perfil de emergência e permitir a perfeita higienização da região.

DIFICULDADES TÉCNICAS

Toda a etapa restauradora apresenta algumas dificuldades inerentes às diferentes fases do processo de confecção de uma restauração dentária. Em relação à restauração cervical, consideramos mais simples a fase de finalização (acabamento, textura e polimento), por se tratar de uma região anatômica menos caracterizada, especialmente se comparada com as restaurações de classe IV ou facetas estéticas.

A primeira dificuldade encontrada no acabamento de restaurações cervicais está na remoção de excessos junto à margem gengival, devido à própria proximidade com a gengiva marginal, o que dificulta tanto a visualização quanto o acesso para o acabamento, o qual, muitas vezes, acontece intrassulcularmente.

A segunda dificuldade relacionada com essas restaurações cervicais diz respeito à manutenção da convexidade cervical durante o acabamento. Considerando que se trata de uma região mais volumosa e convexa (em especial em caninos e pré-molares), o emprego de pontas diamantadas e discos abrasivos tendem a deixar a superfície mais plana. Assim, esses aparatos devem ser empregados com moderação: pontas diamantadas com pressão leve e contornando o colo cervical; e, dar preferência para as borrachas abrasivas em espiral ou formato de taça pode auxiliar a contornar esse problema.

A seleção de resinas compostas que apresentem maior lisura e brilho de superfície, como as microparticuladas e nanoparticuladas,[16,17] devem ser priorizadas em detrimento das micro-híbridas ou nano-híbridas. Dessa forma, com um melhor polimento na região cervical, além de dificultar o acúmulo bacteriano sobre a superfície, também favorece a higiene habitual do paciente, contribuindo para a saúde gengival. Cabe salientar que, além dos aspectos relacionados com a rugosidade, uma menor energia livre na superfície do compósito também desfavorece a colonização bacteriana.[18]

INSTRUMENTOS/APARATOS UTILIZADOS

Para a realização da etapa de acabamento e polimento de restaurações cervicais, diversos instrumentos e produtos podem ser empregados com êxito, não havendo apenas uma técnica para execução dessa tarefa. A seguir uma lista com os aparatos principais e preferidos (Fig. 8-3):

- *Face vestibular:* a superfície vestibular é a mais prevalente nas restaurações cervicais. De qualquer maneira, essas considerações valem também para a face lingual/palatina. Pontas diamantadas de granulometria fina (F) e/ou extrafina (FF), números 3195F ou 1190F, formato tronco-cônico afilado; lâmina de bisturi número 12; pontas de borracha abrasiva formato de taça; polidores em espiral; discos abrasivos flexíveis; brocas multilaminadas tronco-cônicas; roda/disco de feltro com pasta de polimento específica para resina composta.
- *Face proximal:* a face proximal propriamente dita não é envolvida nesse tipo de restauração, usualmente. Em alguns casos, o acabamento da região das ameias vestibulares e gengivais pode ser realizado com lâmina de bisturi número 12; tiras de lixa de poliéster; fio dental com pasta de polimento específica para resina composta.

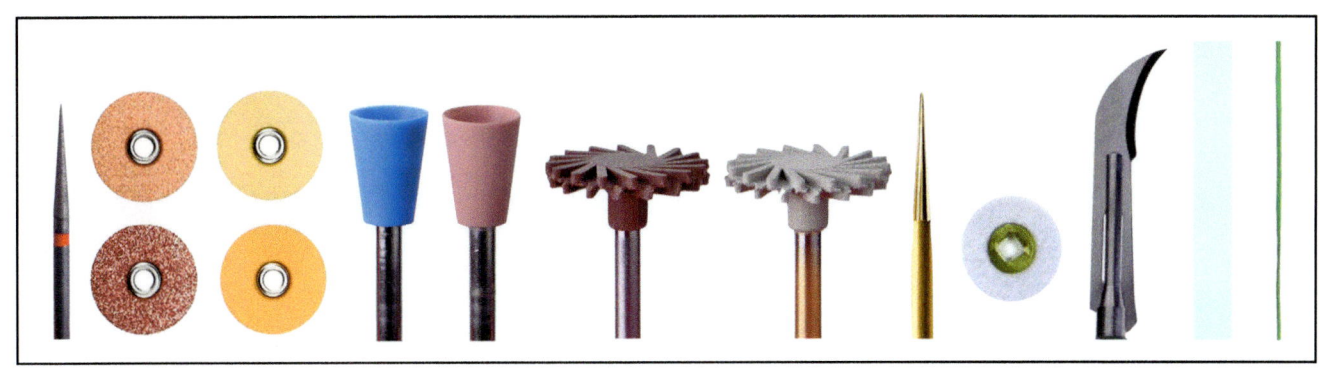

Fig. 8-3. Aparatos indicados para o acabamento e o polimento de restaurações cervicais.

PROTOCOLO SEQUENCIAL

A sequência técnica completa de escolha para a realização de todo acabamento, texturização e polimento de restaurações cervicais será dividida (didaticamente) em cinco etapas (Quadro 8-1 e Fig. 8-4):[17,19-21]

1. *Remoção de excessos:* a primeira fase consiste na remoção de pequenos excessos de adesivo e resina composta que possam ter ocorrido durante a confecção da restauração cervical, com ênfase no limite gengival.
   - Face vestibular: empregamos primeiramente uma ponta diamantada 3195F para remoção de excessos cervicais. Uma lâmina de bisturi número 12 também pode ser utilizada para auxiliar nessa fase. Discos abrasivos também podem auxiliar na remoção de excessos e de volume excedente vestibular.
   - Face proximal: empregamos uma lâmina de bisturi número 12 para recortar excessos junto às ameias vestibulares e gengivais.
2. *Anatomia vestibular:* a anatomia da face vestibular compreende: arestas longitudinais mesial e distal, área plana (área de luz, área de espelho) e sulcos de desenvolvimento (que dividem a face vestibular em três lóbulos de desenvolvimento).[12,19,20,22] Nas restaurações cervicais mais amplas, algumas vezes precisamos definir a continuidade das arestas longitudinais. Para isso, podemos utilizar a ponta diamantada 3195F e os discos abrasivos. Todavia, de modo geral, essa etapa se resume à convexidade cervical.

Quadro 8-1. Etapas de acabamento, textura e polimento para restauração cervical em resina composta (resumo da técnica)

Etapa/face	Vestibular	Proximal (ameias)
Remoção de excessos	PD3195F/bisturi 12/Disco	Bisturi 12
Anatomia vestibular	PD3195F/disco	–
Pré-polimento	Espirais/borracha abrasiva	Tiras de lixa
Textura de superfície	Broca 9714/PD	–
Polimento final	Feltro/pastas	Fio dental/pastas

PD: ponta diamantada.

3. *Pré-polimento (lisura de superfície/uniformidade):* após removidos os excessos e tendo sido refinada a forma anatômica, iremos, então, uniformizar e alisar toda a superfície da restauração. Para isso, devemos empregar pressão leve para não alterar a convexidade natural da região.
   - Face vestibular: com emprego dos polidores em espiral, em diferentes granulações, obteremos a lisura desejada e um bom brilho. Opcionalmente, podemos utilizar pontas de borracha abrasiva em formato de taça/disco para o mesmo fim.
   - Face proximal: tiras de lixa de poliéster podem ser empregadas para uniformizar a resina composta junto às ameias.
4. *Textura de superfície:* a texturização da superfície da resina composta é realizada somente na face vestibular, em especial de pacientes jovens, para reproduzir a microanatomia (microrrelevo; anatomia terciária) da superfície do esmalte dental, representada pelas linhas incrementais (estrias semilunares paralelas) referentes às periquimáceas do esmalte, formadas a partir das estrias de Retzius.[8,19,20] Com uma broca multilaminada de 30 lâminas (9714), realizaremos essa microcaracterização, riscando e tocando suavemente na superfície da resina composta. Opcionalmente, a texturização pode ser realizada com emprego de pontas diamantadas, mas com muito cuidado, seja em velocidade bastante reduzida do micromotor ou esfregando a ponta diamantada com a mão. Essa etapa de textura deve acompanhar o padrão do esmalte remanescente e poderá ser dispensada sempre que o esmalte e os dentes adjacentes não a apresentarem. Na região cervical, a textura de superfície não costuma ser muito evidente.
5. *Polimento final:* a última etapa na finalização de uma restauração cervical de resina composta consiste em buscar o brilho final. Para isso, podemos utilizar um feltro (roda ou disco) associado a uma pasta de polimento de baixa abrasividade específica para compósitos. Opcionalmente, podemos empregar uma escova de pelo de cabra com a pasta de polimento. Nos casos em que a textura de superfície ficou muito evidente, podemos utilizar o polidor em espiral de menor abrasividade previamente ao feltro com a pasta. Nas faces proximais, junto às ameias, um fio/fita dental associado à pasta de polimento pode ser esfregado diversas vezes para melhorar a lisura.

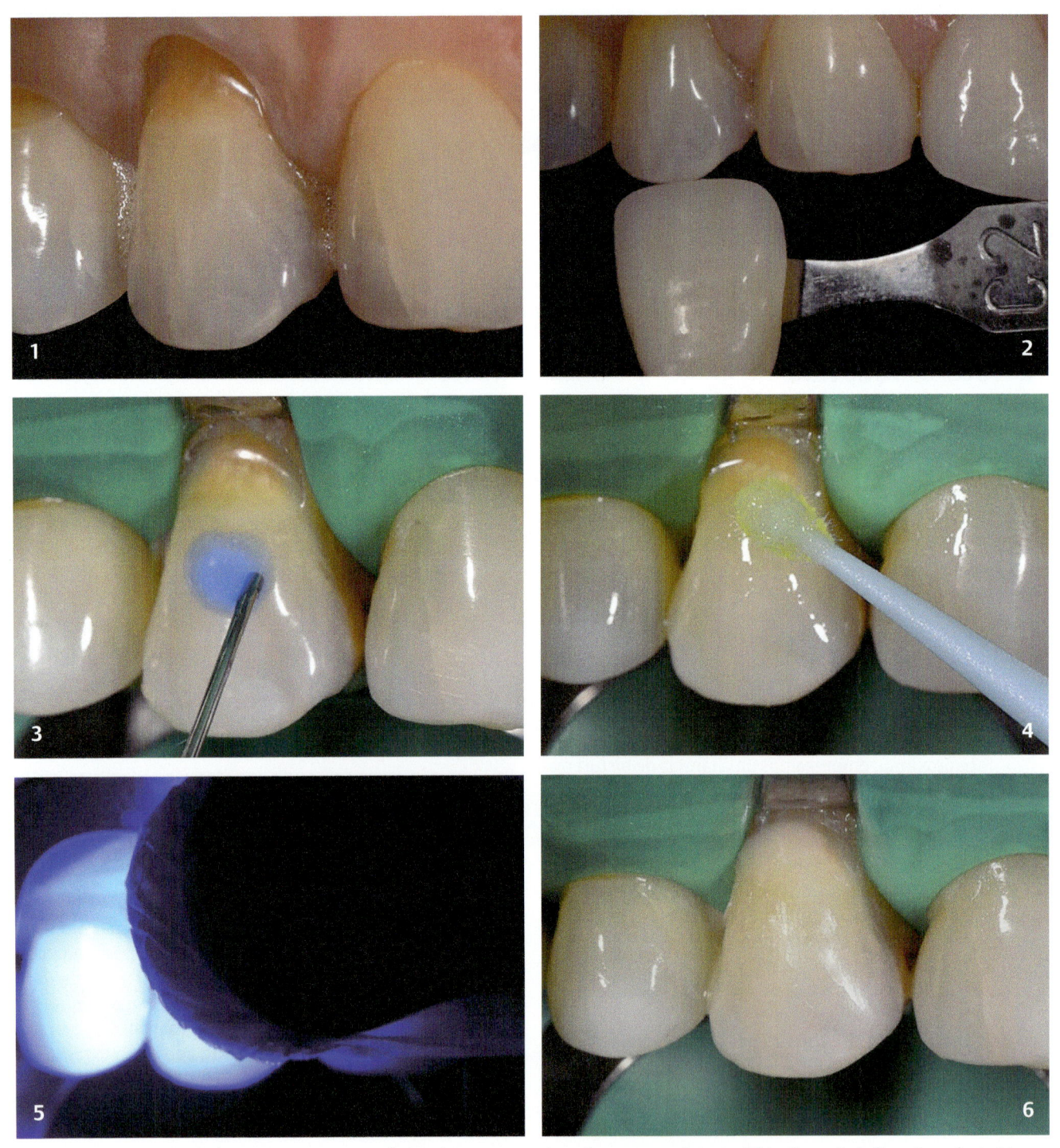

Fig. 8-4. Restauração cervical em resina composta, enfatizando os aspectos de acabamento e polimento. (**1**) Lesão cervical não cariosa, dente 14. (**2**) Seleção de cores: A3 dentina e C2 esmalte. (**3**) Isolamento absoluto com grampo retrator 212 para exposição do término cervical; condicionamento com ácido fosfórico 37%, seguido de lavagem e secagem. (**4**) Aplicação do sistema adesivo com *microbrush*. (**5**) Fotopolimerização do adesivo. (**6**) Inserção incremental e construção anatômica com resina composta concluída (Palfique LX5, Tokuyama), seguido de fotopolimerização. *(Continua)*

TÉCNICAS PARA ACABAMENTO E POLIMENTO DE RESTAURAÇÕES CERVICAIS

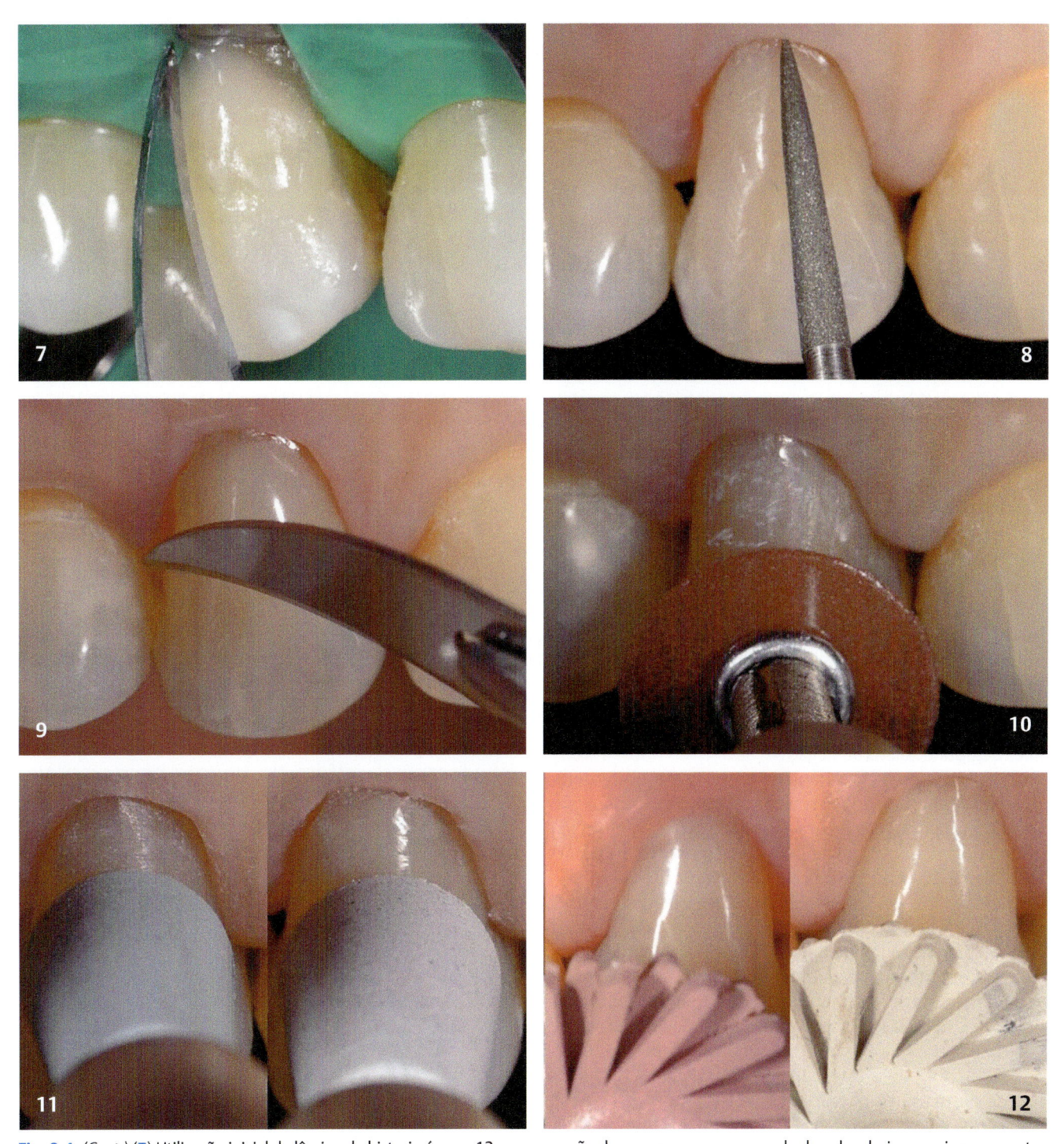

Fig. 8-4. *(Cont.)* **(7)** Utilização inicial da lâmina de bisturi número 12 para remoção de pequenos excessos e rebarbas de adesivo e resina composta sobre o grampo. **(8)** Ponta diamantada 3195F para remoção de excessos cervicais, ajuste de volume e anatomia vestibular. **(9)** Emprego do bisturi lâmina 12 para remoção de excessos e ajuste das ameias gengivais. **(10)** Disco abrasivo flexível (sof-lex 3M Solventum) de maior granulometria para ajuste de volume e anatomia vestibular. **(11)** Pré-polimento, opção A: pontas de borracha abrasiva em formato de taça em duas abrasividades (cinza e branca). **(12)** Pré-polimento, opção B: polidores em espiral em duas abrasividades (rosa e branca). *(Continua)*

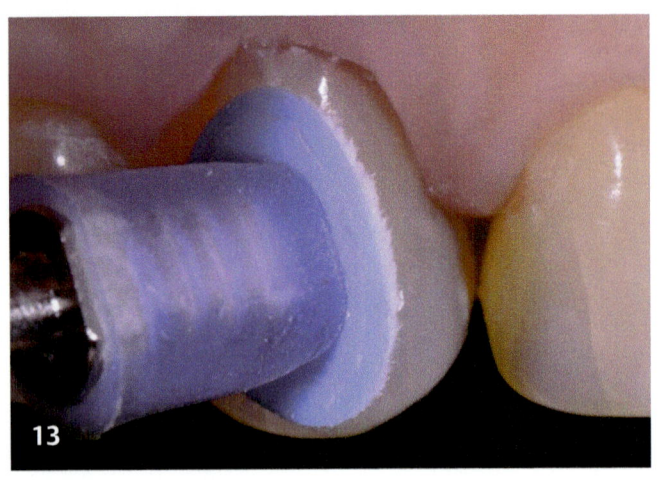

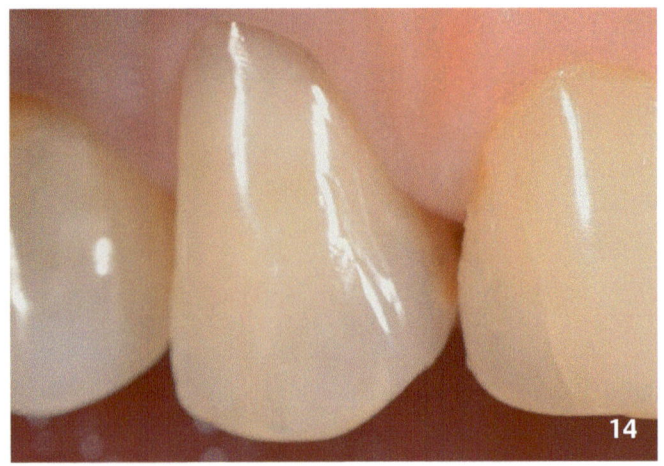

Fig. 8-4. *(Cont.)* **(13)** Polimento final com disco de feltro e pasta para polimento de compósitos (Diamond Ultrafine, FGM). **(14)** Restauração cervical concluída, observe a transição suave na interface e o brilho compatível com o esmalte natural.

Importante salientar que o acabamento das restaurações cervicais deve ser concluído após a remoção do grampo retrator (em casos de isolamento absoluto), para que se consiga efetivamente remover os excessos cervicais, que é o ponto mais crítico desse tipo de restauração. É relativamente comum excessos de resina composta se acumularem sobre o mordente do grampo, dificultando o acesso à remoção.[8] Para avaliar a adaptação cervical e a completa remoção dos excessos, devemos utilizar uma sonda exploradora afiada, a qual deve transitar sobre a interface, averiguando a qualidade da margem (deve-se ter ausência de fenda marginal e de qualquer degrau, positivo ou negativo).

Na região cervical vestibular, é preciso ter muita atenção para não criar uma superfície plana ou com convexidade inadequada, uma vez que a característica anatômica principal desta região é a convexidade nos sentidos cérvico-incisal e mesiodistal, respeitando o perfil de emergência.

Discos abrasivos devem ser utilizados com muito cuidado nessa região cervical, visto que podem promover uma superfície mais plana do que a desejada, em especial nas regiões mais posteriores, que não permitem um adequado acesso. Assim sendo, polidores em espiral ou pontas de borracha abrasiva são as preferidas para auxiliar nessa etapa de finalização.

Na restauração ilustrada acima, destacamos na Figura 8-4.11,12, duas boas possibilidades de instrumentos para a fase de pré-polimento: pontas de borracha abrasiva em formato de taça ou polidores em espiral. Ambos têm a capacidade de fornecer a lisura adequada para a superfície da resina composta, e em formatos compatíveis com a região cervical, sem lesar a margem gengival. Assim, o dentista pode escolher aquele sistema que mais se adapta, desde que selecione instrumentos de boa qualidade. Discos e pontas em chama também podem ser empregados para o mesmo fim; porém, o formato não é tão favorável para a região cervical. No referido caso, não foi realizada a fase de texturização da superfície, por se tratar de um pré-molar, cujo esmalte já apresentava algum nível de desgaste, sem manifestação das periquimáceas. Dessa forma, o polimento criou uma superfície lisa, com brilho compatível com o esmalte adjacente.

CONSIDERAÇÕES FINAIS

Por mais simples que pareça uma restauração cervical, não podemos negligenciar o acabamento/polimento, pois esses têm importância vital para a manutenção da saúde do paciente, especialmente falando dos tecidos gengivais. O foco da etapa de acabamento/polimento deve ser a remoção de excessos cervicais, associado a proporcionar lisura fina para evitar o acúmulo de biofilme na superfície do compósito. De acordo com Jaramillo-Cartagena *et al.* (2021),[23] a rugosidade ideal para reduzir o acúmulo bacteriano é < 0,2 μm.

O protocolo sequencial de acabamento/polimento descrito nesse capítulo é o mais completo possível, para casos de elevada exigência estética. Nas situações clínicas mais simples do dia a dia, o protocolo pode ser simplificado, desde que seja efetivo na busca de correta adaptação marginal e lisura de superfície.

REFERÊNCIAS BIBLIOGRÁFICAS

1. Bartlett DW, Shah P. A critical review of non-carious cervical (wear) lesions and the role of abfraction, erosion and abrasion. J Dent Res. 2006;85(4):306-312.
2. Borcic J, Anic I, Urek MM, Ferreri S. The prevalence of non-carious cervical lesions in permanent dentition. J Oral Rehabil. 2004;31(2):117-123.
3. Jakupovic S, Cerjakovic E, Topcic A, Ajanovic M, Prcic AK, Vukovic A. Analysis of the abfraction lesions formation mechanism by the finite element method. Acta Inform Med. 2014;22(4):241-245.
4. Rees JS. The effect of variation in occlusal loading on the development of abfraction lesions: a finite element study. J Oral Rehabil. 2002;29:188-193.
5. Senna P, Del Bel-Cury A, Rosing C. Non-carious cervical lesions and occlusion: a systematic review of clinical studies. J Oral Rehabil. 2012;39(6):450-462.
6. Silva AG, Martins CC, Zina LG, Moreira AN, Paiva SM, Pordeus IA, et al. The association between occlusal factors and noncarious cervical lesions: a systematic review. J Dent. 2013;41(1):9-16.
7. Basso E, Coelho-de-Souza FH. Avaliação clínica retrospectiva de restaurações cervicais de resina composta. Rev Assoc Paul Cir Dent. 2021;75(4):383-390.
8. Coelho-de-Souza, FH. Tratamentos clínicos integrados em Odontologia. Rio de Janeiro: Revinter; 2012. Cap. 12.

9. Rocha AC, Da Rosa W, Cocco AR, Da Silva AF, Piva E, Lund RG. Influence of Surface Treatment on Composite Adhesion in Noncarious Cervical Lesions: Systematic Review and Meta-analysis. Oper Dent. 2018;43(5):508-519.
10. Lopes, GC et al. Dentin bonding: effect of degree of mineralization and acid etching time. Oper Dent. 2003;28(4):429-439.
11. Amaral RC, Stanislawczuk R, Zander-Grande C, Michel MD, Reis A, Loguercio AD. Active application improves the bonding performance of self-etch adhesives to dentin. J Dent. 2009;37(1):82-90.
12. Baratieri LN, Monteiro Junior S, Melo TS, Ferreira KB, Hilgert L, Schlichting LH, et al. Odontologia restauradora: fundamentos e possibilidades. 2. ed. São Paulo: Santos; 2015.
13. Erhardt MCG, Thome T. Morfologia aplicada à Odontologia Restauradora. In: Conceição EN. Dentística: saúde e estética. 3. ed. São Paulo: Santos; 2018. Cap. 10.
14. Vieira GF. Atlas de anatomia de dentes permanents: coroa dental. São Paulo: Santos; 2011.
15. Ash Jr, MM. Anatomia dental, fisiologia e oclusão de Wheeler. São Paulo: Santos; 1987.
16. Coelho-de-Souza FH, Gonçalves DS, Sales MP, Erhardt MCG, Correa MB, Opdam NJ, Demarco FF. Direct anterior composite veneers in vital and non-vital teeth: a retrospective evaluation, J. Dent. 2015;43:1330-1336.
17. Fahl Junior N. Mastering composite artistry to create anterior masterpieces. Part II. J Cosmetic Dent 2011;26(4):42-55.
18. Quirynen M. The clinical meaning of the surface roughness and the surface free energy of intra-oral hard substrata on the microbiology of the supra- and subgingival plaque: results of in vitro and in vivo experiments. J Dent. 1994;22:S13-S16.
19. Baratieri LN. Odontologia restauradora: fundamentos e técnicas. São Paulo: Santos; 2010.
20. Coelho-de-Souza FH. Facetas estéticas: resina composta, laminado cerâmico e lente de contato. Rio de Janeiro: Thieme Revinter; 2018.
21. Summitt JB. et al. Fundamentals of operative dentistry: a contemporary approach. 3th ed. Chicago: Quintessence; 2006.
22. Conceição EN. Dentística: saúde e estética. 2. ed. Porto Alegre: Artmed; 2007.
23. Jaramillo-Cartagena R, López-Galeano EJ, Latorre-Correa F, Agudelo-Suárez AA. Effect of polishing systems on the surface roughness of nanohubrid and nanofilling composite resins: a systematic review. Dent J (Basel). 2021;9(8):95.

TÉCNICAS PARA ACABAMENTO E POLIMENTO DE FACETAS ESTÉTICAS

CAPÍTULO 9

Fábio Herrmann Coelho-de-Souza ▪ Rafael Melara ▪ Aurélio Salaverry

INTRODUÇÃO

As facetas estéticas de resina composta compreendem restaurações com recobrimento da superfície vestibular, com aplicação e escultura de uma ou mais camadas de resina composta.[1-3] Sejam elas diretas ou realizadas por outras técnicas, as facetas são as restaurações com a maior exigência estética, uma vez que são confeccionadas eminentemente por motivos estéticos e envolvem toda a face vestibular.[3] Com a evolução das resinas compostas atuais, com nanotecnologia e cores de efeito translúcido, as facetas de resina composta são capazes de reproduzir todas as características dos tecidos dentais perdidos com naturalidade. São técnicas atuais, populares e versáteis, e que requerem acabamento e polimento de alto nível para que se atinjam os resultados almejados.[3-5]

O acabamento e o polimento de restaurações estéticas anteriores, em especial das facetas, não devem ser realizados às pressas, sem tempo e condições adequadas para fazê-lo. Por se tratar de uma tarefa de grande importância para o resultado final e de elevada complexidade (refino de anatomia primária, anatomia secundária, textura de superfície e polimento), a finalização de uma faceta requer tempo e dedicação, para garantir o melhor desfecho estético possível. Por esse motivo, a finalização de uma faceta em resina composta pode ser realizada em uma sessão subsequente (após 24 h), para aguardar a hidratação da resina e do dente, complementação da conversão de polimerização da resina composta e para descansar os olhos do operador, que poderá avaliar o resultado em um outro momento com sua acuidade visual recuperada e, eventualmente, retocar o acabamento ou realizar alguma correção na estratificação prévia, para então partir para a etapa de finalização da restauração. Obviamente, um acabamento inicial e pré-polimento devem ser realizados na mesma consulta de confecção da faceta, para remover excessos e ajustes mais grosseiros de forma, permitindo que o paciente possa ser dispensado com um dente adequado, mesmo que a texturização e o polimento final venham a ser realizados na sessão seguinte.[1,3]

Assim, o objetivo do presente capítulo é descrever detalhadamente a etapa de finalização de uma faceta de resina composta: acabamento, texturização e polimento. Dessa forma, pretendemos instrumentar o profissional para otimizar seus resultados em facetas estéticas.

CONSIDERAÇÕES ANATÔMICAS E ESTÉTICAS

A realização de facetas diretas de resina composta representa um dos maiores desafios técnicos dentro da dentística, podendo envolver apenas um único dente ou vários dentes, como em casos de presença de amplas restaurações deficientes em mais de um elemento dental, amelogênese imperfeita, necessidade de reanatomização, alterações de cor, dentre outros.

O mimetismo no campo da ciência envolve a reprodução ou a cópia de um modelo, uma referência. Se nós, dentistas, quisermos repor o que foi perdido, teremos de entrar em consenso sobre qual a referência correta. Para o dentista, a estrutura dental intacta constitui a referência indiscutível. Nesse contexto, antes de considerar quaisquer conceitos adicionais em odontologia restauradora, parece recomendável estudar e entender a admirável arquitetura dos dentes naturais.[6]

Nas situações em que há a necessidade de confeccionar uma faceta estética em apenas um dente, o referencial será justamente o seu dente homólogo. Já, quando executarmos facetas múltiplas, dependendo da indicação presente, podemos também utilizar informações anatômicas e ópticas presentes nos dentes que receberão tais restaurações, mas também poderemos ter um grau de liberdade maior para criar novas dimensões anatômicas individuais, novas proporções anatômicas entre os dentes, bem como seus diferentes efeitos ópticos, a fim de reproduzir nas restaurações de resina composta características anatomofuncionais com naturalidade e adequada função e estética.

Nesse contexto, primeiramente serão abordadas as considerações anatômicas a serem observadas na realização de facetas unitárias e, após, as demais considerações que se aplicam à restauração de vários elementos na região anterossuperior.

Faceta Estética Unitária

Quando realizarmos a etapa de acabamento e polimento em uma faceta direta de resina composta, é importante termos chegado nesse momento respeitando todos os aspectos do seu planejamento e confecção, desde a correta seleção de cor, necessidade ou não de preparo dental, até a correta estratificação natural de diferentes camadas de resina composta, com definição de matiz, croma e valor, bem como diferentes graus de opacidade e translucidez.[3,7] É importante que tenhamos esses aspectos muito claros, pois a etapa de acabamento e polimento só trará os resultados esperados se todos os passos anteriores tiverem sido executados da forma correta.

A fim de facilitar o entendimento das estruturas anatômicas envolvidas, podemos dividir o dente em regiões e, assim, explorar as suas particularidades anatômicas. Portanto, diferentes regiões farão a composição da face vestibular, além das faces próximais mesial e distal, do bordo incisal e da face palatina. Em algumas dessas regiões, mais de uma característica anatômica pode estar presente (ênfase na face vestibular). O entendimento anatômico dessas regiões pode ficar ainda mais facilitado se dividirmos esses aspectos em anatomias primária, secundária e terciária.[3,4]

Anatomia Primária

Altura × Largura

A proporção altura × largura deve ser estabelecida no momento da inserção do material restaurador. Entretanto, a inserção de volume excessivo de resina composta em direção às faces proximais pode afetar a sensação de largura dos dentes. Dessa forma, a convexidade proximal dos lóbulos de desenvolvimento mesial e distal (área de sombra) deve ser restabelecida, deixando as ameias vestibulares com a anatomia idêntica à do dente homólogo. A visualização desta característica deve ser feita por incisal, com o auxílio do odontoscópio.

Em relação à altura, volumes excessivos na camada de resina de esmalte vestibular também podem alongar o dente restaurado.

Para a verificação desta etapa, um compasso de ponta seca associado a uma régua, um compasso de *Castroviejo* (que já demonstra as aferições obtidas em milímetros) ou um paquímetro (analógico ou digital) são muito úteis na tomada das proporções dentais do dente restaurado, a fim de compará-lo com seu dente homólogo.

Convexidade Cervicoincisal

A convexidade cervicoincisal deve ser avaliada em uma vista proximal (mesial e distal) para que seja possível a comparação com o dente homólogo e com a convexidade dos dentes vizinhos, no que se refere ao volume vestibular e à correta inclinação. Essa convexidade é dividida em três partes: cervical, média e incisal. Na porção cervical teremos o perfil de emergência, com inclinação de até 45° em relação ao terço médio; na porção incisal a inclinação será para a face palatina.[8]

Convexidade Mesiodistal

A convexidade mesiodistal deve ser avaliada em uma vista incisal, com o auxílio do odontoscópio, para que seja possível a comparação com os dentes vizinhos, no que se refere ao volume vestibular e à correta inclinação dessa face. Vale ressaltar que nos incisivos centrais essa convexidade é menor do que nos incisivos laterais, pois a área plana dos incisivos centrais tende a ser mais ampla no sentido mesiodistal.[9]

Convexidade Proximal dos Lóbulos de Desenvolvimento Mesial e Distal

A convexidade mesiodistal dos lóbulos de desenvolvimento mesial e distal devem ser avaliadas em uma vista incisal, com o auxílio do odontoscópio, como dito anteriormente, para que seja possível a comparação das ameias vestibulares mesiais e distais com as do dente homólogo. Essas convexidades mesial e distal vão determinar as áreas de deflexão de luz (áreas de sombra) proximais.[8]

Bordo Incisal

A anatomia do bordo incisal normalmente é plana nos incisivos superiores, podendo apresentar pequenas depressões nas regiões incisais correspondentes aos sulcos de desenvolvimento entre os lóbulos de desenvolvimento mesial, central e distal (mamelões). O bordo incisal apresenta leve inclinação ascendente para distal. Em um sentido longitudinal, o lóbulo de desenvolvimento distal é menor (mais curto) que o mesial, sendo o lóbulo central o maior (mais longo).[9]

Outra preocupação importante nessa região deve ser a reprodução de um bordo incisal com espessura delicada, pois bordos incisais espessos fazem os dentes parecerem mais velhos e artificiais.[6]

Ameias Cervicais

As ameias cervicais (gengivais) normalmente se encontram preenchidas na sua totalidade pela papila interdental e são determinadas pelo nível da crista óssea alveolar interproximal e pela porção mais cervical dos pontos de contato interproximais. Em pacientes que tiveram recessão gengival associada à reabsorção da crista óssea alveolar interproximal, normalmente devido à doença periodontal, essas ameias podem apresentar-se aumentadas, sendo às vezes necessário o seu fechamento, para tentar melhorar a estética da região. Segundo Tarnow *et al.* (1992),[10] distâncias de até 5 mm entre o ponto de contato dentário interproximal e a crista óssea alveolar são desejadas para que a ameia cervical seja preenchida pela papila interdental. Para distâncias maiores que 5 mm, a chance de aparecimento do espaço negro (triângulo negro – *black space*) na ameia cervical aumenta, devido ao não preenchimento total da ameia cervical pela papila interdental.

Ameias Incisais

As ameias incisais apresentam formato de "V" invertido, sendo determinadas pelos ângulos mesioincisal e distoincisal dos dentes vizinhos e cervicalmente pela porção mais incisal do ponto de contato interproximal. Normalmente, os ângulos distoincisais são mais arredondados que os ângulos mesioincisais nos incisivos superiores. Deve-se buscar a abertura das ameias mesiais e distais de acordo com a abertura das ameias do dente homólogo.

As ameias incisais aumentam de tamanho à medida em que se deslocam dos incisivos centrais em direção aos caninos, sendo a ameia entre os incisivos centrais a menor e entre incisivo lateral e canino, a maior. Essa característica deve-se ao fato de o ponto de contato interdental descrever uma linha ascendente, partindo dos incisivos centrais em direção aos caninos e também à característica anatômica dos bordos incisais dos mesmos.

A morfologia das ameias incisais pode influenciar no volume aparente das coroas dos dentes anteriores, pois com ângulos incisais retos e ameias pequenas, os dentes podem parecer mais largos; enquanto ângulos incisais mais arredondados, caracterizando ameias maiores, podem fazer os dentes parecerem mais estreitos.[3,7,11]

Região Cervical

A maior preocupação com a região cervical deve estar relacionada com o seu volume. Volumes excessivos nessa região podem colocar em risco a manutenção da saúde periodontal. Dessa forma, deve-se confeccionar um adequado e suave perfil de emergência, para que a faceta de resina composta seja compatível com a saúde dos tecidos moles, além dos aspectos anatômicos relacionados (Fig. 9-1).[8]

Face Palatina

Quando as facetas estéticas recobrirem o bordo incisal, teremos o envolvimento também da porção incisal da face palatina. Assim sendo, devemos reproduzir a concavidade dessa face, utilizando, preferentemente, guias de silicone confeccionadas sobre um enceramento diagnóstico prévio, para auxiliar na inserção adequada da camada de esmalte palatino, obtendo uma correta reprodução anatômica desta região, a fim de respeitarmos a espessura natural do bordo incisal, bem como a oclusão, tanto na posição de máxima intercuspidação habitual (MIH), quanto nos movimentos excursivos da mandíbula de protrusão e lateralidade.

Anatomia Secundária

Área Plana

A área plana é definida como a área da superfície vestibular onde ocorre a maior reflexão de luz, sendo também chamada de área de espelho.[3,7,12] Nessa região, poderemos observar com maiores detalhes a textura superficial.

Essa área é definida no sentido mesiodistal por duas arestas longitudinais (linhas de transição). Quanto mais essas arestas se aproximam do centro da superfície vestibular, menor é a área plana; e quanto mais deslocadas em direção às faces proximais, maior será a área plana. A área de espelho normalmente é mais visível nos incisivos centrais superiores, podendo estar presente também nos incisivos laterais superiores. Quanto maior a área plana no sentido mesiodistal, maior será a sensação de largura aparente do dente. Por outro lado, quanto menor a área plana no sentido mesiodistal, menor será a sensação de largura aparente do dente.[1,3,7,8]

Quanto maior a área plana no sentido cervicoincisal, maior será a sensação de comprimento aparente do dente. Por outro lado, quanto menor a área plana no sentido cervicoincisal,, menor será a sensação de comprimento aparente do dente.[1,3]

Sulcos de Desenvolvimento

Os sulcos de desenvolvimento são duas depressões cônicas em forma de sulcos na face vestibular, podendo apresentar-se mais ou menos marcados. Um deles divide os lóbulos de desenvolvimento mesial e central e o outro sulco divide o lóbulo central e o lóbulo distal. Esses sulcos percorrem a superfície vestibular verticalmente, podendo inclinar-se levemente para distal, com profundidade e extensão variáveis, tendo, usualmente, maior visibilidade no terço incisal.

Lóbulos de Desenvolvimento

Os lóbulos de desenvolvimento apresentam-se em número de três na face vestibular, possuindo tamanhos diferentes. No sentido mesiodistal, o maior é o distal, seguido do mesial e por último o central, que é o menor. No sentido longitudinal, o mais longo é o central devido à disposição do colo, e o lóbulo distal é levemente menor que o mesial. Isso determina que, em conjunto, as margens inferiores dos três lóbulos (margem incisal) tenha direção ascendente para distal.[9]

Essas estruturas podem apresentar dimensões e volumes variáveis, estando na dependência de variações individuais e do nível de desgaste apresentado, mas normalmente respeitam as proporções anteriores (Fig. 9-2).

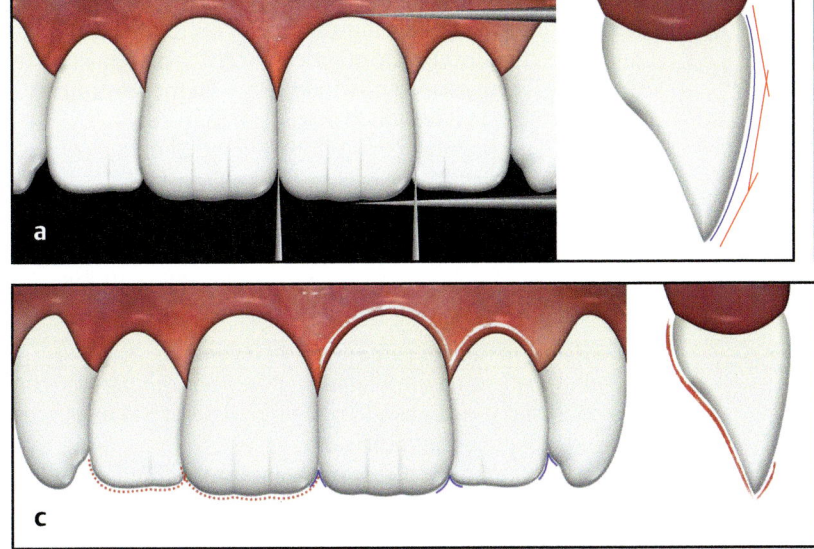

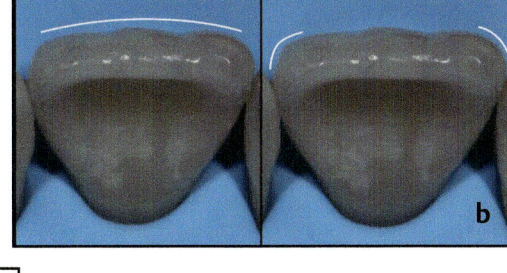

Fig. 9-1. (a-c) Representação esquemática da anatomia primária: relação altura x largura, bordo incisal, ameias gengivais, incisais e vestibulares, convexidade cérvico-incisal e mésio-distal.

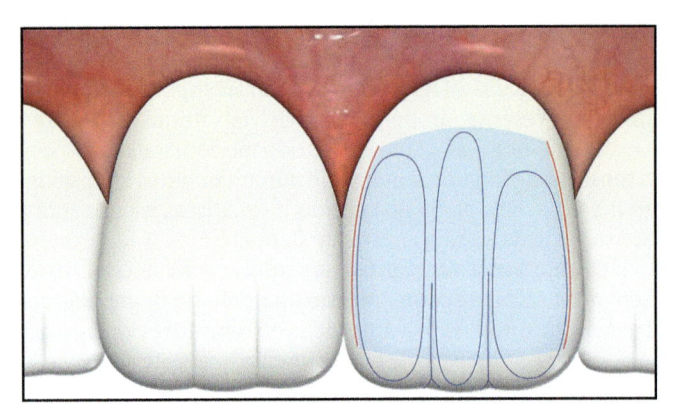

Fig. 9-2. Representação esquemática da anatomia da face vestibular (anatomia secundária): arestas longitudinais, área plana, sulcos de desenvolvimento que dividem os três lóbulos de desenvolvimento vestibulares.

Anatomia Terciária

Periquimáceas

As periquimáceas são resultantes das linhas de crescimento (estrias de Retzius), visualizadas principalmente na face vestibular. Destacam-se como linhas delicadas e paralelas entre si, podendo assumir uma orientação semilunar ou horizontal (Fig. 9-3).[3,6]

A reprodução dessas linhas incrementais do esmalte dental sobre a resina composta é chamada de texturização (textura de superfície), a qual pode ser feita basicamente de duas formas, com pontas diamantadas de granulometria fina ou média ou com brocas multilaminadas. Ainda, outra possibilidade de confeccionar essas estrias é com a utilização de pontas diamantadas estriadas específicas para texturização de materiais restauradores.

A textura superficial está diretamente relacionada com a cor. A topografia superficial acentuada de dentes jovens faz com que eles reflitam mais luz e pareçam mais claros.[6,7] Por sua vez, com a idade, a textura diminui, resultando em menor reflexão luminosa e dentes mais escuros.

Essa textura superficial cria diferentes ângulos de reflexão da luz, dando naturalidade aos dentes. Essa caracterização do microrrelevo superficial é mais encontrada no esmalte jovem, pois ainda não sofreu desgaste pelo envelhecimento dental fisiológico.[1,3]

Quanto mais lisa for a superfície, maior será a passagem de luz (transmitância) pela superfície dental ou pela resina composta. Portanto, a texturização promove uma menor passagem de luz pela estrutura e, portanto, uma maior reflexão de luz para o observador, aumentando assim o seu valor (luminosidade).[13]

Facetas Estéticas Múltiplas

Quando realizarmos a etapa de acabamento e polimento em mais de uma faceta direta de resina composta, é importante termos chegado nessa etapa respeitando todos os aspectos do seu planejamento e confecção, assim como quando da execução de uma única faceta. Entretanto, quando trabalhamos em vários dentes, além dos aspectos já mencionados anteriormente, devemos ter em mente aspectos anatômicos e princípios de estética anterior que se interrelacionam entre os diferentes dentes que compõem a bateria anterossuperior. Esses aspectos logicamente devem ser observados desde a etapa de planejamento e execução, mas também na etapa de acabamento e polimento. O objetivo deste tópico é apontar tais aspectos, que podem sofrer influência das etapas de acabamento e polimento, ao avaliarmos vários dentes simultaneamente, com o objetivo de finalizarmos facetas múltiplas em resina composta.

Morfologia Dental Anterior

Deslocando-se do segmento posterior para o anterior do arco dental, a mesa oclusal é gradualmente substituída por um bordo incisal, que apresenta a função de corte. A face vestibular da coroa dos incisivos é caracterizada por um contorno liso e convexo, ao passo que a face palatina apresenta uma concavidade profunda que se estende axialmente do cíngulo à borda incisal, e lateralmente, entre as duas cristas marginais acentuadas. Já, os caninos apresentam uma morfologia diferente, com um cíngulo grande e as cristas marginais fortemente desenvolvidas, sendo todos esses elementos convexos confluentes, não havendo fossa palatal marcada.[6]

Características Básicas da Forma Dental

Os incisivos centrais superiores e os incisivos laterais superiores são anatômica e funcionalmente similares, sendo utilizados para cisalhamento e corte. Esses dentes apresentam algumas características comuns:[6]

- *Contorno mesial da coroa:* reto ou levemente convexo.
- *Contorno distal da coroa:* mais convexo em comparação com o contorno mesial, sendo o ângulo distoincisal mais arredondado que o mesioincisal.
- *Contorno incisal:* pode ser irregular ou arredondado, geralmente se tornando mais regular e reto, devido ao desgaste funcional.

Os incisivos laterais apresentam anatomia similar aos incisivos centrais, como visto acima; entretanto, eles diferem

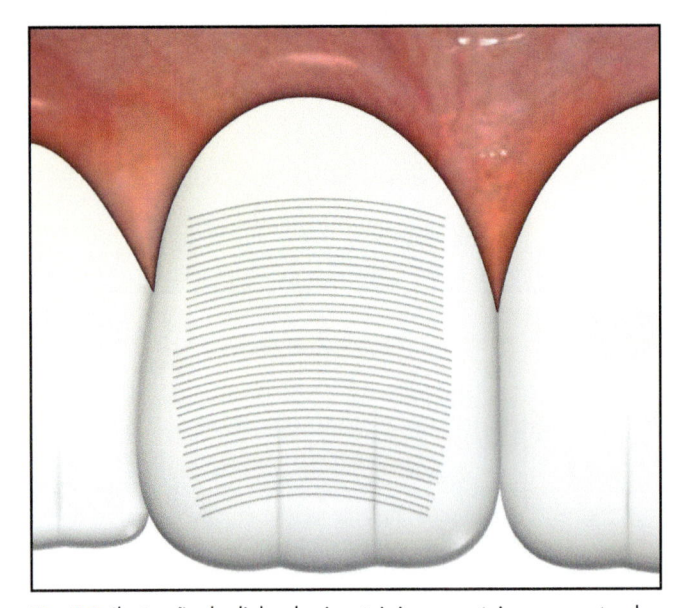

Fig. 9-3. Ilustração das linhas horizontais incrementais, representando as periquimáceas do esmalte dental (textura de superfície).

por serem menores que os incisivos centrais e por apresentarem os ângulos mesioincisais mais arredondados.[6]

Os caninos superiores, por sua vez, são dentes mais curvos e robustos, devido ao maior desenvolvimento do cíngulo, tendo como características:

- *Contorno mesial da coroa:* levemente convexo, semelhante ao do incisivo lateral.
- *Contorno distal da coroa:* plano ou côncavo, semelhante ao do pré-molar.
- *Curvatura incisal:* acentuada pela presença da ponta de cúspide. A vertente distal é convexa e maior, enquanto a vertente mesial é menor.

Dessa forma, os dentes apresentarão três formas básicas:[6,11]

- *Quadrada:* contornos e ângulos mais retos.
- *Ovoide:* contornos e ângulos mais arredondados.
- *Triangular:* contornos mais retos e inclinação para cervical do contorno distal, principalmente.

Linha Média Dentária e Linha Média Facial

Em uma relação dentofacial agradável, a linha média dentária está no centro médio da face. Desvios acentuados da linha média interdental, que divide os incisivos centrais superiores e inferiores, podem romper o equilíbrio estético. A linha média superior apresenta uma maior relevância para o equilíbrio estético facial. Idealmente, teremos coincidência da linha média dental com a linha média facial. Esses aspectos são muito relevantes para a obtenção de resultados estéticos satisfatórios, devendo ser observados principalmente nas etapas de planejamento.[14]

Linha Interpupilar

O plano interpupilar deve ser paralelo ao plano incisal dos incisivos centrais superiores e ao contorno da margem gengival. Pequenas alterações de inclinação das arcadas podem não gerar desequilíbrios estéticos significativos, ao contrário de alterações maiores, que necessitarão, muitas vezes, correções periodontais, ortodônticas ou cirúrgicas. Esse equilíbrio de paralelismo entre essas três linhas deve ser verificado, principalmente, na etapa de planejamento. Entretanto, na etapa de acabamento de facetas múltiplas, muitas vezes poderemos corrigir leves discrepâncias às expensas de pequenos desgastes nos bordos incisais.

Alinhamento Dental

Em uma composição harmoniosa, as partes contrárias (direita e esquerda) quanto mais próximas da linha média, mais simétricas devem ser, e quanto mais distantes da linha média menor é a exigência.[15] Portanto, sempre buscaremos o máximo de simetria quando estivermos trabalhando nos incisivos centrais e laterais. Já, quanto mais afastado da linha média, como quando trabalharmos em caninos e pré-molares, pequenas assimetrias entre dentes homólogos são toleradas, sem maiores prejuízos à estética anterior.

Eixo Dental

A inclinação do eixo dental ocorre em decorrência do posicionamento radicular para distal, sendo pequena ou inexistente nos incisivos centrais, aumentando um pouco nos incisivos laterais e mais ainda nos caninos.[3,6,7]

Na etapa de acabamento, existe a possibilidade de influenciarmos na inclinação coronária aparente, trabalhando principalmente na inclinação das faces mesial e distal.

Configuração do Bordo Incisal

Em pacientes jovens, a linha que forma o bordo incisal é convexa e coincidente com a curvatura do lábio inferior durante o sorriso. Em pacientes adultos de meia-idade e nos mais velhos, essa linha pode aparecer invertida devido ao desgaste das bordas incisais. Os bordos incisais dos dentes inferiores podem servir de referência para a determinação dos superiores, uma vez que frequentemente estão intactos.[6]

Relação Linha de Sorriso Inferior com Bordos Incisais

O comprimento da coroa dos dentes anterossuperiores apresenta uma relação harmoniosa com o lábio inferior durante o sorriso leve. Os incisivos centrais e caninos apresentam relação de contato com o lábio inferior durante o sorriso, enquanto os incisivos laterais superiores mantêm uma distância da sua borda incisal até o lábio inferior de 0,5 a 1,5 mm.[6]

Proporção Altura × Largura

Quando avaliamos essas proporções, podemos levar em consideração a largura aparente ou a largura real. A largura aparente é aquela medida mesiodistal de cada dente ao visualizarmos o paciente de frente. A largura real é aquela medida mesiodistal de cada dente ao visualizarmos os respectivos dentes de frente.

Proporção Áurea (Dourada)

Leva em conta a largura aparente dos dentes, quando observamos o sorriso do paciente de frente. Pode ser usada não só para o planejamento de facetas, com respectiva confecção de enceramento diagnóstico e *mock-up*, mas também, na etapa de acabamento de facetas múltiplas nos dentes anteriores, seja com o auxílio de uma régua de proporção dourada (*Golden Ruler*), ou fotografando o paciente após a confecção das facetas e avaliando por meio de um planejamento digital, para fins de finalização do caso.[3]

Na odontologia, a proporção dourada foi introduzida por Lombardi em 1973.[16] Ao observarmos o sorriso de frente, atribuímos o valor de 1,618 para o incisivo central superior; 1,0 para o incisivo lateral superior e 0,618 para o canino superior. Isso nos permite afirmar que a largura aparente do incisivo lateral superior é representada por aproximadamente 62% da largura aparente do incisivo central superior, e por sua vez, a largura aparente do canino superior é representada por aproximadamente 62% da largura aparente do incisivo lateral superior. Nos incisivos centrais, a largura aparente é igual à largura real, devido ao posicionamento que esses dentes apresentam, pois se encontram em uma região onde a arcada ainda não apresenta inclinação/curvatura (face vestibular paralela ao observador).[3,7]

Na etapa de acabamento da restauração, é importante lembrar que o volume e a posição das arestas longitudinais, a área plana e o tamanho das ameias vestibulares podem influenciar na percepção de largura dos dentes.

Proporcionalidade Coronária (Altura × Largura Real)

Essa proporção leva em conta a largura real dos dentes, quando observamos os respectivos dentes de frente. Os valores são para o incisivo central superior, incisivo lateral superior e canino superior, respectivamente, 80%, 70% e 75% (largura em relação à altura).[17] Essas medidas podem ser conferidas na etapa de acabamento utilizando um compasso de ponta seca e uma régua, calculando então as proporções altura × largura real.[3,17]

Outra maneira que podemos utilizar para determinar a largura aproximada do incisivo central superior é somar a largura real do incisivo central inferior com a metade da largura real do incisivo lateral inferior.[18]

Ponto de Contato

A posição do ponto de contato interproximal está diretamente relacionada com a morfologia dental e com a inclinação do longo eixo dentário. Sua posição determina as ameias incisais e cervicais, descrevendo uma curva ascendente, partindo dos incisivos centrais superiores até os caninos superiores.[11]

Dominância dos Incisivos Centrais Superiores

Os incisivos centrais superiores exercem dominância em tamanho, forma e posição no conjunto dos dentes. Níveis incisais muito próximos entre central e lateral, ou exageradamente diferentes, criam aspectos desarmoniosos.[8]

Os incisivos laterais superiores apresentam um comprimento 1 a 1,5 mm menor que os incisivos centrais. Assim, sua borda incisal assume uma posição mais superior em relação aos incisivos centrais, gerando uma maior dominância dos incisivos centrais.[19]

Os incisivos centrais superiores, por sua vez, apresentam sua borda incisal localizada abaixo da ponta de cúspide dos caninos em 0,5 a 1 mm (incisalmente).[20]

DIFICULDADES TÉCNICAS

De fundamental importância para um resultado de excelência estética e manutenção da integridade da restauração em longo prazo, além das etapas adesivas e de estratificação das facetas estéticas, são as etapas de acabamento e polimento.

Diversas dificuldades podem ser encontradas nessa etapa de finalização. A primeira delas diz respeito à qualidade insatisfatória dessa faceta no momento de sua confecção, pois o resultado final está na dependência da qualidade dos procedimentos anteriores, ou seja, um bom acabamento/polimento será obtido a partir de uma faceta corretamente construída e estratificada, sem a presença de bolhas ou com quantidade insuficiente de material restaurador, impossibilitando uma anatomia adequada.

A escolha por parte do profissional de uma resina composta que responda bem ao polimento inicial (brilho) e que mantenha esse brilho em longo prazo é de vital importância também. Outras dificuldades podem ser encontradas em restaurações com preparos subgengivais (intrassulculares), em que há a necessidade da remoção de excessos nas margens cervicais.

A obtenção de simetria entre dentes homólogos é sempre um desafio na finalização de uma faceta direta de resina composta, seja na realização de uma única faceta, ou em facetas múltiplas. Ajustes de anatomia primária (forma, tamanho e volume) e secundária (caracterização vestibular) são os pilares para obtenção de simetria, seja para com o dente natural, ou entre facetas. Para isso, além de olhos e mãos treinadas, a seleção de instrumentos adequados é de grande valia, e um compasso de ponta seca (cega) se faz útil para auxiliar nas medições das dimensões dos dentes facetados.

Para realizar adequadamente uma determinada tarefa, é necessário saber o que se está fazendo (domínio teórico). Dessa forma, o conhecimento da anatomia dental é de fundamental importância para se atingir bons resultados, em especial para facetas em resina composta, que envolvem as faces vestibulares, área nobre com apelo estético e com detalhes anatômicos de difícil caracterização.

Uma das grandes dificuldades técnicas atribuídas à realização de facetas diretas de resina composta é que todas as etapas dependem do cirurgião-dentista, ou seja, desde o planejamento, passando pelo preparo dental, domínio adesivo, estratificação, acabamento, texturização e polimento, tudo é feito pelo profissional, e, portanto, esse deve dominar absolutamente todas as fases (diferente de uma faceta indireta, por exemplo, em que a peça é confeccionada por um ceramista). A capacidade de observação de detalhes anatômicos e de cor, a habilidade técnica do profissional, sua motricidade fina e a destreza fazem-se necessárias para se atingir resultados de excelência. Além da seleção correta dos melhores aparatos para a realização do acabamento, textura e polimento (brocas e pontas diamantadas, discos, pontas de borracha abrasiva, espirais etc.), o profissional deve ter o domínio absoluto dos instrumentos rotatórios que são imprescindíveis para a realização do acabamento/polimento.

Para que se possa atingir a excelência nos resultados técnicos em facetas, há uma curva de aprendizado a ser superada (como em qualquer outro procedimento técnico). Para isso, o estudo teórico dos conteúdos de anatomia dental aplicada à dentística é fundamental, assim como o treinamento prático na realização de facetas e sua finalização, o qual pode ser iniciado em manequins odontológicos, para desenvolver a habilidade técnica necessária. Tuncer *et al.* (2015) mostraram que o treinamento em procedimentos restauradores melhorou inclusive a capacidade de julgamento/avaliação da qualidade do próprio trabalho,[21] uma vez que estudantes iniciantes tendem a superestimar os seus resultados. Assim, com o conhecimento teórico e a habilidade prática adquiridos, o profissional deve seguir um protocolo sequencial adequado que seja capaz de atingir os resultados almejados.

INSTRUMENTOS/APARATOS UTILIZADOS

Para a realização da etapa de acabamento e polimento de facetas estéticas, diversos instrumentos e aparatos podem ser empregados com êxito, não havendo apenas uma técnica para execução dessa tarefa. A seguir vai uma lista com os aparatos principais e preferidos, por face:

- *Face vestibular:* a superfície vestibular é a de maior exigência e complexidade no processo de acabamento e polimento. Pontas diamantadas de granulometria fina (F) e/ou extrafina (FF), números 3195 e 4200 (tronco-cônicas afiladas); 2135 e 4138 (tronco-cônicas de extremidade arredondada) e 1111 (chama afilada); discos abrasivos

flexíveis de maior granulometria; pontas siliconadas abrasivas em formato de chama e disco; polidores em espiral; brocas multilaminadas tronco-cônicas; roda/disco de feltro com pasta de polimento específica para resina composta.
- *Bordo incisal:* para o ajuste de forma, tamanho, inclinação do bordo incisal e abertura de ameias incisais serão empregados discos abrasivos flexíveis; e para definir as depressões presentes entre os lóbulos de desenvolvimento (mamelos) poderá ser utilizada a ponta diamantada 4200F.
- *Face proximal:* para acabamento da região proximal, independente de envolver o ponto de contato ou não, serão utilizados: lâmina de bisturi número 12; tiras de lixa de poliéster; fio/fita dental com pasta de polimento específica para resina composta.
- *Face palatina:* facetas estéticas que recobrem e restauram o bordo incisal necessitam de acabamento e polimento também para essa superfície palatina. Pontas diamantadas de granulometria fina (F) e/ou extrafina (FF), números 3118F e 3168F, formatos de chama e barril, respectivamente; pontas de borracha abrasiva em formato de chama; polidores em espiral; roda de feltro com pasta de polimento específica para resina composta.

PROTOCOLO SEQUENCIAL

A sequência técnica completa de escolha para a realização de todo acabamento, texturização e polimento de facetas estéticas será dividida (didaticamente) em cinco etapas (Quadro 9-1 – Figs. 9-4 e 9-5):[3,4,12,22]

1. *Anatomia primária/remoção de excessos:* a primeira fase consiste na remoção de pequenos excessos de adesivo e resina composta que possam ter ocorrido durante a confecção da faceta. Entendemos anatomia primária como a forma externa da faceta (comprimento cervicoincisal, largura mesiodistal, volume e formato do dente). A anatomia primária deve ser definida na construção da faceta, mas é ajustada e aprimorada na fase de acabamento.[22] Nessa fase, um compasso de ponta seca (cega) pode auxiliar na medição dos dentes facetados.
   - Face vestibular: utilizamos um disco abrasivo flexível de maior granulometria e pontas diamantadas 2135F e 4138F para remoção de volume de material excedente, se houver. Empregamos uma ponta diamantada 3195F ou 4200F e lâmina de bisturi número 12 para remoção de excessos cervicais.
   - Bordo incisal: utilizamos um disco abrasivo flexível de maior granulometria para ajustar o tamanho, a inclinação do bordo e a abertura de ameias incisais, bem como uma ponta diamantada 4200F para definir as depressões presentes entre os lóbulos de desenvolvimento.
   - Face proximal: empregamos uma lâmina de bisturi número 12 e discos abrasivos flexíveis de tamanho pequeno para remover excessos proximais e ajustar abertura das ameias gengivais e vestibulares.
   - Face palatina: com uma ponta diamantada 3118F ou 3168F removeremos excessos da face palatina e ajustaremos a forma da concavidade palatina e cristas marginais (casos de faceta com envolvimento do terço incisal).
2. *Anatomia secundária (anatomia da face vestibular):* entendemos anatomia secundária como a forma e caracterizações da face vestibular. A anatomia vestibular compreende: área plana (área de luz ou área de espelho), arestas longitudinais mesial e distal (delimitam a área plana), sulcos de desenvolvimento e lóbulos de desenvolvimento.[1,3,7,22] No momento de confecção da faceta, determinamos o tamanho do dente, a forma básica e o volume de material restaurador, e também parcialmente a anatomia secundária, sendo essa definida e finalizada no acabamento. Inicialmente, com um disco abrasivo flexível de maior granulometria ou uma ponta diamantada 3195F ou 2135F, iremos definir as arestas longitudinais mesial e distal (linhas de transição), separando a área plana vestibular das áreas de sombra proximais (convexas). Com uma ponta diamantada 3195F, 2135F ou 1111F iremos demarcar os sulcos de desenvolvimento no terço incisal (eventualmente atingem

Quadro 9-1. Etapas de acabamento, textura e polimento para cada face envolvida na faceta de resina composta (resumo da técnica)

Etapa/face	Vestibular	Incisal	Proximal	Palatina
Anatomia primária	• PD3195F/4200F • PD2135F/4138F • Discos abrasivos • Lâmina 12	• Discos abrasivos • PD4200F	• Lâmina 12 • Discos abrasivos (ameias)	PD3118F/3168F
Anatomia secundária	• PD3195F/2135F • PD4200F/1111F • Discos abrasivos • Pontas siliconadas	–	–	–
Pré-polimento	• Polidores em espiral • Pontas siliconadas	• Polidores em espiral • Discos abrasivos	Tiras de lixa	• Pontas siliconadas • Polidores em espiral
Textura de superfície	• Broca 9714 • PD4138/4138F	–	–	–
Polimento final	• Polidor espiral (menos abrasivo) • Feltro/pastas	Feltro/pastas	Fio dental/pastas	• Polidor espiral (menos abrasivo) • Feltro/pastas

PD: ponta diamantada

também o terço médio), criando depressões suaves em formato cônico que dividem os três lóbulos de desenvolvimento vestibulares. A seguir, definiremos a forma e o volume finais dos lóbulos de desenvolvimento mesial, central e distal, utilizando para tanto discos abrasivos flexíveis, pontas diamantadas 2135F, 3195F ou 4200F, bem como pontas siliconadas abrasivas de maior abrasividade.

3. *Pré-polimento (lisura de superfície/uniformidade):* após definidas todas as características de forma, tanto externa, quanto vestibular, buscaremos, então, uniformizar e alisar toda a superfície da faceta; contudo, sem perder os referenciais anatômicos. Para isso, devemos empregar pressão leve e respeitar as inclinações pré-estabelecidas nos passos anteriores.

   - Face vestibular: com emprego dos polidores em espiral, em diferentes granulações, obteremos a lisura desejada e um brilho inicial, mantendo as caracterizações previamente estabelecidas. Pontas de borracha abrasiva podem ser empregadas para buscar lisura na região dos dois sulcos de desenvolvimento. Opcionalmente, podemos utilizar sistemas de pontas de borracha abrasivas e discos abrasivos flexíveis para obtenção do pré-polimento (como alternativa aos polidores em espiral).
   - Bordo incisal: os mesmos polidores em espiral podem também ser empregados no bordo incisal. Opcionalmente, discos abrasivos flexíveis de granulometrias menores também podem ser utilizados.
   - Face proximal: tiras de lixa de poliéster podem ser empregadas para uniformizar a resina composta nas faces proximais, utilizando-as em "S", ou seja, sem abraçar toda a face proximal ao mesmo tempo.
   - Face palatina: pontas de borracha abrasiva em formato de chama podem ser empregadas para gerar lisura na face palatina, bem como os polidores em espiral.

4. *Textura de superfície (anatomia terciária):* a texturização da superfície da resina composta é realizada somente na face vestibular, em especial de pacientes jovens, para reproduzir a microanatomia (microrrelevo) da superfície do esmalte dental, representada pelas linhas incrementais (estrias semilunares paralelas) referentes às periquimáceas do esmalte, formadas a partir das estrias de Retzius.[3,17,22] Para tanto, podemos utilizar duas abordagens, uma utilizando brocas multilaminadas e outra utilizando pontas diamantadas de granulometria convencional ou fina. Na primeira opção, com uma broca multilaminada de 30 lâminas (9714), realizaremos essa microcaracterização, riscando e tocando suavemente na superfície da resina composta. Na segunda opção, a texturização será realizada com emprego de pontas diamantadas 4138 ou 4138F, em contra-ângulo, contra-ângulo multiplicador 5:1, ou em caneta de alta rotação, sempre ajustando em uma velocidade de rotação muito baixa (ou mesmo esfregando com a mão, sem rotação). O movimento a ser realizado deve ser pendular, a fim de reproduzir as estrias com orientação semilunar. Essa etapa de textura poderá ser dispensada sempre que os dentes adjacentes não a apresentarem.

5. *Polimento final:* a última etapa na finalização de uma faceta de resina composta consiste em buscar o brilho final, sem remover a texturização previamente confeccionada. Para isso, podemos utilizar inicialmente um polidor espiral de menor abrasividade, especialmente quando há necessidade de atenuar a textura realizada. Após, um feltro na forma de roda ou disco associado a uma pasta de polimento de baixa abrasividade específica para compósitos pode ser empregado. Opcionalmente, podemos utilizar uma escova de pelo de cabra com a pasta de polimento. O feltro pode ser empregado tanto na face vestibular, quanto na palatina e no bordo incisal. Nas faces proximais, um fio dental associado à pasta de polimento pode ser esfregado diversas vezes para se buscar uma maior lisura.

O resultado final de polimento (brilho) de uma faceta de resina composta e a sua manutenção em longo prazo é dependente de toda a sequência técnica empregada, desde a seleção dos materiais, passando por cuidados técnicos na sua confecção, até a qualidade e sequência do acabamento e polimento realizado. Alguns tipos de resina composta (classificação e marcas comerciais) são mais favoráveis a obtenção e manutenção do brilho, como as microparticuladas e as nanoparticuladas (incluindo as com carga supra-nanométrica).[4,12,22-25]

Após a etapa de polimento final com pastas, conforme a composição da mesma, pode haver a necessidade de se passar um feltro seco (sem pasta), ou esfregar uma gaze seca na superfície da resina composta para remover resíduos de pasta e abrir o brilho final almejado.

Para facetas estéticas em resina composta, sugerimos, sempre que possível, uma segunda sessão (consulta) para reavaliarmos o resultado após a hidratação do dente e da resina e, com os olhos descansados, para que, se necessário, possamos retocar o acabamento, a textura e o polimento.

TÉCNICAS PARA ACABAMENTO E POLIMENTO DE FACETAS ESTÉTICAS

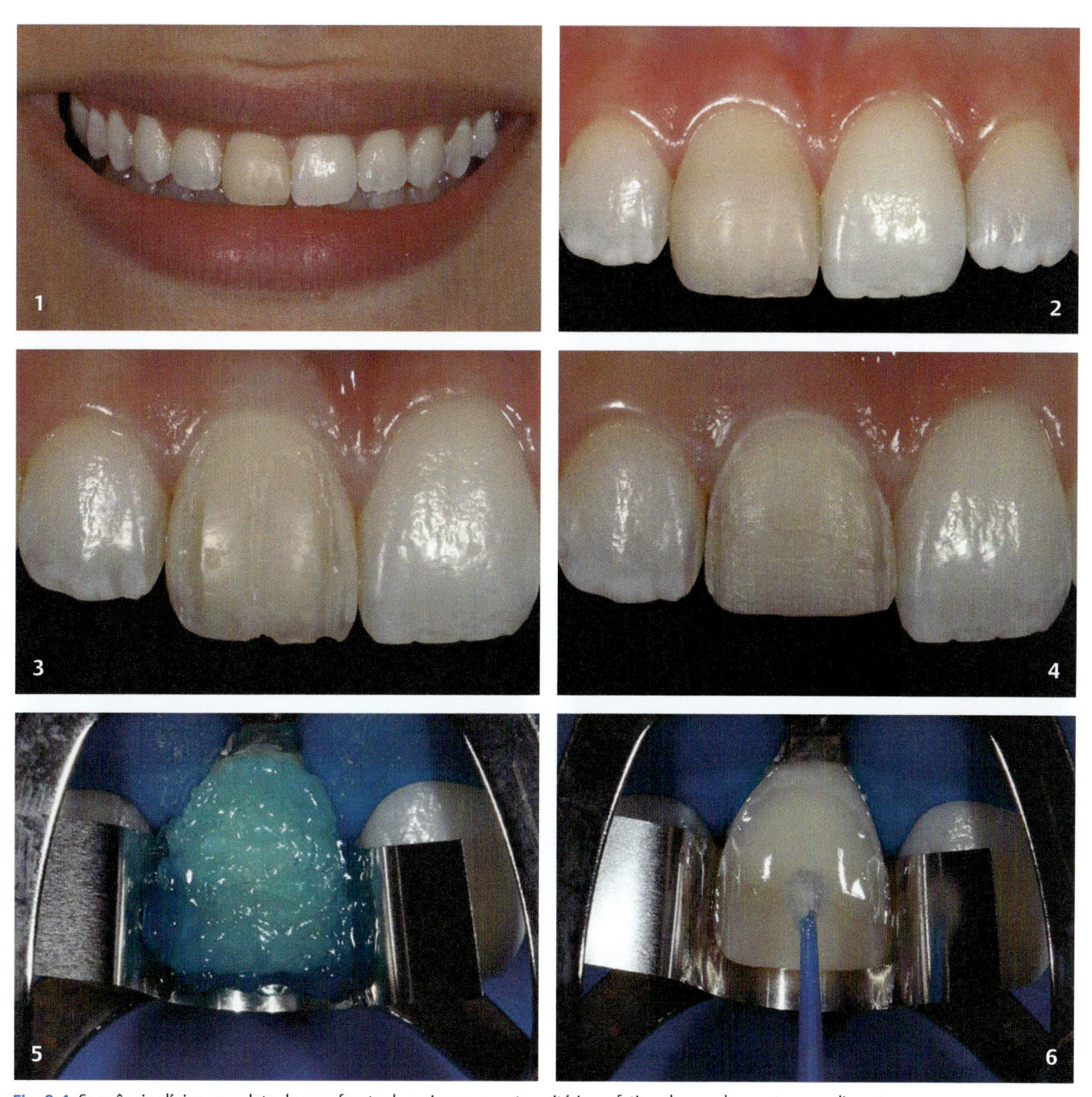

Fig. 9-4. Sequência clínica completa de uma faceta de resina composta unitária, enfatizando o acabamento e o polimento.
(**1**) Sorriso inicial da paciente com dente 11 vital, escurecido e restaurado. (**2**) Caso inicial aproximado. (**3**) Canaletas de referência para preparo dental. (**4**) Preparo dental para faceta direta. (**5**) Isolamento absoluto, proteção do dente adjacente e condicionamento ácido total com ácido fosfórico 37%, seguido de lavagem e secagem. (**6**) Aplicação do sistema adesivo (*primer* + adesivo), seguido de secagem e fotopolimerização.
(Continua)

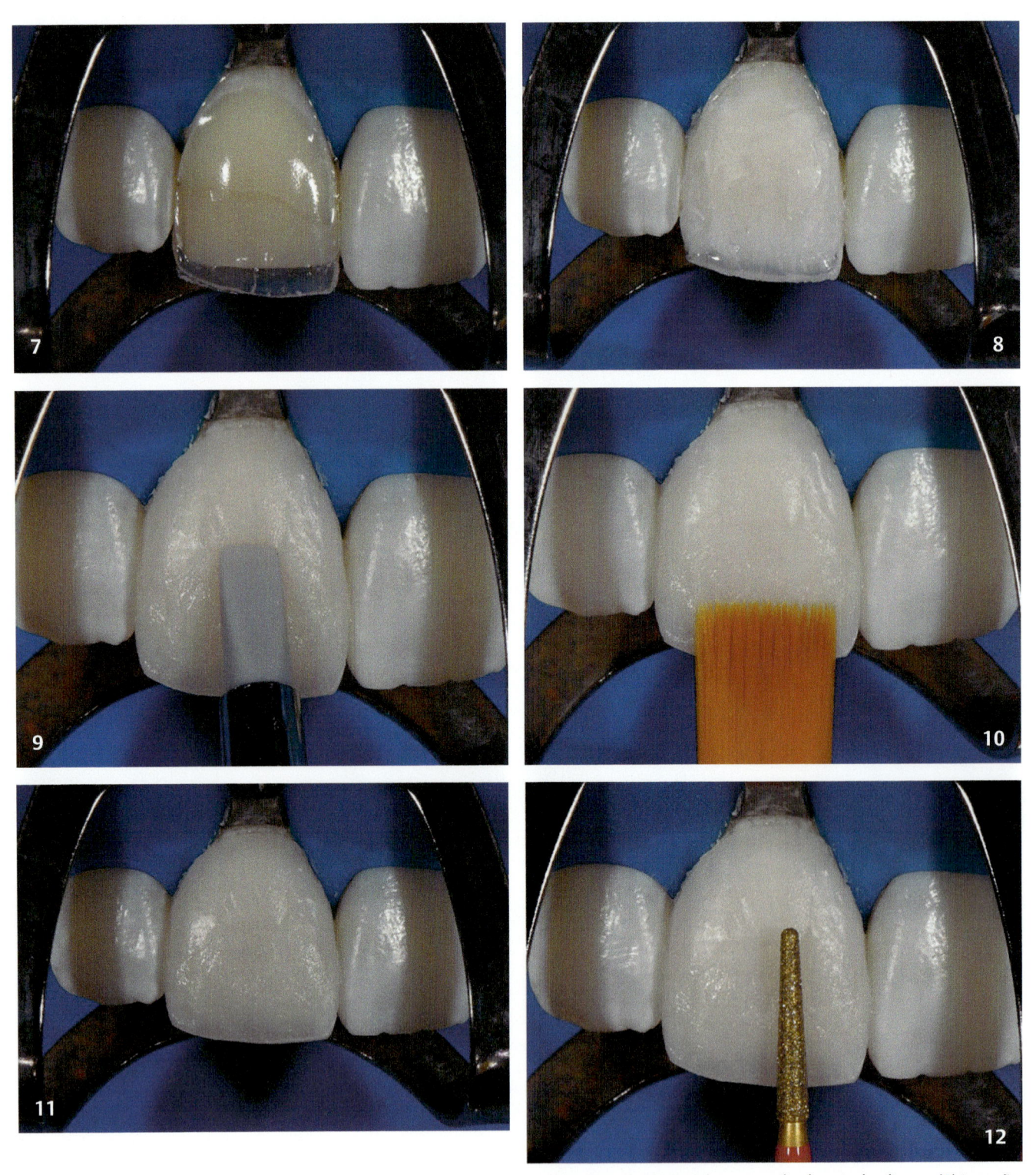

Fig. 9-4. *(Cont.)* **(7)** Confecção do esmalte palatal com resina composta acromática (Amaris TN, Voco), com auxílio de guia de silicone. **(8)** Inserção da dentina artificial, halo opaco e halo translúcido, com resinas compostas de dentina, opaca e efeito translúcido, respectivamente. **(9)** Inserção da resina composta relativa ao esmalte de cobertura vestibular (Renamel, Cosmedent), trabalhando com pincel de silicone. **(10)** Adaptação da resina composta de esmalte com pincel de ponta chata, seguido de fotopolimerização. **(11)** Finalização da estratificação da faceta, observar nesse momento o tamanho, a forma básica e o volume de material necessário. **(12)** Início da etapa de acabamento: anatomia primária, ponta diamantada tronco-cônica de granulometria fina para ajuste de forma e volume. *(Continua)*

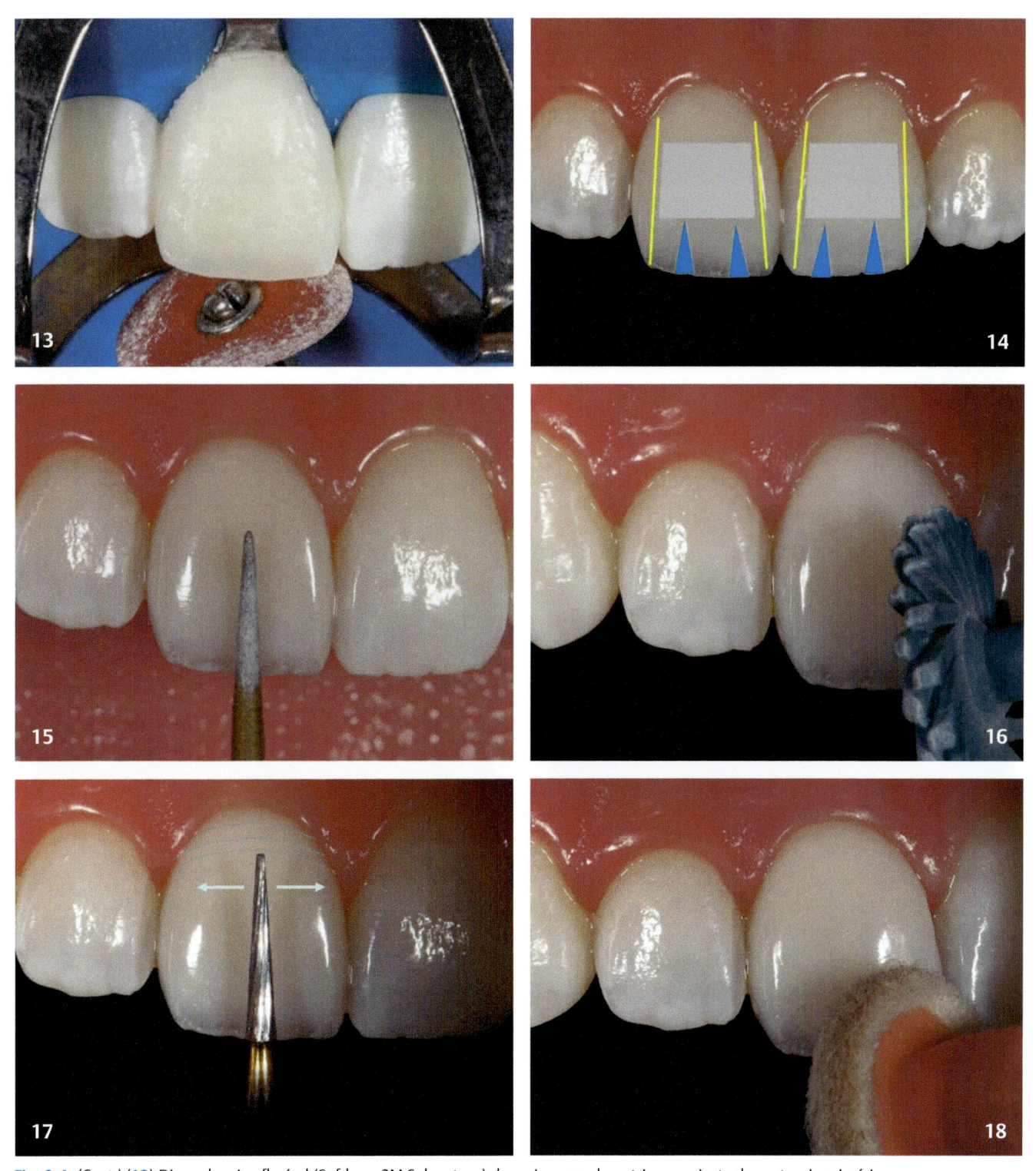

TÉCNICAS PARA ACABAMENTO E POLIMENTO DE FACETAS ESTÉTICAS

Fig. 9-4. *(Cont.)* (**13**) Disco abrasivo flexível (Sof-lex – 3M Solventum) de maior granulometria para ajuste da anatomia primária. (**14**) Desenho esquemático da anatomia secundária (caracterizações anatômicas da face vestibular: arestas, sulcos e área plana). (**15**) Ponta diamantada 3195F conformando a anatomia secundária. (**16**) Pré-polimento: polidor em espiral (Kuraray), proporcionando lisura e uniformidade. (**17**) Broca multilaminada para confecção das estrias horizontais relativas às periquimáceas do esmalte (textura de superfície). (**18**) Polimento final, feltro com pasta de polimento Enamelize (Cosmedent). *(Continua)*

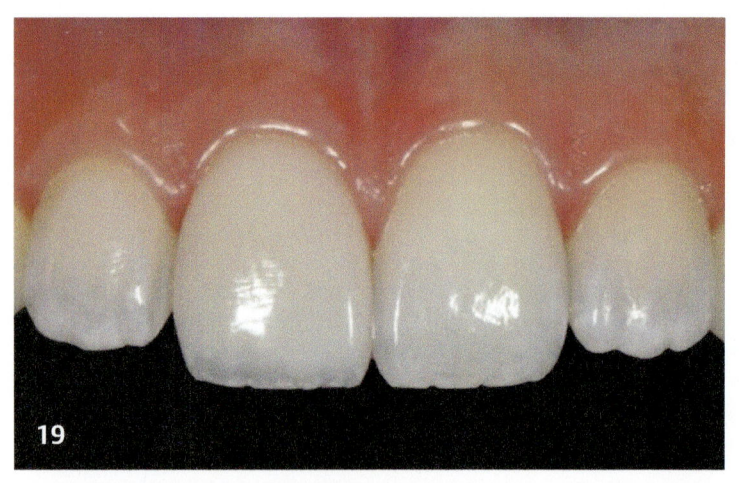

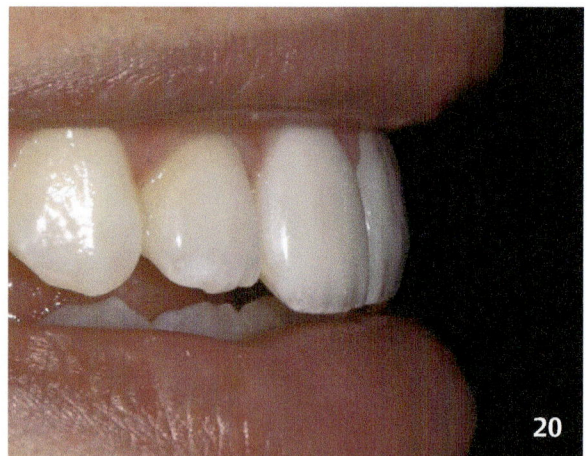

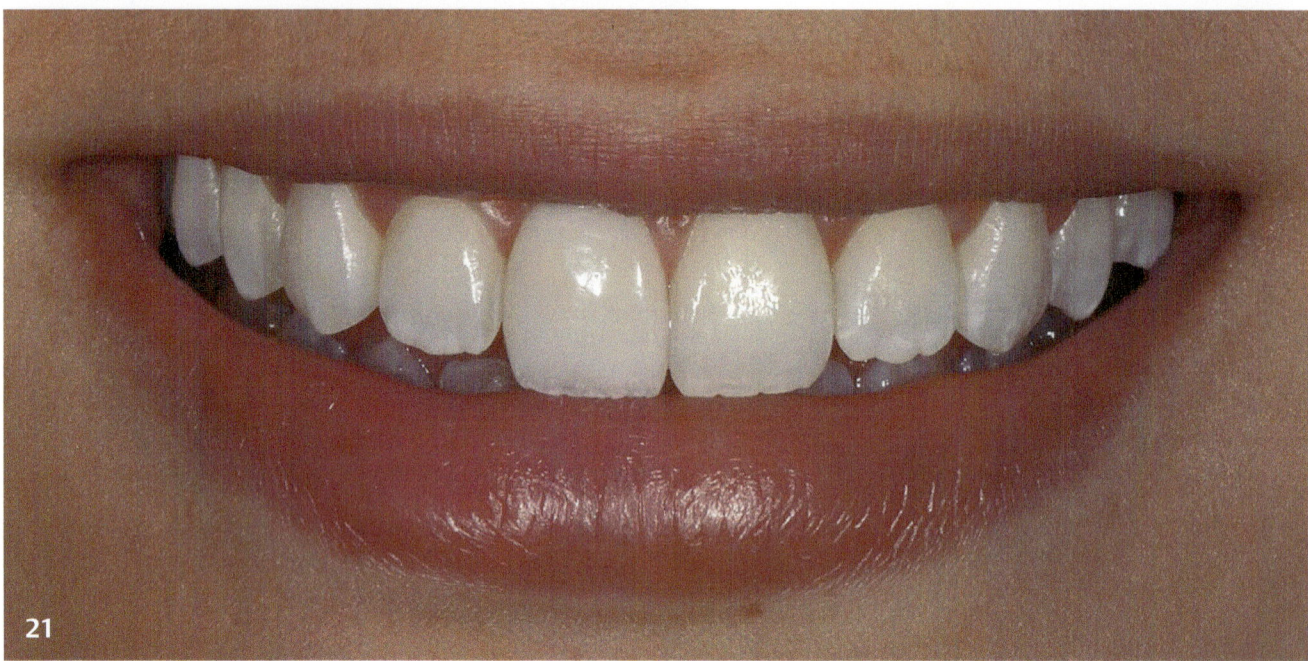

Fig. 9-4. *(Cont.)* (**19**) Faceta concluída. (**20**) Vista de perfil da faceta de resina composta finalizada, observe os detalhes da anatomia vestibular. (**21**) Sorriso final da paciente, faceta integrada e em harmonia com as demais estruturas do sorriso.

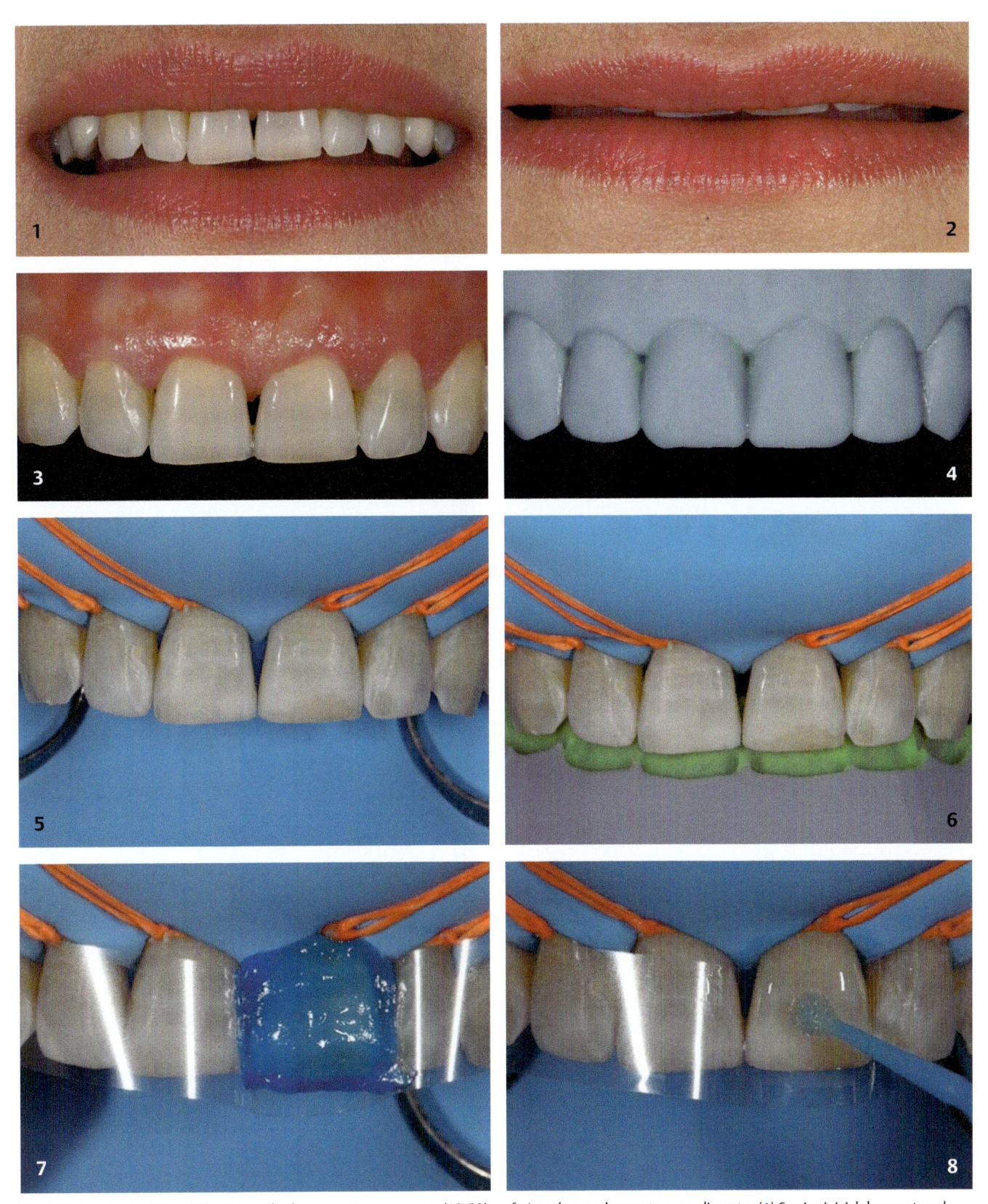

TÉCNICAS PARA ACABAMENTO E POLIMENTO DE FACETAS ESTÉTICAS

Fig. 9-5. Sequência clínica de facetas múltiplas em resina composta (13-23), enfatizando o acabamento e o polimento. (**1**) Sorriso inicial demonstrando desgastes vestibular e incisal. (**2**) Fotografia inicial em repouso, observe ausência dos bordos incisais expostos (compatível com paciente com mais de 60 anos). (**3**) Visão aproximada dos dentes anterossuperiores, evidenciando desgaste do esmalte. (**4**) Modelo impresso contendo "enceramento" digital, projetando o novo sorriso com aumento dos dentes. (**5**) Isolamento absoluto com amarrias. (**6**) Prova da guia palatina em silicone, confeccionada sobre o modelo "encerado". (**7**) Condicionamento com ácido fosfórico à 37% por 30 segundos sobre o esmalte asperizado, seguido de lavagem e secagem. (**8**) Aplicação do adesivo (SBMU, 3M Solventum) ainda com matriz de poliéster posicionada, seguida de fotopolimerização. *(Continua)*

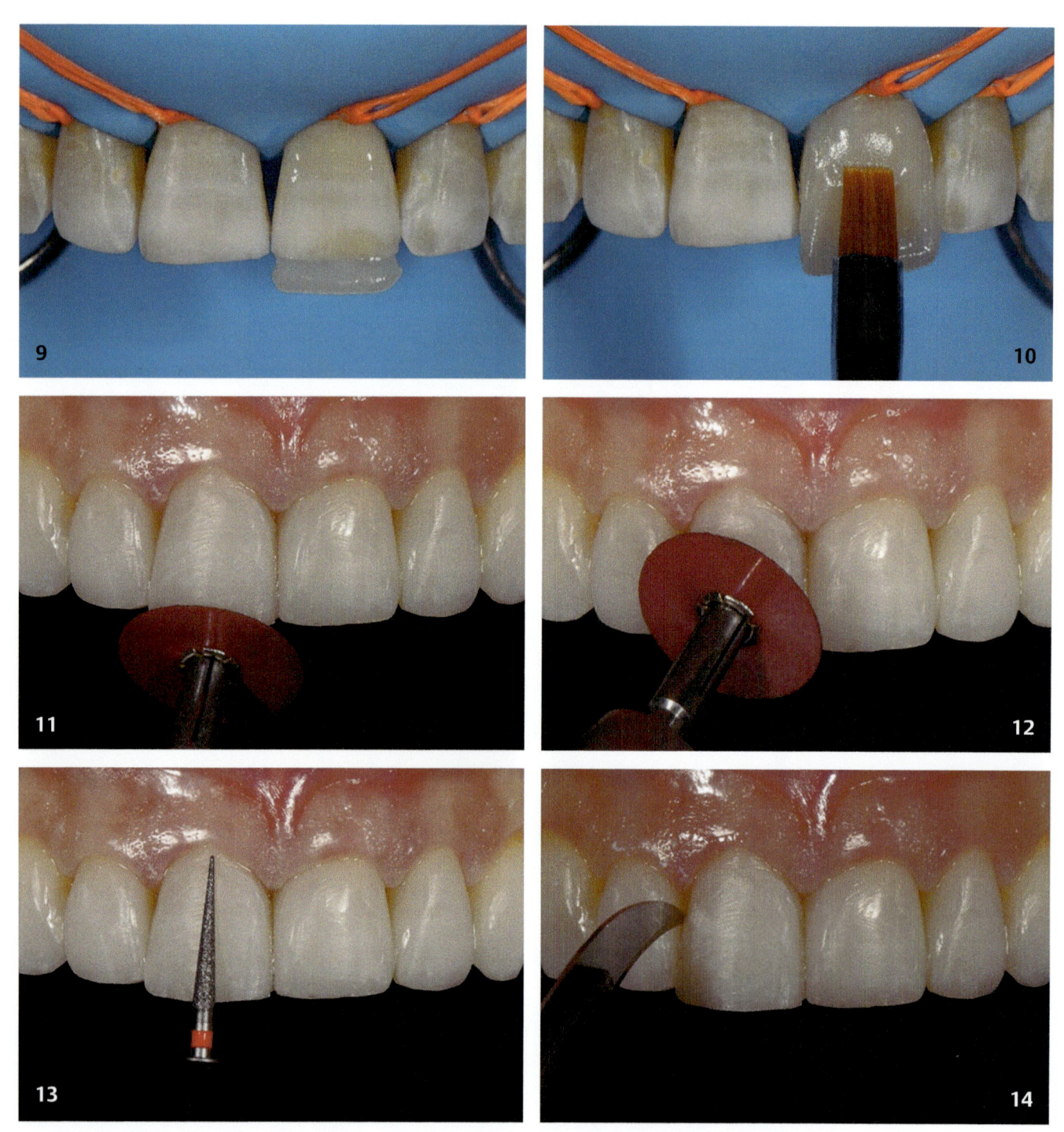

Fig. 9-5. *(Cont.)* **(9)** Confecção do esmalte palatal, com auxílio da guia de silicone. **(10)** Confecção do esmalte vestibular, com auxílio de pincel de ponta chata (resina composta Estelite Ômega EA1, Tokuyama, *single layer technique*). **(11)** Após o término das facetas, iniciamos a primeira fase do acabamento: anatomia primária. **(12)** Com um disco abrasivo flexível, ajustamos a forma externa, o tamanho e o volume vestibular. **(13)** Ponta diamantada 3195F para remoção de excessos de resina composta e ajuste de volume cervical. **(14)** Lâmina de bisturi número 12 para remoção de excessos proximais e ajuste das ameias gengivais. *(Continua)*

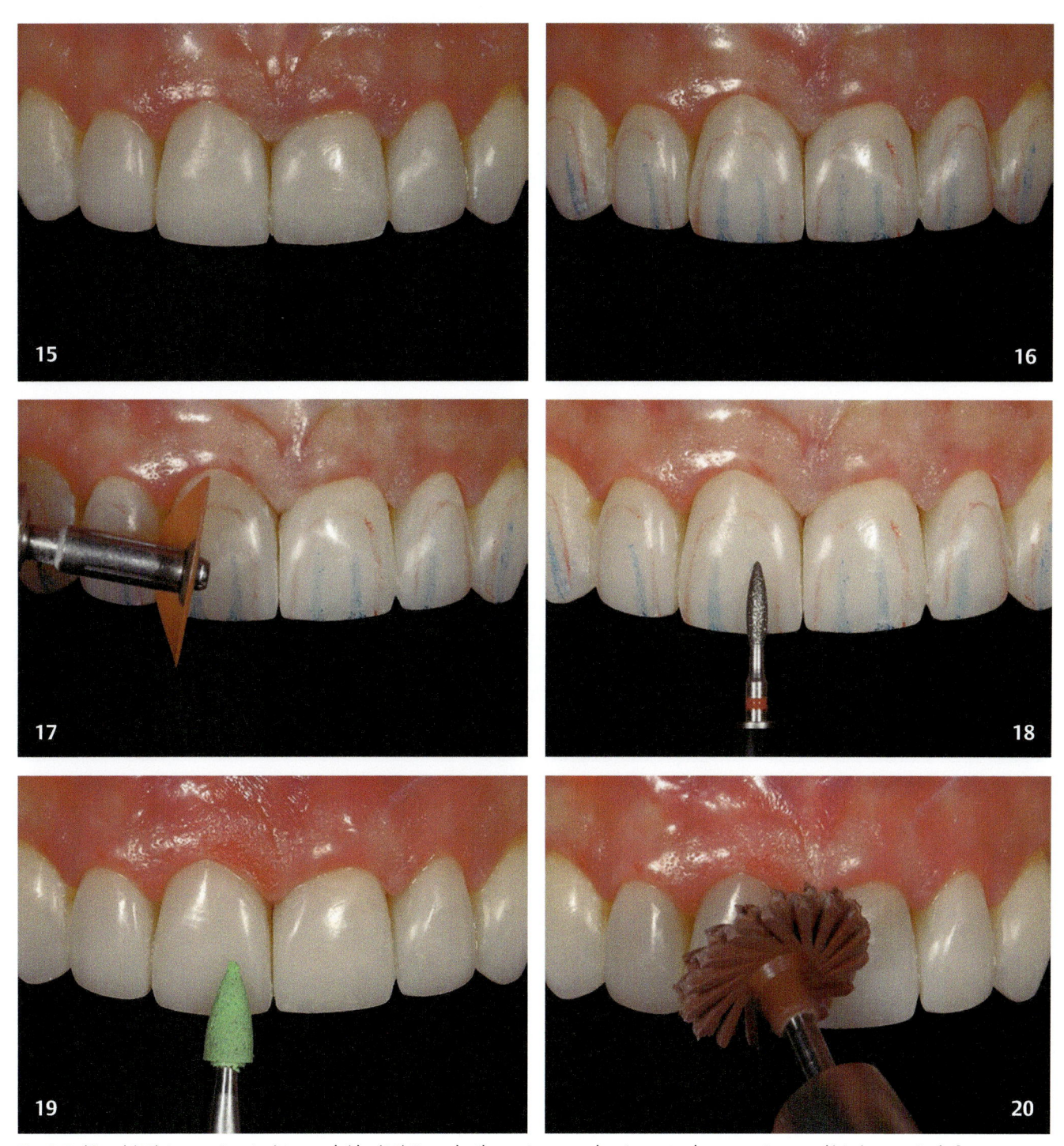

TÉCNICAS PARA ACABAMENTO E POLIMENTO DE FACETAS ESTÉTICAS

Fig. 9-5. *(Cont.)* (**15**) Anatomia primária concluída. (**16**) Desenho ilustrativo para planejamento da anatomia secundária (anatomia da face vestibular – sulcos, arestas e área plana). (**17**) Disco abrasivo flexível para marcação das arestas longitudinais mesial, distal e área plana. (**18**) Ponta diamantada 1111F para definição dos sulcos de desenvolvimento. (**19**) Início da etapa de pré-polimento: ponta de borracha abrasiva em formato de chama para uniformizar a região dos sulcos vestibulares. (**20**) Polidores em espiral (Swivel, Jota) para proporcionar lisura e uniformidade à face vestibular caracterizada. *(Continua)*

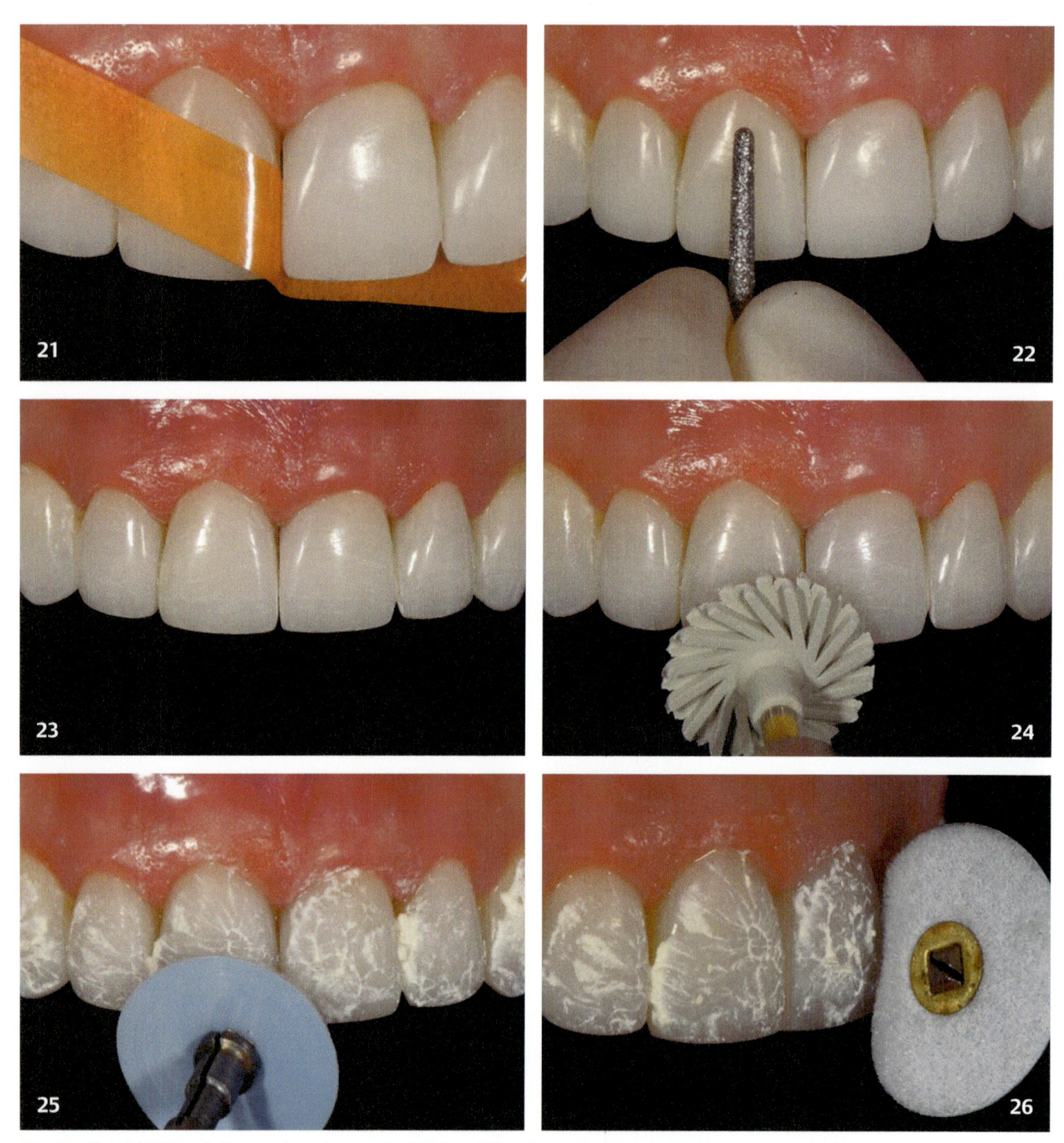

Fig. 9-5. *(Cont.)* **(21)** Tira de lixa para lisura interproximal (Epitex, GC), utilizada em "S" para preservar anatomia proximal. **(22)** Texturização da superfície da resina composta, empregando uma ponta diamantada 4138 com a mão (sem rotação). **(23)** Visualização das estrias da texturização. **(24)** Atenuação da textura com polidor em espiral fino. **(25)** Polimento final com discos de feltro Flexibuff (Cosmedent). **(26)** Feltro associado à pasta de polimento Opal L (Renfert). *(Continua)*

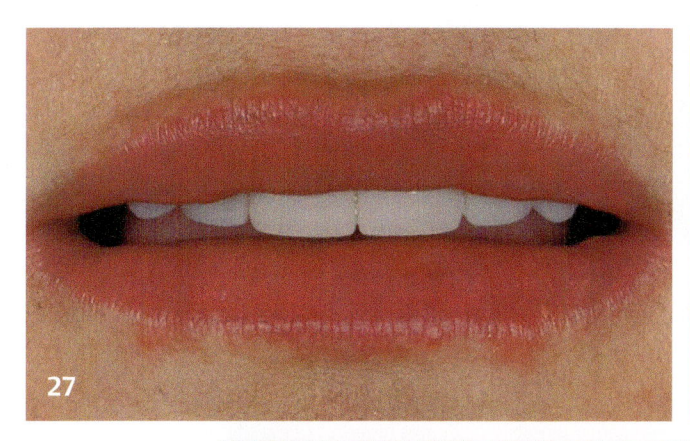

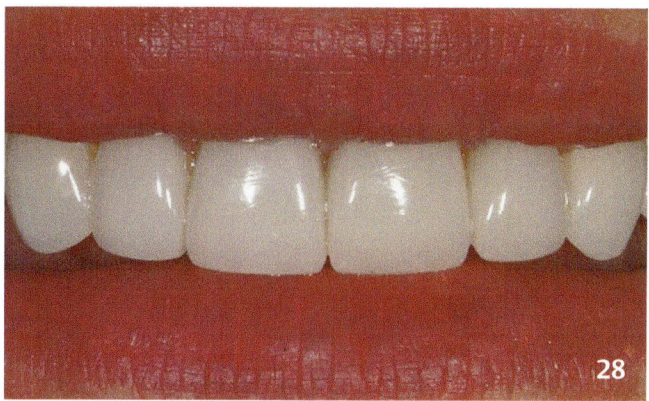

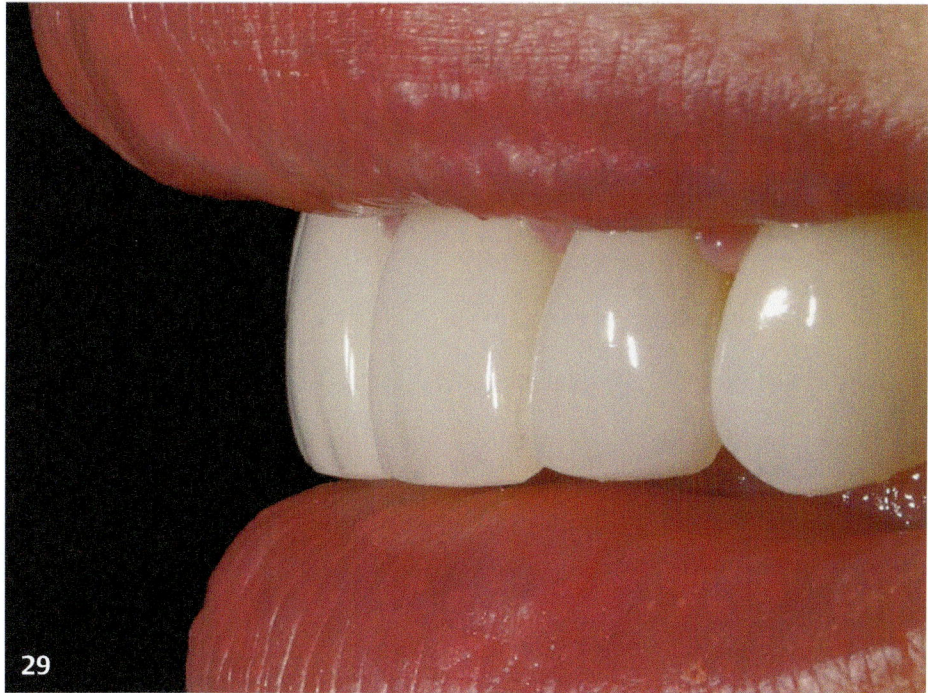

Fig. 9-5. *(Cont.)* (**27**) Resultado final com lábios em repouso, exibindo de 2-3 mm do bordo incisal (compatível com paciente do sexo feminino com menos de 40 anos). (**28**) Sorriso final harmônico após as seis facetas concluídas. (**29**) Caso finalizado, vista de perfil, observe a harmonia da linha incisal, a anatomia vestibular e o brilho superficial. (Caso realizado no Curso de Especialização em Dentística UFRGS, em parceria com o C.D. Rafael Quadros.)

CARACTERIZAÇÃO E ILUSÃO DE ÓPTICA

Em diversos casos de facetas estéticas em resina composta, especialmente em casos unitários, temos a necessidade de adequar a forma e a textura de superfície para que a aparência final da faceta seja harmônica em relação aos dentes naturais adjacentes. Em algumas situações, precisamos compensar pequenas discrepâncias de cor, forma ou tamanho, e isso pode ser realizado na etapa de acabamento/polimento.

Sulcos de desenvolvimento e arestas longitudinais (linhas verticais) mais afastadas geram a sensação de dente largo. Ao aproximá-las, a sensação visual é de um dente mais estreito. O afastamento das arestas longitudinais mesial e distal aumenta a área plana (área de espelho, área de luz) e reduz a área de sombra (ameia vestibular), que caracteriza o início do espaço proximal; gerando assim a sensação óptica de dente alargado e de maior valor (luminosidade).[3,17]

Na textura de superfície, quando as linhas incrementais que reproduzem as periquimáceas do esmalte (linhas horizontais) estiverem bem demarcadas, com sulcos de desenvolvimento ausentes, geram efeito de alargamento da coroa.[3]

A curvatura da face vestibular (convexidade) também influencia na aparência de largura e comprimento. Faces mais retilíneas aparentam ser mais amplas, enquanto as curvas criam efeito de redução da coroa.[3]

A abertura das ameias incisais e gengivais também influenciam na percepção de tamanho do dente (tamanho aparente). Ameias mais fechadas (ângulos incisais mais retos) proporcionam a sensação de dente mais quadrado e largo; enquanto ameias mais abertas (ângulos incisais mais arredondados) geram efeito de suavidade e dente mais estreito (Fig. 9-6).[1]

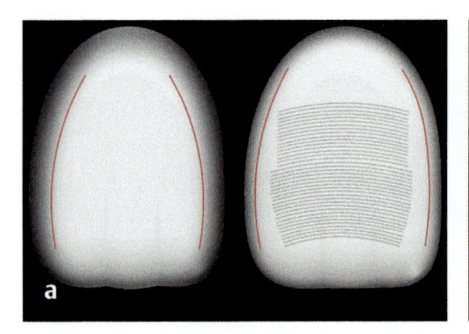

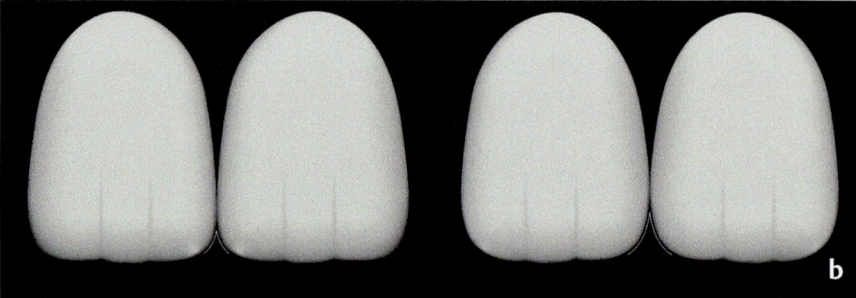

Fig. 9-6. Técnicas de ilusão de óptica para compensação de pequenas discrepâncias de forma e tamanho dental em facetas estéticas. (**a**) Sulcos e arestas mais centralizados geram sensação de dente estreito e longo; enquanto arestas afastadas com sulcos discretos/ausentes e textura horizontal bem demarcada oferecem a sensação de dente largo. (**b**) Dentes com ângulos próximo-incisais retos e ameias fechadas geram a sensação de dentes largos (e masculinos); enquanto os ângulos arredondados e ameias abertas oferecem a sensação de dentes menores (e mais femininos).

CONSIDERAÇÕES FINAIS

A etapa de finalização de facetas de resina composta, compreendendo o acabamento, texturização e polimento, é, sem dúvida, a de maior exigência entre os variados tipos de restaurações, dada a sua extensão na face vestibular e o seu comprometimento estético no sorriso do paciente.

A sequência técnica apresentada nesse capítulo é aquela que julgamos mais apropriada para atingir os melhores resultados em facetas, buscando a reprodução anatômica, textura e brilho adequados. Todavia, existem outras técnicas que também podem ser adotadas com êxito. De qualquer forma, independentemente do protocolo empregado, tempo, dedicação e capricho são temperos necessários para que possamos atingir a excelência nos resultados.

REFERÊNCIAS BIBLIOGRÁFICAS

1. Baratieri LN, Monteiro Junior S. Odontologia restauradora: fundamentos e possibilidades. 2. ed. São Paulo: Santos; 2015.
2. Coelho-de-Souza FH, Conceição AB, Conceição EN. Facetas diretas de resina composta. In: Pedrosa SF. Pró-odonto estética ABO. Porto Alegre: Artmed/Panamericana; 2011. p. 65-98.
3. Coelho-de-Souza FH. Facetas estéticas: resina composta, laminado cerâmico e lente de contato. Rio de Janeiro: Thieme Revinter; 2018.
4. Fahl Junior N. Mastering composite artistry to create anterior masterpieces. Part II. J Cosmetic Dent. 2011;26(4):42-55.
5. Sadowsky SJ. An overview of treatment considerations for esthetic restorations: a review of the literature. J Prosthet Dent. 2006;96(6):433-442.
6. Magne P, Belser U. Restaurações adesivas de porcelana na dentição anterior: uma abordagem biomimética. São Paulo: Quintessence Editora; 2012.
7. Conceição EN. Dentística: saúde e estética. 2. ed. Porto Alegre: Artmed; 2007.
8. Eustáquio J, Calixto R, Gomes T. Forma. In: Calixto, R; Eustáquio, J. Direct: facetas em resina composta. São Paulo: Santos Publicações; 2021. Cap. 2.
9. Figún ME, Garino RR. Anatomia Odontológica Funcional e Aplicada. Porto Alegre: Artmed; 2003.
10. Tarnow DP, Magner AW, Fletcher P. The effect of the distance from the contact point to the crest of bone on the presence or absence of the interproximal dental papilla. J Periodontol. 1992;63(12):995-996.
11. Kina S, Bruguera A. Invisível: restaurações estéticas cerâmicas. Maringá: Dental Press; 2016.
12. Summitt JB, Robbins JW, Hilton TJ, Schwartz RS, Santos Junior J. Fundamentals of operative dentistry: a contemporary approach. 3th ed. Chicago: Quintessence; 2006.
13. Souza MMA, Ramos TM, Gois DN, Oliveira AHA, Reis GR, Menezes MS, et al. Efeito da técnica de polimento na topografia de superfície e na transmitância da resina composta. Revista de Odontologia da Unesp. 2014;43(6):372-378.
14. Conceição EN. Restaurações estéticas: compósitos, cerâmicas e implantes. Porto Alegre: Artmed; 2005.
15. Chiche G. Proportion, display and lenght for successfull esthetic planning. In: Cohen, M et al. Interdisciplinary treatment planning: principles, design and implementation. Chicago: Quintessence; 2008. Cap.1.
16. Lombardi RE. The principles of visual perception and their clinical application to denture esthetics. J Prosthet Dent. 1973;29:358-382.
17. Coelho-de-Souza FH. Restaurações diretas em dentes anteriores com resina composta. In: Coelho-de-Souza, FH et al. Tratamentos clínicos integrados em Odontologia. Rio de Janeiro: Revinter; 2012. Cap. 12.
18. Sterrett JD, Oliver T, Robinson F, Fortson W, Knaak B, Russell CM. Width / lenght ratios of normal clinical crowns of the maxillary anterior dentition in man. J Clin Periodontol. 1999;26:153-157.
19. Magne P, Gallucci GO, Belser UC. Anatomic crown width/length ratios of unworn and worn maxillary teeth in white subjects. J Prost Dent. 2003;89(5).
20. McLaren EA, Culp L. Smile Analysis: The Photoshop Smile Design Technique - Part 1. J Cosmet Dent. 2013;29(1).
21. Tuncer D, Arhun N, Yamanel K, Çelik Ç, Dayangaç B. Dental students' ability to assess their performance in a preclinical restorative course: comparison of students' and faculty members' assessments. J Dent Educ. 2015;79(6):658-664.
22. Baratieri LN. Odontologia restauradora: fundamentos e técnicas. São Paulo: Santos; 2010.
23. Aydın N, Topçu FT, Karaoğlanoğlu S, Oktay EA, Erdemir U. Effect of finishing and polishing systems on the surface roughness and color change of composite resins. J Clin Exp Dent. 2021;73(5):446-454.
24. Coelho-de-Souza FH, Gonçalves DS, Sales MP, Erhardt MCG, Correa MB, Opdam NJ, et al. Direct anterior composite veneers in vital and non-vital teeth: a retrospective evaluation. J Dent. 2015;43:1330-1336.
25. Fahl Junior N, Denehy D, Jackson RD. Protocol for predictable restoration of anterior teeth with composite resins. Pract Periodontics Aesthet Dent. 1995;7(8):13-21.

MANUTENÇÃO DE RESTAURAÇÕES – COMO MANTER A QUALIDADE EM LONGO PRAZO

Eliseu Aldrighi Münchow ▪ Regina Ferraz Mendes
Luciano de Souza Gonçalves ▪ Fábio Herrmann Coelho-de-Souza

INTRODUÇÃO

A manutenção de restaurações em longo prazo é um assunto complexo, o qual passa por questões relacionadas com a restauração em si e o paciente. A qualidade final de uma restauração, no momento de sua confecção, é desafiada diariamente no exercício de sua função em boca, superando o ambiente úmido, eventualmente ácido, contaminado/colonizado, sujeito a variações de temperatura e a ciclos mecânicos. Essencialmente, a manutenção das características superficiais e o polimento de uma restauração de resina composta em longo prazo vai depender do tipo de compósito empregado (sua classificação em relação ao tamanho, tipo e quantidade de carga), da qualidade técnica do procedimento realizado (incluindo a etapa de acabamento e polimento) e do perfil do paciente (hábitos de higiene, dieta e oclusão).[1-3]

Diversos estudos de avaliação clínica de restaurações de resina composta têm mostrado um bom comportamento em longo prazo, tanto em dentes posteriores,[4-6] quanto em dentes anteriores.[7-9] Ao mesmo tempo, a maioria desses estudos revela influência negativa do número de superfícies restauradas em relação ao risco de falha, ou seja, quanto mais faces dentárias envolvidas na restauração, maior o risco dessa falhar.[3,5] Assim como influência do tipo de dente (maior risco para molares) e da vitalidade pulpar (maior risco para não vitais).[8] Somado a esses fatores relacionados com o dente em si, Van de Sande *et al.* (2013) demonstram que fatores de risco inerentes aos pacientes também influenciam na *performance* das restaurações de resina composta, como o risco à cárie e o estresse oclusal, por exemplo.[3]

Considerando todos esses fatores descritos anteriormente, a manutenção de pacientes portadores de restaurações faz-se necessária para acompanhar os trabalhos realizados e garantir a qualidade e características da restauração, inclusive relacionadas com o polimento. Invariavelmente, com o passar do tempo, pequenas intervenções podem ser necessárias para manter tais características, ou para revitalização da restauração, a depender da avaliação clínica. Procedimentos não invasivos, como repolimento, acabamento ou selamento de superfície, podem ser empregados; ou minimamente invasivo como o reparo/conserto; ou ainda, quando necessária, a substituição completa da restauração pode ser requerida. Por esses motivos acima, todo paciente que recebe restaurações deve ser acompanhado por um programa de manutenção periódica preventiva.[1,10]

FATORES QUE INFLUENCIAM O COMPORTAMENTO DOS DIFERENTES TIPOS DE RESINA COMPOSTA NA MANUTENÇÃO EM LONGO PRAZO

Embora a aparência estética das restaurações seja fundamental para a satisfação dos pacientes e para os profissionais que buscam recuperar os tecidos dentais danificados de forma natural e imperceptível, a manutenção por longo prazo dessas características é um desafio.

Quando hábitos prejudiciais são identificados na fase de planejamento, a orientação ao paciente e a seleção adequada dos materiais podem prolongar a vida útil da restauração. No entanto, mudanças na dieta, hábitos e materiais de higiene bucal podem ocorrer a qualquer momento na vida do paciente e isso, em muitos casos, obriga à realização de intervenções corretivas precoces. Algumas propriedades do compósito restaurador selecionado podem ajudar a preservar a textura superficial e o brilho das restaurações por mais tempo. Assim, o conhecimento dessas propriedades e qual sua influência nas características clínicas finais da restauração é vital para a otimização dos resultados.

Além das propriedades ópticas, como opacidade e translucidez, que definem características iniciais de cor de cada compósito restaurador, algumas propriedades mecânicas são extremamente importantes para a manutenção da textura superficial da restauração, que influencia a estabilidade de cor e a manutenção do brilho. Dentre essas propriedades, podemos destacar a dureza, que está relacionada com a resistência ao desgaste da restauração frente à ação promovida pelos dentifrícios e escovas dentais, atrito com os alimentos e demais estruturas duras presentes na cavidade bucal. Já a rugosidade é o microrrelevo da superfície do compósito e é utilizada frequentemente como forma de avaliação do desgaste abrasivo sofrido pela superfície das restaurações. Essas propriedades são dependentes da composição do material; entretanto, são influenciadas pelas técnicas de fotoativação, acabamento e polimento empregadas.

Translucidez

Em uma extensa revisão sobre a percepção da translucidez, Gigilashvili *et al.* (2021) trazem a definição de translucidez como:[11] "a propriedade de um corpo pela qual ele transmite luz difusamente sem permitir uma visão clara de objetos além e não em contato com ele." Ao atravessar os corpos, como, por exemplo, uma restauração, diversos fenômenos interferem no caminho da luz para que encontre os tecidos dentais e seja refletida ao observador e transmita a sensação do brilho. Os coeficientes de luz espalhada (σs) e absorvida (σa) significam a quantidade de espalhamento e absorção de fótons por unidade de distância percorrida dentro do corpo. A soma desses coeficientes é chamada de coeficiente de extinção ou atenuação (σt). Assim, o alto σa indica que poucos fótons de luz escapam do material, tornando sua aparência mais escura, por outro lado, um alto σs resultará em uma aparência brilhante.[11] Essas informações permitem a compreensão de por que alguns compósitos restauradores translúcidos algumas vezes não atingem o brilho desejado, mesmo que sua superfície esteja extremamente polida. Alguns componentes do material, como: matriz orgânica, partículas de carga, pigmentos e opacificadores podem apresentar diferentes índices de refração que irão interagir com a luz que penetra na restauração, dispersando ou absorvendo uma boa parte dela, e, assim, nem toda a luz é refletida, afetando a percepção do brilho.

Dureza Superficial

Em ciências como a mineralogia, a dureza pode ser definida como a capacidade de resistir ao risco. Na odontologia, entretanto, o conceito mais aceito é a de resistência à penetração (indentação). Por essa razão, a dureza é frequentemente utilizada como referência para a capacidade de um material resistir ao desgaste ou à abrasão, o que deve ser interpretado com cuidado quando nos referimos à cavidade bucal, devido à complexidade dos mecanismos que podem levar ao desgaste das estruturas.[12]

Em uma ampla revisão da literatura, Alzraikat *et al.* (2018) revelam que a dureza é dependente da quantidade de partículas de carga (em peso ou volume) e da composição química,[13] tanto das partículas, quanto da matriz orgânica do compósito restaurador, e que está relacionada com a resistência ao desgaste do material. O tipo e a quantidade das partículas de carga são determinados por cada fabricante, cabendo ao profissional fazer a seleção correta para cada caso. No entanto, existem procedimentos, como a fotoativação, que determinarão a qualidade do polímero.

A incorporação de partículas de carga melhora diversas propriedades do material, como: redução da contração de polimerização, redução da expansão e contração térmica, redução da sorção de água, amolecimento, manchamento e aumento da dureza, que resulta em aumento da resistência ao degaste.[12,14] Isso ocorre porque essas partículas são mais duras do que a matriz resinosa que as envolve. Diferentes materiais são empregados para a produção dessas partículas, óxidos metálicos, como a zircônia, e o TiO podem ser utilizados juntamente com vidros de bário, alumínio, flúor, boro ou diferentes formas de sílica.[15,16] Essas partículas variam em forma e tamanho, o que influencia a quantidade de material inorgânico que pode ser incorporado à matriz e às propriedades dos compósitos restauradores. Como a dureza desses materiais inorgânicos é superior à da matriz resinosa, quanto maior a quantidade de carga incorporada, maior será a dureza do compósito. Portanto, espera-se que esse material possa resistir melhor ao desgaste imposto pela função. Embora essa seja uma tendência comprovada em diversos estudos, esse comportamento nem sempre se confirma, pois outros fatores também exercem influência sobre a resistência dos materiais restauradores, como a qualidade da matriz polimérica obtida. Além disso, a coesão estável entre as fases orgânica e inorgânica do material é indispensável para o resultado esperado. Para obter a união adequada, a silanização eficiente das partículas de carga é fundamental e está diretamente relacionada com a rugosidade final.[17]

A polimerização da matriz orgânica também influencia a dureza dos materiais resinosos. Diversos estudos utilizam o ensaio de dureza como parâmetro indireto para avaliar o grau de conversão dos compósitos, ou seja, uma forma prática de avaliar o quanto a matriz resinosa foi polimerizada.[18-20] Quanto maior for a polimerização do material, melhores serão as propriedades mecânicas do compósito. Assim, a restauração poderia resistir melhor às tensões mastigatórias e aos desgastes químico e mecânico impostos pelo ambiente bucal. Para maximizar a polimerização da restauração, alguns cuidados são fundamentais, como a utilização de uma fonte de luz confiável e em boas condições. Adquirir uma boa fonte de luz é fundamental para que a polimerização do compósito seja adequada. Para isso, não basta apenas que o aparelho atinja a irradiância declarada pelo fabricante, é fundamental que essa emissão radiante seja mantida, sem variar a intensidade, durante toda exposição do compósito à luz, em todas as ativações realizadas. Essa é a garantia de que a restauração está recebendo a luz necessária para atingir o máximo de suas propriedades mecânicas.[21-23] Conhecer o espectro de emissão radiante da fonte de luz também é muito importante, tendo em vista a grande variedade de compósitos restauradores existentes no mercado. Compósitos que utilizem a canforoquinona (CQ) como fotoiniciador são adequadamente ativados por aparelhos que emitam somente luz azul com comprimento de onda entre 410 nm e 480 nm com pico centrado em 468 nm, conhecidos por onda única (*monowave*) ou pico único (*single-peak*). Entretanto, compósitos utilizados para restaurações de dentes clareados frequentemente utilizam fotoiniciadores que não produzem o efeito de amarelamento produzido pela CQ, resultando em materiais mais brancos. O problema é que essas moléculas são sensibilizadas por luz violeta com espectro de comprimento de onda aproximado de 380 nm a 405 nm, não sendo sensibilizados, portanto, pela mesma luz. Esses fotoiniciadores requerem fontes que emitam luz em amplo espectro, abrangendo os comprimentos de onda azul e violeta. Essas fontes ficaram conhecidas como multionda (*polywave*), ou pico duplo (*dual-peak*).[24-26]

O conhecimento dessas características básicas da fonte de luz e dos compósitos justifica o respeito ao tamanho do incremento e o tempo de ativação indicado pelo fabricante do compósito. Embora a polimerização superficial desses compósitos com fotoiniciadores alternativos seja favorecida pelo amplo espectro dos aparelhos multionda, a luz violeta tem dificuldade de penetrar em incrementos maiores que 2 mm,[27] muito comum quando são utilizados compósitos *bulkfill*, que permitem a utilização de incrementos de 4 mm. Dessa forma, observa-se que a polimerização do compósito é fundamental para maximizar as propriedades clínicas da restauração e é preciso enfatizar que, diferentemente da composição do compósito determinada pelo fabricante, esse procedimento é puramente dependente da qualidade da fonte de luz que o profissional possui.

Um ponto controverso que frequentemente é abordado, é a proteção do último incremento para evitar a camada de polimerização inibida pelo oxigênio. A formação de um radical livre inativo pelo contato do oxigênio atmosférico com o monômero do Bis-GMA dificulta a polimerização na superfície da restauração. Embora a proteção dessa camada com algumas substâncias seja postulada, nem sempre ela pode ser efetiva. Géis à base de água, por exemplo, não seriam indicados, uma vez que a umidade, assim como o O_2 atmosférico também é prejudicial à polimerização. Embora efeitos positivos tenham sido relatados em compósitos protegidos com glicerina, foi demonstrado que o polimento trouxe o mesmo benefício aos materiais estudados.[28] Esses resultados estão de acordo com outro estudo que, apesar de apontar a redução da rugosidade superficial em um compósito *BulkFill* quando empregada a proteção da última camada para a polimerização final, concluiu que o mesmo efeito foi obtido após polimento, com e sem a proteção em um compósito nanoparticulado e outro compósito *bulkfill*.[29] Dessa forma, cabe a reflexão se a proteção é realmente necessária, ou apenas mais um passo que pode, dependendo da substância utilizada, não trazer benefício algum.

Rugosidade Superficial

A rugosidade superficial é uma característica importante para os padrões estéticos, pois ela interfere no brilho das restaurações. No entanto, sua importância não se restringe à cosmética dental. Valores de rugosidade superficial das restaurações em torno de 0,2 μm têm importante papel na redução da adesão bacteriana,[30] o que diminui as chances de manchamento das margens e contribui para a durabilidade das restaurações. A quantidade de carga em um compósito, bem como o tamanho e o formato dessas partículas, pode exercer forte influência sobre a estabilidade de cor e rugosidade superficial dos materiais, o que pode, como consequência, afetar o brilho das restaurações.[15,31,32] Compósitos que utilizam vidros como carga de reforço possuem partículas irregulares e de tamanhos variados. Quando, devido ao desgaste da superfície, uma partícula grande se desprende do compósito, um defeito grande é produzido. Com isso, a luz que reflete sobre essa superfície é desviada de forma mais irregular quando essa reflexão desuniforme da luz ocorre em vários pontos dessa superfície, o que se percebe é a diminuição do brilho, pois menos luz refletida chega ao olho do observador. Essa é uma das vantagens dos compósitos restauradores que possuem partículas extremamente pequenas como os nanoparticulados. As partículas de carga dessa classe de compósitos tendem a se aglomerar formando os chamados *clusters*, devido à alta energia de superfície presente em partículas muito pequenas. Com isso, as partículas fortemente unidas nesses aglomerados são liberadas aos poucos, deixando irregularidades muito menores que aquelas deixadas pelas partículas maiores. Como essas partículas estão na escala nanométrica, em muitas situações as irregularidades deixadas pelo seu desprendimento podem ser menores que o comprimento de onda da luz visível (entre aproximadamente 380 e 700 nm), o que torna o desvio dessa luz quase imperceptível, permitindo uma reflexão mais homogênea e com isso preservando a percepção do brilho por mais tempo. Além disso, estudos prévios revelam que quanto menor o tamanho da partícula de carga, como nos compósitos nanoparticulados, maior a resistência desses materiais à degradação das propriedades de superfície como dureza, rugosidade e retenção do brilho.[14,33,34]

Além do próprio desgaste promovido pelo atrito mecânico durante a função mastigatória e escovação, a degradação química do compósito também é constante. Diferenças na rugosidade superficial foram detectadas em materiais expostos a líquidos de diferentes valores de pH e foi observado que o café preto (pH entre 4,5 e 5,1) promove alterações significativas na absorbância e rugosidade dos compósitos até mesmo quando comparado com a clorexidina, que possui pH em torno de 5,5 a 7. As alterações detectadas influenciaram tanto a estabilidade de cor quanto o brilho desses materiais. Os autores atribuem esse efeito ao pH ácido, que causa a hidrólise dos radicais éster presentes nos monômeros de metacrilato, resultando na degradação dos compósitos. O baixo pH pode danificar a integridade da superfície das resinas compostas, levando a uma maior rugosidade e absorção da superfície e menor estabilidade da cor.[32] O dano causado à superfície e o aumento da rugosidade levam à maior exposição das partículas de carga, o que pode intensificar outras formas de degradação.

A degradação hidrolítica ocorre devido à reação autocatalítica da água com o silano ligado à partícula de carga. Durante a reação de união, um radical silanol (SiOH) pendente é formado, permitindo que a partícula de carga se ligue à matriz orgânica da resina composta. Com a reação catalítica, a polaridade natural da água quebra a ligação, ligando o átomo de oxigênio da água ao silício. O silício é então deslocado, causando hidrólise iônica e degradação hidrolítica das superfícies das partículas de carga. Já, a degradação química atua na matriz orgânica dos compósitos resinosos, devido à heterogeneidade da reação de polimerização dos monômeros à base de metacrilato. Durante a polimerização, os monômeros multifuncionais formam regiões subpolimerizadas contendo monômeros não reagidos ou unidos em pequenas cadeias chamadas oligômeros, localizados entre as ligações cruzadas próximas aos terminais pendentes das duplas ligações de carbono. Quando a água, ou algum outro solvente orgânico, como o etanol presente em bebidas alcoólicas, penetra entre as ligações cruzadas do polímero, ocorre a plastificação do polímero devido ao aumento desses espaços ocupados pela água, o que causa mudanças na massa e nas dimensões do polímero. Os monômeros residuais são solubilizados pela solução solvente e podem ser deslocados.[35]

Sistemas de Polimento

A eficiência do processo de polimento depende da relação entre a dureza do abrasivo e a da superfície a ser polida. Dessa forma, não é difícil compreender porque muitas vezes encontramos resultados diferentes do mesmo sistema de polimento em compósitos diferentes.[36,37] Em um estudo *in vitro*, a diferença desses sistemas foi comprovada. Os autores destacaram a importância da tenacidade e da dureza dos materiais abrasivos que utilizam partículas de diamante em relação aos que utilizam sílica, alumina ou zircônia. Os abrasivos possibilitam um desgaste mais acentuado, ou polimento mais leve, variando a pressão realizada com o instrumento rotatório. Entretanto, todos os abrasivos utilizados no estudo obtiveram resultado inicial satisfatório. Além disso, todos os compósitos apresentaram brilho e polimento aceitável mesmo após escovação e ciclos de pH.[36] Já outro estudo *in vitro* mostra diferenças significativas na dureza de alguns compósitos de acordo com o tipo de material abrasivo utilizado e conclui que utilizar um mesmo sistema de acabamento e polimento para todos os compósitos pode trazer resultados clínicos diferentes e indesejáveis.[17] Os resultados desses diferentes estudos reforçam a importância do conhecimento da composição e das propriedades dos materiais envolvidos no processo, bem como das técnicas de acabamento e polimento propostas pelos respectivos fabricantes.

Impacto Clínico dessas Propriedades

Embora os estudos laboratoriais demonstrem que todos esses fatores são importantes para o resultado das restaurações e o sucesso em longo prazo, nem sempre isso é visto de forma tão clara nos estudos clínicos. Muitas vezes, quando analisados juntos, fatores específicos, como o tipo de carga ou a quantidade de um determinado monômero na composição do material não revelam influência significativa na longevidade das restaurações. Algumas revisões sistemáticas de estudos laboratoriais tiveram dificuldade de detectar essas diferenças específicas. Kaiser *et al.* (2014) não encontraram evidências da influência de que cargas na escala nanométrica melhoraram o brilho e a lisura superficial nem sua manutenção.[16] Já, outros estudos mostraram que tanto o brilho e a rugosidade superficial quanto a preservação dessas propriedades podem estar associados, respectivamente, aos sistemas de polimento utilizados e à presença de cargas menores, principalmente na escala nanométrica.[38,39]

Considerando todos esses aspectos abordados, fica mais fácil compreender por que é difícil detectar diferenças clinicamente. A variedade de materiais restauradores, sistemas de polimento, fontes de luz, técnicas restauradoras, nível de experiência e habilidade profissional, localização da restauração e fatores ligados ao paciente que estão fora do controle e, muitas vezes, até do conhecimento do dentista, tornam praticamente impossível saber qual dos fatores está realmente afetando propriedades como brilho e rugosidade superficial em casos isolados. Além disso, existem variações também nos métodos de pesquisa, tanto nas metodologias laboratoriais, quando nas análises clínicas; muitas vezes, informações importantes não estão descritas nos estudos.[40]

INFLUÊNCIA DE FATORES EXTERNOS À RESTAURAÇÃO

Após compreender as particularidades de cada tipo e categoria de resina composta e o quanto elas influem diretamente na qualidade superficial da restauração, torna-se importante avaliar o efeito que fatores externos têm na manutenção do brilho e na estabilidade das características estéticas obtidas pós-tratamento restaurador. De fato, restaurações à base de resina composta perdem suas propriedades ópticas mais rapidamente do que as restaurações cerâmicas,[41] seja devido às características topográficas que são diferentes entre esses materiais, ou devido à sua própria composição química, já que as cerâmicas são inertes e as resinas, por serem polímeros, são suscetíveis à ação de microrganismos, enzimas salivares e dissolução química causada por alimentos e bebidas provenientes da dieta. Resinas compostas são excelentes opções restauradoras, mas necessitam de cuidados e de manutenção. Além disso, resinas compostas são suscetíveis a desgastes causados pela ação abrasivo-mecânica da higienização realizada pelo indivíduo, dependendo de aspectos relacionados com o tipo de escova e dentifrício utilizados (além do tipo de resina composta, em relação às suas partículas de carga). Todos esses fatores atuam diariamente no material, podendo causar modificações significativas nas suas propriedades estéticas com o passar do tempo (Fig. 10-1).[42]

É importante considerar um aspecto fundamental que pode acelerar ou reduzir a velocidade da degradação superficial de restaurações resinosas durante sua função clínica: a qualidade topográfica entregue à restauração pós-tratamento. Muitos consideram que quanto mais lisa for a superfície da restauração, melhor a qualidade estética e menor o impacto sofrido pelo material quando em função. No entanto, lisura não é garantia de menor degradação. Conforme o estudo de Quirynen (1994),[43] a interação entre rugosidade superficial e energia livre de superfície (ELS) parece ser a chave para o mecanismo de adesão de microrganismos e degradação no ambiente bucal. No caso, a ELS é caracterizada como um excesso de energia resultante da não completude de ligações químicas dos átomos superficiais de um determinado substrato, criando uma instabilidade termodinâmica superficial. Geralmente, quanto maior a quantidade de ELS, maior a hidrofilia do material, sendo o oposto também verdadeiro (Fig. 10-2). A interação entre a ELS e a rugosidade superficial é complexa, pois como verificado em outro estudo,[44] substratos com maior quantidade de ELS (como o esmalte dental) tornam-se mais hidrófilos em situações de rugosidade, ao passo que aqueles com pouca a moderada

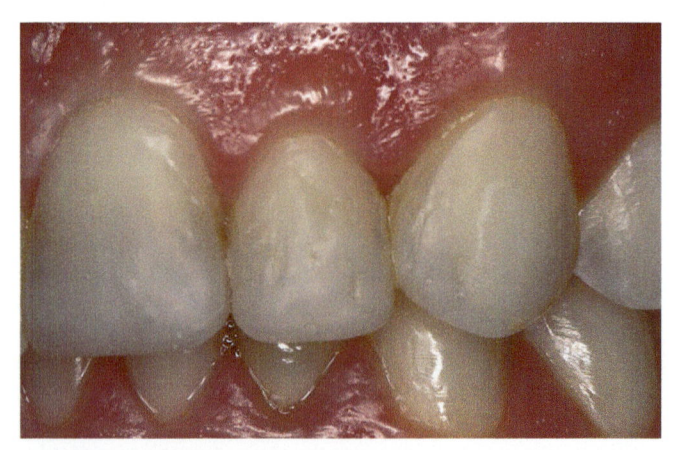

Fig. 10-1. Aparência visual de três facetas diretas de resina composta em avaliação longitudinal. Nota-se a acentuada degradação superficial com consequente perda de propriedades estéticas, como brilho e lisura.

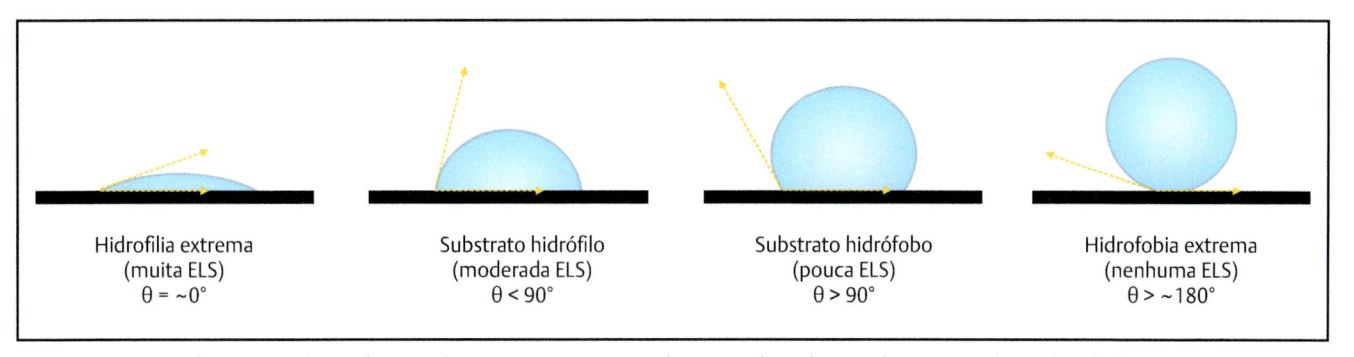

Fig. 10-2. Imagens demonstrando a influência da presença ou ausência de energia livre de superfície (ELS) na hidrofilia e hidrofobia do substrato quando em contato com um material polar (p. ex., uma gota de água). O ângulo de contato (θ) formado entre a superfície do substrato e a tangente externa da gota (representado pelo ângulo entre os dois traços amarelos) é utilizado para definir a quantidade de ELS.

ELS (como a maioria das resinas compostas) tendem a aumentar a sua hidrofobia em condições rugosas. Assim, não basta considerar apenas o nível de rugosidade de uma superfície, mas também avaliar a quantidade de ELS existente, buscando-se um equilíbrio que ofereça maior estabilidade das propriedades esteticossuperficiais e menor degradação da restauração com o tempo.

Conforme já discutido em capítulos anteriores, existem vários métodos e materiais utilizados para oferecer acabamento e polimento superficial de restaurações de resina composta, com cada instrumento criando uma textura específica que pode alterar a ELS do material. Um fato curioso é quanto ao entendimento controverso de que uma restauração guiada pela utilização de uma matriz de poliéster resulta em uma superfície extremamente lisa/polida. Na verdade, a aplicação de um incremento de resina composta contra uma matriz de poliéster pode resultar em uma superfície rugosa e bastante porosa, como ilustrado na Figura 10-3a. Quando comparada com o resultado superficial de uma restauração que recebeu acabamento fino com uma sequência de discos abrasivos (Fig. 10-3b), a topografia da restauração modelada contra a matriz de poliéster apresentou quase quatro vezes maior rugosidade, sendo possível observar defeitos superficiais profundos e uma topografia irregular. Essas imagens contrastantes indicam que toda restauração deve receber acabamento com material e instrumentos adequados, corrigindo qualquer imperfeição decorrente da técnica restauradora propriamente dita, seja ela guiada com matriz de poliéster, com guia de silicone, ou pela técnica incremental a mão livre.

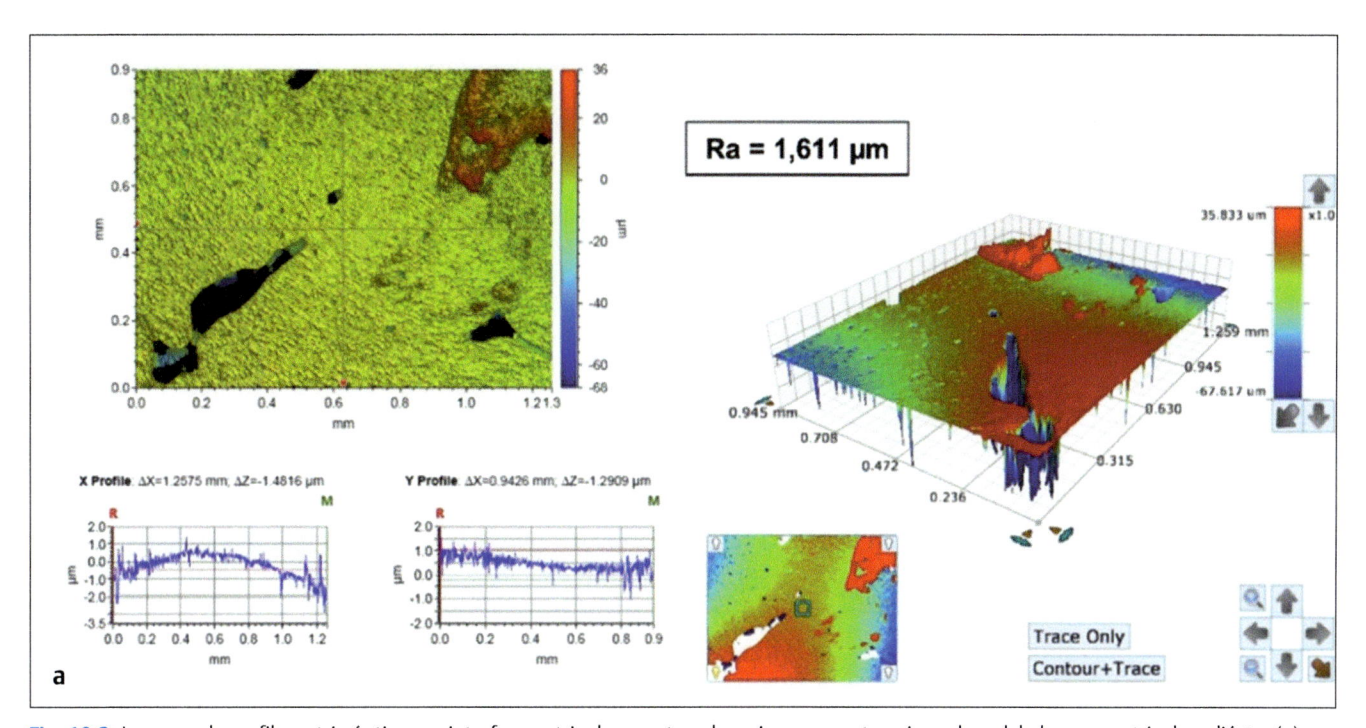

Fig. 10-3. Imagens de perfilometria óptica por interferometria de amostras de resina composta universal modelada com matriz de poliéster (a) e pós-acabamento superficial com sequência de discos abrasivos (b). Percebe-se a presença de defeitos superficiais (possivelmente bolhas de ar) no material modelado contra a matriz de poliéster, resultando em uma rugosidade superficial (Ra) média quase quatro vezes maior do que a da superfície da amostra submetida ao acabamento sequencial. *(Continua)*

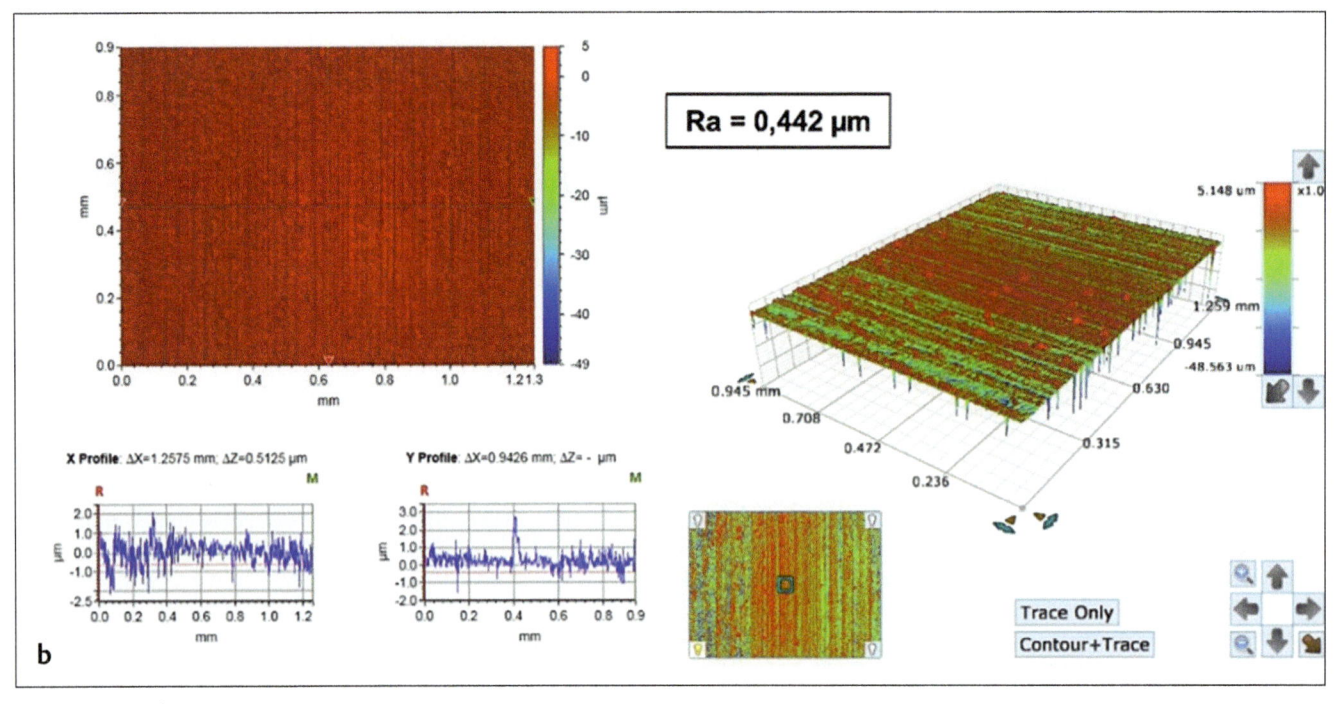

Fig. 10-3. *(Cont.)*

Influência da Saliva e do Biofilme na Manutenção de Restaurações

O ambiente bucal é agressivo à estrutura superficial de restaurações de resina composta, especialmente por conta da ação de duas enzimas esterases presentes na saliva humana: a colesterol esterase (CE) e a pseudocolinesterase (PCE). Essas enzimas são capazes de degradar ligações moleculares do tipo éster, ou seja, exatamente o tipo de ligação química formada após a polimerização de materiais resinosos. Essa ação é ainda potencializada no caso de materiais constituídos pelo monômero Bis-GMA,[45] o qual é facilmente transformado no subproduto BisHPPP (2,2-Bis[4fenil]propano), levando ao aumento de rugosidade no material e alterações da ELS.[46]

Um fato interessante é que a CE e a PCE não são encontradas exclusivamente na saliva, já que biofilmes bacterianos também são capazes de produzir essas enzimas.[47-49] Conforme um estudo *in situ* realizado por Padovani *et al.* (2014),[41] o acúmulo de biofilme sobre materiais restauradores ocasiona alterações estruturais que são material-dependente. No caso, os autores produziram espécimes com cinco tipos de materiais: resina composta, cimentos de ionômero de vidro convencional e modificado por resina, amálgama de prata e cerâmica reforçada por dissilicato de lítio. Todas as amostras foram avaliadas quanto às características de dureza, rugosidade, morfologia e composição química, para então serem adaptadas em dispositivos de uso intraoral (aparelhos removíveis), os quais foram utilizados por voluntários saudáveis durante 7 dias. Após processo de desafio cariogênico, cada propriedade foi reavaliada, e os autores demonstraram que todos os materiais se tornaram mais rugosos, mas apenas as resinas e os ionômeros modificaram de forma significativa a sua composição química superficial, sugerindo uma menor resistência à degradação induzida por biofilme.

Embora a literatura sugira que a manutenção contínua de um biofilme seja prejudicial à estrutura superficial de resinas compostas, a natureza do biofilme parece ser um fator mais relevante do que a sua simples presença sobre a restauração. Segundo Nedeljkovic *et al.* (2017),[49] um biofilme de *Streptococcus mutans* (*S. mutans*) aumentou de forma considerável a rugosidade do material, quando comparado com o efeito causado por biofilmes mistos, isto é, biofilmes com variadas espécies e, por isso, mais complexos em termos de comunidades microbianas. Assim, nem todos os tipos de biofilmes alteram as propriedades das resinas, mas na presença de *S. mutans*, as alterações superficiais são potencializadas, provavelmente por conta da produção e da liberação de esterases.[48] Isso acontece porque biofilmes de *S. mutans* são cariogênicos em essência, aumentando a degradação induzida por esterases e consequentemente contribuindo para o desenvolvimento de cárie secundária, o principal fator de risco para falha de restaurações de resina composta em indivíduos com alto risco à cárie.[3]

A relação entre o aumento de rugosidade e a redução de brilho foi estudada por Valente *et al.* (2013).[50] Segundo esse estudo, essas variáveis estão inversamente correlacionadas. Sabendo-se que o brilho é uma propriedade que mede a distribuição geométrica da luz refletida em uma superfície, o aumento de rugosidade de superfície com o passar do tempo em boca, indica uma modificação da composição química da matriz orgânica resinosa, bem como a possível perda de partículas de carga superficiais, repercutindo assim na menor reflexão de luz e redução do brilho do material.[51] Além disso, a distribuição do tamanho das partículas de carga também parece influenciar a propriedade de brilho. Resinas compostas de partículas menores (p. ex., tamanho submicrométrico) demonstram uma maior capacidade de retenção de brilho, se comparadas com as resinas de partículas maiores.[50] Cabe ressaltar que o tamanho das partículas de carga influencia no polimento superficial da resina composta, e que materiais com partículas menores e mais uniformes oferecem melhor capacidade de polimento e manutenção de superfícies lisas, melhorando a retenção das propriedades estéticas em longo prazo.[52]

Alguns estudos avaliaram o efeito do biofilme na alteração de cor de resinas compostas. Um desses estudos mostrou que o contato entre um biofilme de *S. mutans* (cariogênico) e uma resina composta experimental não causou alteração na cor do material, muito provavelmente por conta da ação protetora da massa do biofilme, a qual minimizou a ação dos pigmentos na superfície do material.[53] A alteração de cor de resinas compostas é principalmente ocasionada pela ação de pigmentos externos provenientes do meio.[54] Sabendo-se que biofilmes não produzem pigmentos, mas sim ácidos orgânicos e esterases bacterianas, pode-se dizer que eles não são fatores causais diretos na modificação da cor de restaurações resinosas.

Influência da Dieta na Manutenção de Restaurações

A alteração de cor em restaurações de resina composta é uma condição frequentemente verificada em estudos de acompanhamento clínico,[55] sendo associada como um dos principais motivos para a falha de restaurações em dentes anteriores.[7,9] Na prática, a mudança de cor de uma restauração resulta em uma necessidade de intervenção profissional,[56] podendo influenciar na longevidade do tratamento. Quanto ao processo em si, as alterações de cor em resinas compostas são, geralmente, ocasionadas pelo manchamento extrínseco oriundo da dieta; sendo que diversos estudos demonstraram o efeito de variados líquidos na estabilidade de cor do material. De acordo com Paolone *et al.* (2022),[57] a solução de café foi a bebida mais investigada, em 57% dos estudos laboratoriais, seguido de outros líquidos, como: chá, vinho, sucos e refrigerante à base de cola.

O potencial de descoloração obtido em estudos laboratoriais é maior do que aquele verificado clinicamente, já que o efeito da higienização diária de dentes e restaurações é desconsiderado na maioria dos estudos *in vitro*, ou seja, a remoção dos pigmentos aderidos durante a alimentação e a limpeza superficial dos substratos é negligenciada por questões metodológicas, e, por isso, sabe-se que os resultados oferecidos pela literatura são geralmente superestimados. Mesmo assim, é importante conhecer o padrão de pigmentação que cada resina composta e cada tipo de agente corante cria nas propriedades estéticas da restauração. Por exemplo, a solução de café é um potente corante de materiais poliméricos por conta da ação combinada entre os seus pigmentos escuros e a maior temperatura de consumo (maior do que os 37°C da cavidade bucal). Da mesma forma, o chá também é um potente corante, já que envolve maiores temperaturas durante a sua ingestão. Por outro lado, embora vinho, sucos e refrigerantes sejam consumidos em temperaturas mais baixas, o componente alcoólico do vinho e o pH ácido dos outros líquidos aumentam a degradação da resina, influenciando assim nas suas propriedades superficiais e estéticas. Portanto, a coloração inerente de cada líquido/bebida corante somado a fatores de temperatura, teor alcoólico e nível de pH, podem em conjunto criar um cenário favorável a pigmentação e descoloração de restaurações de resina composta.

Um fato importante e que merece atenção é sempre avaliar a composição orgânica e inorgânica da resina composta de escolha. Por exemplo, segundo o estudo de El-Rashidy *et al.* (2022),[58] o tipo de monômero presente na matriz orgânica da resina, bem como a qualidade de incorporação das partículas de carga na matriz resinosa, são dois fatores que influenciam diretamente na estabilidade de cor e brilho do material. No caso, o estudo comparou duas resinas compostas, sendo uma resina unicromática (Omnichroma; Tokuyama) e outra convencional (Filtek Z350 XT; 3M). Amostras das resinas foram preparadas e caracterizadas quanto à cor e brilho superficial, e posteriormente submetidas à pigmentação em chá ou vinho, em temperatura constante ou após ciclagem térmica. Após a realização de todos os processos, as resinas foram caracterizadas novamente quanto a cor e brilho. Como resultados, o estudo demonstrou que durante a imersão em temperatura constante à 37°C (simulando o ambiente bucal), a resina unicromática pigmentou consideravelmente mais do que a resina convencional, e independente do meio corante, sendo isso explicado pelo fato de essa resina ser constituída por monômeros de baixo peso molecular, como TEGDMA e UDMA, ou seja, uma matriz orgânica mais suscetível à pigmentação.[59] O brilho superficial foi reduzido em ambas as resinas, provavelmente em função da impregnação dos corantes provenientes do chá e do vinho, reduzindo a capacidade de reflexão de luz pelos materiais. Foi sugerido que a variação de temperatura da ciclagem térmica somada ao teor alcoólico do vinho, criaram um efeito sinérgico à degradação mais intensa da interface carga-matriz da resina Filtek Z350.[60] Assim, parece fundamental que o profissional confie na escolha de resinas com maior resistência química a degradação e pigmentação, considerando aspectos como a composição dos monômeros presentes no material, bem como o tipo de partículas e a qualidade com que elas estão incorporadas à matriz. Esses são critérios geralmente desconsiderados pelo clínico, sendo, no entanto, relevantes à criação de restaurações mais duradouras, com propriedades estéticas mais estáveis.

Influência do Tipo de Escova Dental na Manutenção de Restaurações

Outro fator que tem peso significativo na estabilidade de cor e brilho de restaurações de resina composta refere-se ao nível e à qualidade de limpeza e higienização aplicados diariamente pelo indivíduo. De fato, a melhor forma de controlar ou minimizar os efeitos deletérios da dieta na estética da restauração resinosa é oferecer uma boa limpeza diária, removendo pigmentos extrínsecos antes do manchamento ocorrer. Porém, fica sempre a dúvida: será que a escovação diária da restauração induz desgaste superficial e, consequentemente, a perda de propriedades estéticas? Ainda, será que o tipo de instrumento de escovação influencia na velocidade desse desgaste? Essas são algumas dúvidas que permeiam as discussões na temática, merecendo maiores esclarecimentos.

Segundo Amaya-Pajares *et al.* (2022),[38] que analisou os efeitos da escovação no brilho e na rugosidade de resinas compostas, a abrasão causada pela escovação tornou os materiais progressivamente mais rugosos e menos brilhosos, especialmente no caso das resinas contendo partículas maiores e mais irregulares. De fato, resinas constituídas por partículas menores e mais esféricas (p. ex., resinas compostas microparticuladas e nanoparticuladas) demonstraram-se mais lisas e mais brilhosas do que as outras categorias de material, apresentando inclusive uma maior tendência de resistirem ao desgaste abrasivo. No quesito qualidade estética e estabilidade de propriedades superficiais, já é sabido que as resinas microparticuladas são consideradas o padrão-ouro, demonstrando excelente capacidade de polimento e retenção de brilho em longo prazo.[8,52] Contudo, conforme Jassé et al. (2013),[61] que investigaram o efeito da concentração de partículas de carga na perda de brilho superficial pós-escovação simulada, resinas com maior fração de carga inorgânica (> 70% em peso) apresentam-se com mais brilho do que aquelas contendo menor quantidade de partículas (40-70%), e, além disso, a perda de brilho pós-escovação também foi menor no caso das resinas mais particuladas. Um fato curioso é que a capacidade de perda de brilho superficial de uma resina é bastante influenciada pela quantidade da escovação, com a perda de brilho chegando a quase 50% do valor original entregue pós-sessão de polimento, e mesmo transcorridos apenas 15 minutos de escovação simulada.[61] Isso revela que a ação mecânica da escova dental tem influência direta na capacidade reflexiva da luz pelo material, alterando a sua manutenção de brilho.

Apesar do uso clínico mais rotineiro de resinas compostas diretas, resinas CAD/CAM (*computer-aided design/computer-aided manufacturing*) são cada vez mais consideradas na escolha dos profissionais que lidam com odontologia estética. Essas resinas são geralmente mais resistentes se comparadas com as versões de uso direto, apresentando melhores propriedades de dureza e, com isso, maior resistência ao desgaste abrasivo.[62] Mesmo assim, resinas CAD/CAM não são imunes ao ganho de rugosidade e à perda de brilho superficial.[63] O estudo de Ishida et al. (2023) demonstrou objetivamente o efeito deletério da escovação simulada na textura e no brilho de várias resinas CAD/CAM.[64] Os autores testaram seis tipos de blocos de resina CAD/CAM, e amostras de cerâmica feldspática foram utilizadas como controle. Após aplicação de 20.000 ciclos de escovação simulada, verificou-se um aumento significativo da rugosidade superficial e redução considerável do brilho para todas as resinas, ao passo que a cerâmica manteve a textura apesar da leve perda de unidades de brilho. Esse estudo confirmou novamente a correlação entre rugosidade e brilho superficial, com o aumento direto de rugosidade resultando na redução imediata da reflexão de luz pelo material. Sabendo-se que a diferença de 6,4° na unidade de brilho de um material é percebido por indivíduos leigos, e que diferenças maiores do que 35,7° são consideradas inaceitáveis,[65,66] apenas uma das seis resinas CAD/CAM avaliadas no estudo perdeu menos brilho do que o limite da inaceitabilidade, indicando que resinas CAD/CAM também são suscetíveis à degradação mecânica, necessitando de polimento para fins de recuperação das unidades de brilho condizentes à demanda estética de um trabalho restaurador indireto com resinas compostas.

Embora seja cada vez mais unânime indicar o uso de escovas macias ou ultramacias durante a escovação de dentes e restaurações, o estudo realizado por Kyoizumi et al. (2013) testou três variações de dureza de escovas dentárias (macia, média e dura) na abrasão e rugosidade superficial de três resinas compostas.[67] Após simulação de escovação aplicando-se critérios padronizados de veículo de lubrificação e força/frequência, os autores demonstraram que a dureza das cerdas da escova não foi um fator significativo para a alteração das propriedades testadas, apresentando um efeito mínimo nesse aspecto. Por outro lado, o tipo de resina foi o fator mais relevante. No caso, todos os materiais testados apresentavam uma mistura de partículas inorgânicas, sendo, portanto, categorizados como resinas híbridas ou nano-híbridas. Contudo, a resina híbrida testada (Venus; Kulzer) foi a que sofreu maiores alterações superficiais com o aumento da dureza da escova dental, ao passo que as outras resinas (Venus Diamond e Venus Pearl; Kulzer) não foram influenciadas pela capacidade abrasiva das escovas. Embora pareça que os materiais nano-híbridos tenham uma resistência maior ao desgaste superficial, essa constatação não foi de fato confirmada, já que em termos de composição inorgânica, todas as três resinas são muito parecidas entre si. Assim, permanece a dúvida quanto ao efeito que o tipo de resina composta ou até mesmo o tipo de acabamento e polimento superficial aplicados à restauração têm na retenção de brilho e propriedades superficiais de restaurações resinosas após processo de escovação. No fim das contas, parece que é o tipo de material em si que tem um poder muito mais intrínseco na alteração das propriedades estéticas de restaurações de resina, com suas variações de matriz orgânica e qualidade das partículas de carga, influenciando mais diretamente no potencial abrasivo e desgaste superficial da restauração.[68]

Para complementar, muitos consideram que as resinas compostas nanoparticuladas e nano-híbridas oferecem um bom custo-benefício quanto às propriedades estéticas e adequada resistência físico-mecânica. Sendo assim, essas categorias de material compõem as principais escolhas de material para a restauração de dentes anteriores. O estudo de Kamonkhantikul et al. (2014) concluiu que uma resina nanoparticulada deveria ser o material de escolha para a reabilitação de regiões com elevada demanda estética,[52] já que conseguiu manter valores de rugosidade e brilho estáveis, mesmo após simulação de escovação com 40.000 ciclos, ou seja, um protocolo que simula entre 4 e 13,8 anos de escovação *in vivo*.

O fato é que parece existir uma relação complexa entre a capacidade abrasiva de uma escova dental e o potencial de desgaste real da superfície do material restaurador, merecendo mais investigações para melhorar a escolha de instrumentos e protocolos de higienização.

Influência do Tipo de Dentifrício na Manutenção de Restaurações

Dentifrícios são o veículo de lubrificação utilizado durante a escovação de dentes e restaurações, sendo geralmente constituídos de uma mistura de água, abrasivos, fluoretos, umectantes, tensoativos, espessantes, flavorizantes, conservantes, corantes e demais ingredientes com algum cunho terapêutico ou cosmético, como é o caso de agentes dessensibilizantes e clareadores.[69] Os agentes abrasivos constituem a maior fase de um dentifrício, tornando-o um produto com potencial abrasivo. Nesse aspecto, o nível de abrasividade de um dentifrício pode ser mensurado pelo seu valor de RDA, um índice de desgaste da dentina (*Relative Dentin Abrasion*) desenvolvido na década de 1970 e que visa garantir segurança no uso contínuo do produto.[70] Ainda existe outra medida relacionada com o esmalte, sendo ela a REA (*Relative Enamel Abrasion*). Embora o RDA seja uma das medidas mais tipicamente utilizadas em testes laboratoriais, ela pode funcionar como um meio de classificação dos diferentes dentifrícios quanto à abrasividade geral. Cury & Oliveira (2021) apontam para que os valores de RDA não sejam utilizados no ranqueamento da abrasividade de dentifrícios,[70] porém duas classificações foram propostas nesse sentido, conforme apresentado no Quadro 10-1.[71] A primeira classificação foi proposta por Imfeld (1998),[71] e uma outra mais recente (versão simplificada) proposta por Hamza *et al.* (2020).[72] Dependendo da indicação clínica, alguns dentifrícios (p. ex., cremes dentais para clareamento dental) podem apresentar valores de RDA próximos de 200. Apesar de a *American Dental Association* (ADA) defender que um RDA de 250 seria o limite para o uso seguro de um dentifrício, a *Federal Dental Association* (FDA) sugere um limite máximo um pouco menor, de aproximadamente 200. No entanto, a literatura é extremamente escassa no que tange à confirmação de um limite seguro sem danos ao esmalte/dentina; por isso, muitos especialistas no assunto preconizam a utilização continuada de dentifrícios com valores de RDA menores do que 100.

Conforme esperado, quanto maior o valor de RDA/REA de um dentifrício, maior o seu potencial abrasivo à dentina e ao esmalte. Da mesma forma que a dentina é um tecido menos duro se comparado com o esmalte, e, com isso, menos resistente à abrasão, a superfície de restaurações resinosas também é influenciada pela ação de agentes abrasivos conforme o nível de dureza do material. A resina composta que apresenta maior dureza superficial tende a resistir mais ao efeito abrasivo dos dentifrícios e da escovação mecânica do que aquelas com menor dureza. O tipo de resina composta e, consequentemente, a sua composição químico-estrutural, influenciam mais na manutenção de propriedades superficiais do que a própria abrasividade do dentifrício utilizado. Isso corrobora com as conclusões de González-Cabezas *et al.* (2013),[73] os quais apontam para que o valor de RDA de um dentifrício não seja o principal aspecto, mas sim um dos múltiplos fatores analisados pelo profissional quando da prescrição de produtos e recomendações que previnam o desgaste de dentes e restaurações. Apesar dessas constatações, a literatura ainda é escassa quanto ao efeito que diferentes produtos com variados níveis de abrasividade têm nas propriedades superficiais de resinas compostas, merecendo maiores esclarecimentos.[74]

Um aspecto que merece atenção é que não apenas os dentifrícios podem comprometer as propriedades esteticossuperficiais de restaurações resinosas, mas pastas profiláticas também têm essa capacidade. Um estudo realizado por Sugiyama *et al.* (2017) testou o efeito de dois tipos de pasta profilática:[75] uma contendo partículas abrasivas maiores (RDA = 140-170) e outra contendo partículas mais finas (RDA = 40-50). Segundo os autores, procedimentos de profilaxia são geralmente conduzidos combinando-se essas duas granulações de pasta, já que o material mais abrasivo permite uma remoção mais efetiva de manchas e pigmentos sobre os dentes e restaurações, ao passo que o material menos abrasivo permite uma recuperação das propriedades superficiais como lisura e brilho pós-utilização da primeira pasta. Contudo, o estudo conclui que as mudanças de brilho e textura devido ao uso da pasta profilática mais abrasiva são consideráveis, e que as mesmas propriedades não são recuperadas pós-utilização do material mais fino e menos abrasivo, ou seja, os profissionais precisam estar cientes de que mesmo uma simples profilaxia pode comprometer a qualidade estética de restaurações dentárias.

Como vimos até aqui, são vários os fatores que podem influenciar na qualidade estética e na manutenção de uma restauração de resina composta. Salientamos a importância da qualidade dessa restauração no ato de sua confecção, visando longevidade. Aspectos relacionados com o operador (sua experiência clínica e familiaridade com os materiais utilizados), controle do campo operatório durante a confecção da restauração, técnica adesiva utilizada, qualidade e energia da polimerização aplicada aos incrementos de resina composta, seleção do compósito em si, bem como ao próprio protocolo de acabamento e polimento empregados, devem ser valorizados, com vistas a oferecer o melhor procedimento restaurador possível. Todos esses fatores vêm antes do possível efeito que a saliva, o biofilme, a dieta, a escovação e o tipo de dentifrício desempenharão nas restaurações com resinas compostas. Assim, é necessário que o profissional se dedique na realização de um procedimento restaurador de qualidade, para entregar um tratamento mais duradouro e esteticamente estável para o paciente.

FREQUÊNCIA DE MANUTENÇÃO PERIÓDICA PREVENTIVA (MPP) EM PACIENTES COM RESTAURAÇÕES

Todo procedimento restaurador, independentemente do material empregado, está sujeito a falhas. A maioria dos defeitos relacionados com as resinas compostas é cumulativa e tende a se manifestar à medida em que a restauração vai sendo colocada em função. Assim sendo, quanto mais precocemente o problema for detectado, melhor é o prognóstico e maior a probabilidade de um tratamento mais conservador (menos invasivo).[76] Esse é um dos papéis das consultas de manutenção periódica preventiva (MPP – consultas de revisão): prevenção, diagnóstico precoce e mínimas intervenções.[1,10,42]

A frequência das consultas de MPP deve ser individualizada, ou seja, adaptada para cada paciente de acordo com seu perfil, o qual é determinado pelas suas características e

Quadro 10-1. Nível de abrasividade e faixa de valores de RDA de dentifrícios

Classificação de Imfeld (1998)[71]		Classificação de Hamza *et al.* (2020)[72]	
Nível de abrasividade	Valor de RDA	Nível de abrasividade	Valor de RDA
Muito baixo	0-20	Baixo	< 40
Baixo	20-40	Médio	40-80
Médio	40-60	Alto	> 80
Alto	60-80		
Muito alto	> 80		

hábitos.[1] Para tanto, devem ser avaliadas informações referentes à idade e aos riscos típicos da faixa etária; estilo de vida e de alimentação; rotina de trabalho, padrão de higienização oral; prioridades e queixas; situação de saúde e uso de medicações; possibilidade de retorno ao consultório (clínica ou serviço de saúde) e as expectativas individuais.[77] Além disso, aspectos como: risco à cárie, doença periodontal, lesões não cariosas, alterações da mucosa oral, intensidade de manchamento extrínseco, experiência pregressa de doença, tipo e complexidade das restaurações/reabilitação presentes, além de todos os fatores de risco e proteção (dieta, hábitos, doenças sistêmicas, saliva, padrão oclusal, acesso a fluoretos, genética etc.) são fundamentais e devem ser considerados pelo profissional para determinar a periodicidade de retorno do paciente, sendo a reavaliação feita a cada consulta.[3,77,78]

Embora não exista um prazo fixo pré-determinado para rechamar os pacientes, consideramos interessante uma reavaliação logo após a conclusão da etapa restauradora, previamente à "alta" do paciente, com o objetivo de revisar o procedimento, visualizar dente e restauração hidratados e retocar o acabamento e o polimento (ainda mais importante em restaurações estéticas anteriores).[10] Nessa consulta, então, será determinado o intervalo de tempo adequado para a primeira consulta de manutenção. Conforme o perfil do paciente, podemos aumentar ou reduzir a frequência das consultas de MPP, sempre com o objetivo de manter a saúde bucal.[1] Para pacientes que estão iniciando a manutenção, sugerimos intervalos menores entre as consultas, de 3 a 6 meses, os quais podem ser espaçados (ou não) à medida que o paciente se mostra em saúde e mantendo os autocuidados, podendo passar, eventualmente, para 1 ano, por exemplo.[1,79,80]

Em cada nova consulta de MPP, independente do tempo, serão realizados todos os exames necessários para a identificação do estado de saúde do paciente, ou seja, revisar a anamnese, realizar os exames clínicos (físicos) extraoral e intraoral, de mucosa, periodontais, exame dentário incluindo a avaliação criteriosa das restaurações presentes e exames complementares, quando necessário.[1] A incorporação de recursos da tecnologia digital pode auxiliar no monitoramento do paciente. O escaneamento intraoral e as análises tridimensionais podem ser úteis nas medições de desgastes e no monitoramento de posicionamento dental e gengival, por exemplo.[77,81]

QUANDO E COMO REINTERVIR NAS RESTAURAÇÕES

Após um exame clínico (físico) detalhado, em especial o exame dentário, identificaremos a qualidade das restaurações presentes e, eventualmente, a necessidade de alguma intervenção devido a possíveis falhas (defeitos).

Toda restauração presente em boca deve ser avaliada no momento do exame dentário, com vistas a diagnosticar possíveis falhas, as quais podem estar relacionadas, principalmente, com a perda de retenção (restauração perdida), fraturas (do material restaurador e/ou estrutura dentária), desadaptação marginal (perda do vedamento/selamento na interface dente-restauração), manchamento superficial ou marginal, descoloração superficial ou do corpo do material restaurador, presença de lesão de cárie secundária (recidiva de cárie, presente junto às margens da restauração), ou problemas funcionais, relacionados com a função oclusal (desgaste) ou proximal (ponto de contato interproximal deficiente).

Uma vez diagnosticado o tipo, a severidade e a causa da falha da restauração presente, as alternativas para sua correção são as seguintes (da mais conservadora para a mais invasiva): repolimento, acabamento/recontorno, selamento de superfície, reparo ou substituição da restauração.[1,42,76,82]

- *Repolimento:* o repolimento consiste em uma nova sessão de polimento (considerando que um polimento deveria ter sido realizado logo após a confecção da restauração). O polimento deve proporcionar lisura fina e brilho à superfície e deve ser realizado quando se deseja renovar o brilho perdido ou remover manchas extrínsecas leves e superficiais.
- *Acabamento:* o acabamento consiste em ajustar a superfície de uma restauração, sempre às expensas de remoção de uma camada superficial do material restaurador. O acabamento (sempre seguido de polimento) deverá ser efetuado quando se deseja melhorar a forma anatômica (recontorno), remover excessos ou sobrecontornos, ou ainda para pequenos defeitos na superfície da restauração, como: trincas, poros, descoloração ou manchamento.
- *Selamento de superfície:* o selamento superficial ou marginal consiste na aplicação de um selador de superfície resinoso sobre toda a extensão de uma restauração. Esse deverá ser indicado nos casos de pequenas trincas, poros ou bolhas superficiais ou pequena degradação/fenda marginal.
- *Reparo:* o reparo (conserto) consiste na recuperação parcial de um procedimento restaurador pré-existente, ou seja, há a inserção de material restaurador em parte de uma restauração com falha localizada. É um procedimento restaurador mais simples e conservador, que preserva a maior parte da restauração presente (desde que em condições para manutenção). O reparo está indicado para defeitos pequenos e localizados, como: pequenas fraturas, lesões de cárie secundária iniciais, correção superficial de cor e desadaptações localizadas, sempre sem evidência clínica ou radiográfica de envolvimento de grande parte da restauração no defeito.[1,42,76]
- *Substituição:* a substituição de uma restauração consiste na troca da restauração, ou seja, na sua remoção completa, seguida da inserção de novo material restaurador. A substituição de restaurações deve ser realizada quando nenhum dos procedimentos anteriores foi capaz de resolver o problema, para defeitos maiores ou não localizados (mais de 50% da restauração).

A Figura 10-4 resume o processo de avaliação de restaurações e apresenta as possibilidades de tratamento de acordo com o tipo de falha encontrado.[76]

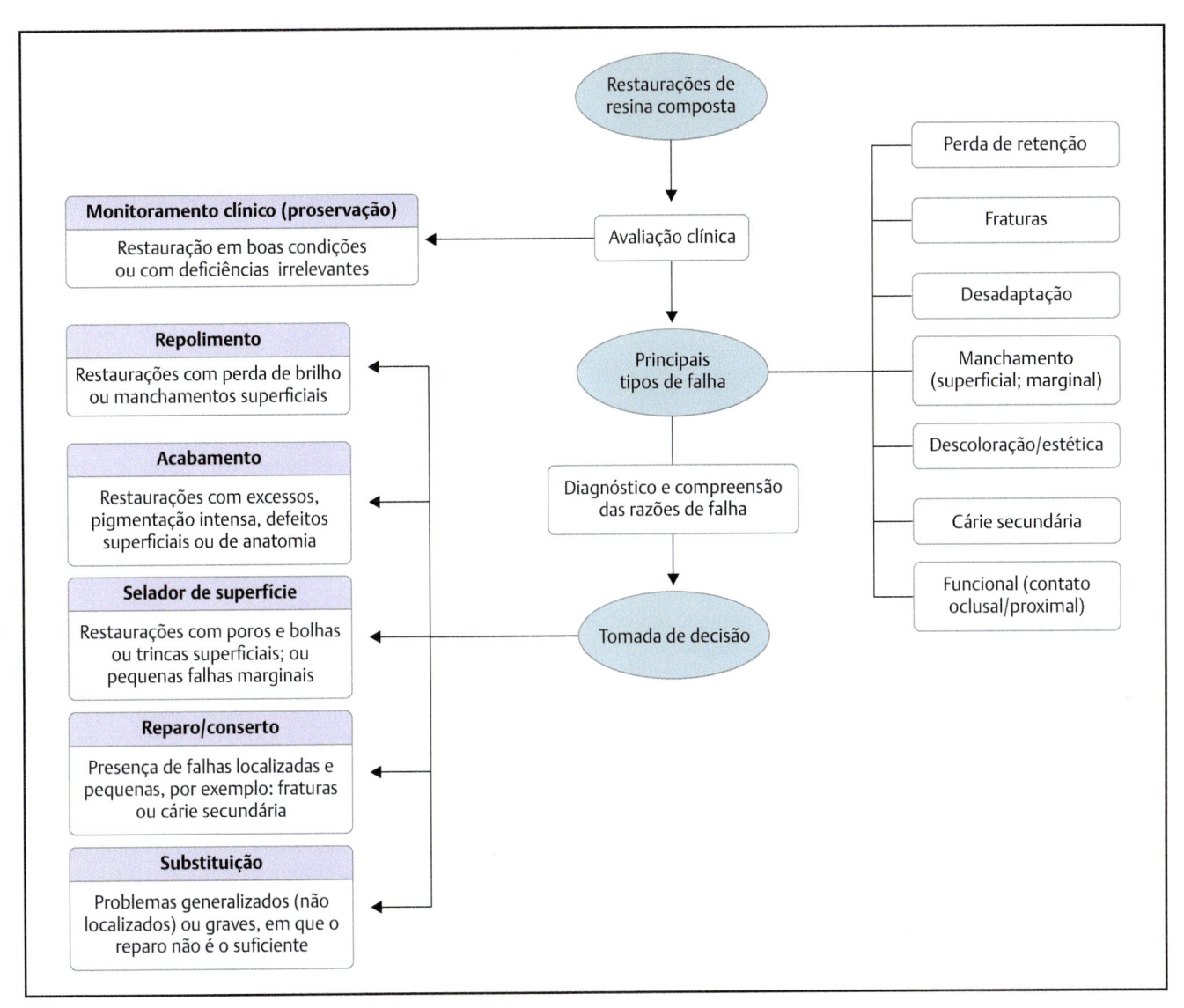

Fig. 10-4. Avaliação de restaurações e tomada de decisão clínica.

CONSIDERAÇÕES TÉCNICAS PARA REALIZAÇÃO DOS PROCEDIMENTOS

Atualmente, inúmeras técnicas, produtos, materiais e instrumentos estão disponíveis para a realização dos procedimentos supracitados. A seguir serão descritas opções técnicas eficientes;[10,76] no entanto, as mesmas poderão ser modificadas/adaptadas de acordo com os materiais e instrumentais disponíveis. Todos os sistemas mencionados a seguir estão descritos e caracterizados no Capítulo 2.

- *Repolimento:* para renovação do brilho superficial, há disponibilidade de alguns sistemas com capacidade de oferecer abrasivos de fina granulometria, que irão devolver o brilho sem causar dano ou perda substancial da resina composta. São exemplos: polidores em espiral (granulometria fina ou média/fina), pontas de borracha abrasiva de granulometria fina (formato de chama, taça ou disco), discos abrasivos flexíveis (granulometria fina), ou disco/roda de feltro com pasta para polimento de compósitos, ou ainda escovas de carbeto de silício (em especial para restaurações oclusais).

- *Acabamento:* a realização do acabamento traz consigo a remoção superficial de parte do material restaurador presente (Fig. 10-5).
  - Face vestibular: na superfície vestibular, podemos empregar discos abrasivos da granulometria sequencial do mais abrasivo para o de menor abrasividade. Pontas diamantadas de granulometria fina (F), extrafina (FF) brocas multilaminadas ou pontas de borracha abrasiva de granulometria mais grossa também podem ser utilizadas, de acordo com a necessidade.
  - Face proximal: excessos e sobrecontornos proximais podem ser removidos com o emprego de lâminas de bisturi número 12, e/ou tiras de lixa interproximal de poliéster (metálicas somente para excessos grosseiros).
  - Face palatina/lingual: em especial para dentes anteriores, pontas diamantadas de granulometria fina (F) e extrafina (FF) em formato de chama (3118F) ou barril (3168F) ou pontas de borracha abrasiva de granulometria mais grossa em formato de chama podem ser utilizadas.

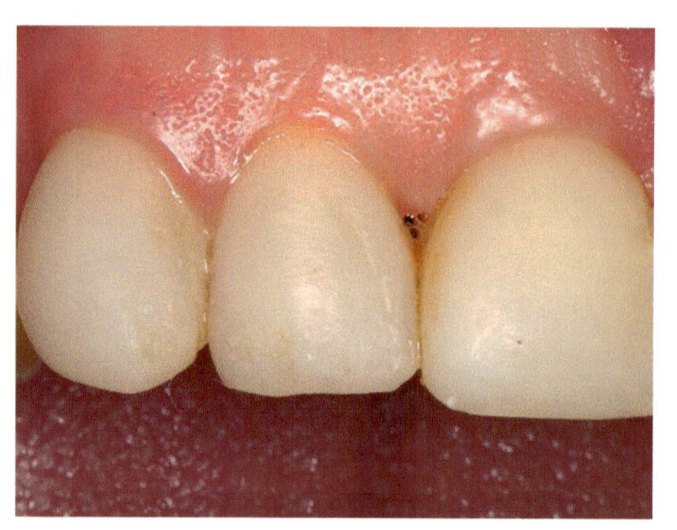

Fig. 10-5. Fotografia de controle de facetas de resina composta, necessitando de acabamento para ajuste de forma e remoção de manchas, seguido de polimento para recuperação do brilho superficial.

- Face oclusal: ajustes na superfície oclusal podem ser realizados, preferencialmente, com pontas diamantadas de granulometria fina (F) em formato tronco-cônico de ponta ativa afilada (p. ex.: 1190F) ou chama (p. ex.: 3118F ou 1111F). Eventualmente, pontas de borracha abrasiva de granulometria grossa em formato de chama também podem ser utilizadas.
- Bordo incisal: ajustes no bordo incisal são facilmente realizados com o emprego de discos abrasivos flexíveis. Eventualmente, para alguma demarcação de sulcos ou mamelos, uma ponta diamantada fina pode ser empregada (p. ex.: 3195F, 4200F).

Após a fase de acabamento da restauração, sempre deve ser executado o polimento, para obtenção de lisura fina e brilho. Genericamente, nas fases de acabamento e polimento, devemos utilizar pressão leve, em movimentos intermitentes,[83] com refrigeração (ou gaze umedecida), lavando a superfície da restauração a cada troca de instrumento polidor.

- *Selamento de superfície:* aplicação de um agente selador de superfície resinoso, como, por exemplo: Fortify (Bisco), PermaSeal (Ultradent), Bioforty (Biodinâmica), Biscover LV (Bisco). O selante deve ser aplicado em uma fina camada uniforme, cobrindo toda a superfície da restauração, incluindo suas margens. O campo de trabalho deve estar isolado (preferencialmente isolamento absoluto), a superfície restaurada deve ser condicionada com ácido fosfórico (30-40%) por 30 segundos, seguido de lavagem e secagem, então o produto será aplicado com um pincel *microbrush* (ou ponta aplicadora), em toda a superfície, removem-se os excessos e fotopolimeriza-se. Eventuais excessos já polimerizados podem ser removidos com lâmina de bisturi. Pode-se finalizar o procedimento com a aplicação de uma pasta de polimento para compósitos utilizando um feltro em baixa rotação, para remoção da camada superficial não polimerizada do selador (Fig. 10-6).
- *Reparo:* O reparo (conserto) é um procedimento restaurador; portanto, todos os princípios restauradores devem ser observados (Fig. 10-7). O paciente poderá necessitar de anestesia local, fazemos a seleção de cor do compósito a ser utilizado, o campo operatório deverá estar isolado (preferencialmente isolamento absoluto), a remoção do defeito com broca ou ponta diamantada, a asperização da superfície da resina composta remanescente com ponta diamantada (ou, se possível, jateamento com óxido de alumínio), o condicionamento com ácido fosfórico 30-40% por 30 segundos para limpeza superficial seguido de lavagem e secagem, a aplicação de sistema adesivo seguida de fotopolimerização (uso de silano previamente ao adesivo nesses casos é opcional), a inserção da resina composta na região do defeito (técnica incremental) seguida de fotopolimerização e, por fim, o acabamento e o polimento (conforme descrito acima).

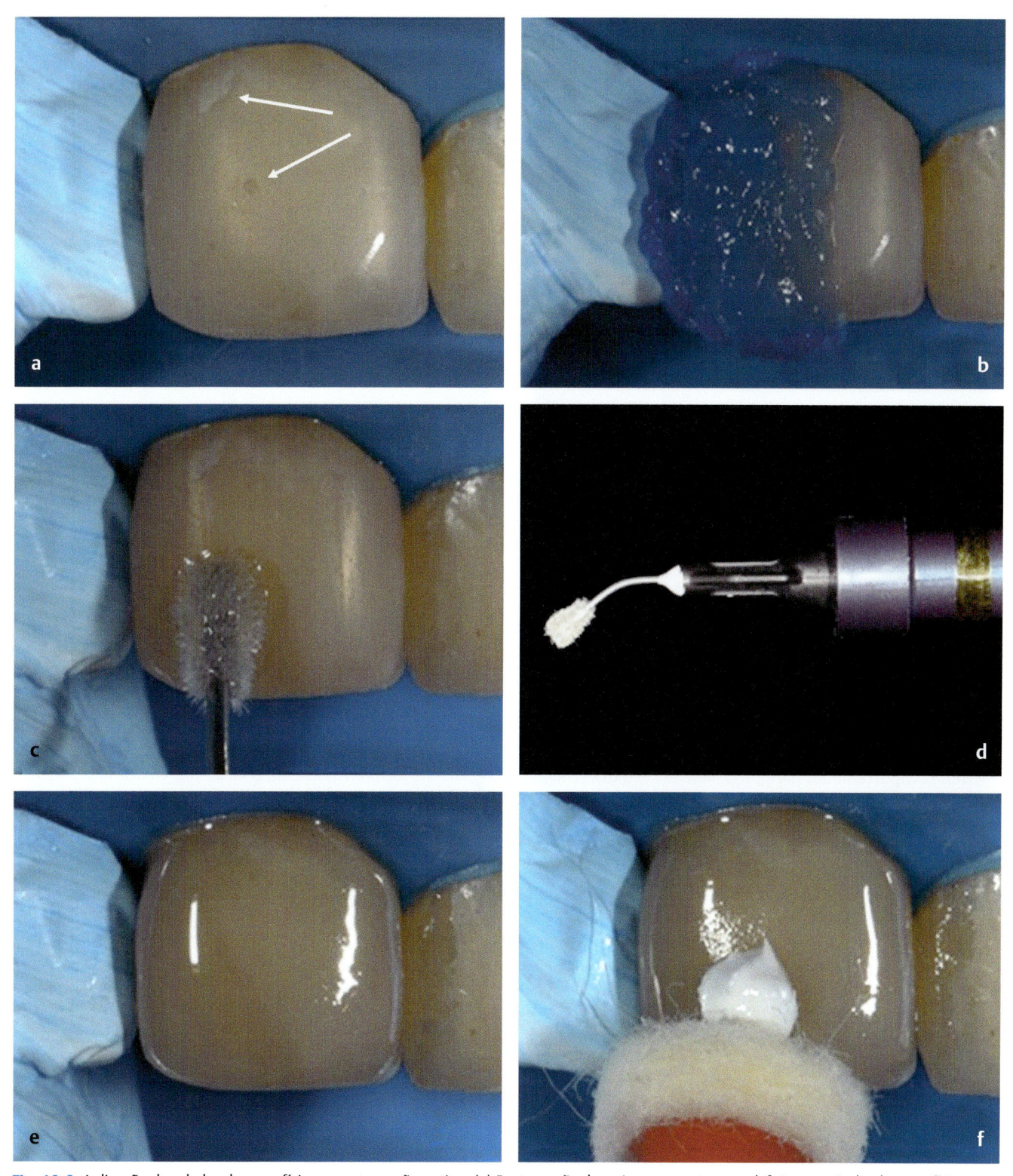

Fig. 10-6. Aplicação de selador de superfície em restauração antiga. (**a**) Restauração de resina composta com defeito marginal e de superfície. (**b**) Condicionamento com ácido fosfórico a 37% por 30 segundos, seguido de lavagem e secagem. (**c**) Aplicação do selador (Permaseal, Ultradent). (**d**) Destaque para ponta aplicadora. (**e**) Camada uniforme sobre a restauração e suas margens, fotopolimerizada. (**f**) Aplicação de feltro com pasta de polimento para finalização.

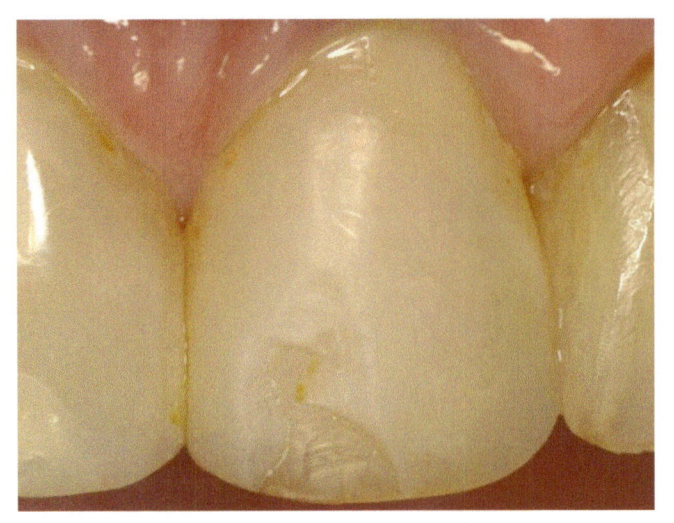

Fig. 10-7. Faceta de resina composta com fratura localizada (*chip fracture*), necessitando de um reparo (conserto), seguido de polimento.

CONSIDERAÇÕES FINAIS

Resina composta requer manutenção! Essa é uma frase frequentemente repetida, com a finalidade de relembrar a todos dessa real necessidade. Invariavelmente, com o passar do tempo em função, todas as restaurações estão sujeitas ao envelhecimento e a possíveis falhas. Esse comportamento longitudinal é dependente de vários fatores, desde o material restaurador em si (tipo e classificação do compósito), da qualidade do procedimento (operador, polimerização, polimento) e do paciente, com seus hábitos e riscos. Em relação a restaurações de dentes anteriores, Coelho-de-Souza et al. (2015),[8] em um estudo clínico longitudinal, demonstraram melhor comportamento para propriedades estéticas (brilho, manchamento superficial e cor) para as resinas compostas microparticuladas, em comparação com as de uso universal. Já, para restaurações de dentes posteriores, Da Rosa Rodolpho et al. (2011) revelaram melhor *performance* em longo prazo para a resina composta que possuía maior quantidade de carga inorgânica.[5]

A escolha correta do compósito é o primeiro passo para que a restauração tenha a rugosidade e o brilho desejados, e que desempenhe sua função em longo prazo da melhor forma possível. Embora os compósitos ditos universais sejam os mais empregados pelos profissionais, não necessariamente aqueles que melhor performam em dentes posteriores sejam os mais apropriados para dentes anteriores.[5,7,8]

A dureza é uma propriedade importante para a manutenção das características da superfície (brilho e rugosidade). Essa propriedade é dependente tanto da fase inorgânica do compósito (carga) quanto da qualidade do polímero formado pela matriz orgânica, o que depende diretamente dos processos de fotoativação. Logo, é muito importante não negligenciar essa etapa. As partículas de carga, por sua vez, influenciam a rugosidade superficial, pois podem ser removidas tanto pelo polimento quanto pela função ao longo do tempo. Quando essa perda dessas partículas deixa defeitos com tamanho próximos ou maiores que o comprimento da luz visível, o brilho será prejudicado. Por isso, os estudos *in vitro* mostram melhores resultados para compósitos que possuem cargas menores, preferencialmente na escala nanométrica.

Um programa adequado de manutenção periódica preventiva tem o papel de reavaliar sistematicamente as restaurações presentes para julgar a possibilidade de preservação e controle, ou diagnosticar alguma alteração presente, e, consequentemente, planejar a solução para o problema, sempre visando a revitalização da restauração. Cabe salientar que, durante uma consulta de manutenção (revisão), alguns cuidados devem ser tomados pelo profissional em pacientes que possuam restaurações em resina composta ou cerâmica: evitar o uso de flúor acidulado, evitar pastas profiláticas abrasivas ou pedra pomes sobre as restaurações, evitar ultrassom e jato de bicarbonato na região restaurada, evitar uso de "revelador de placa". Manter os pacientes próximos e controlados em relação aos riscos e às doenças bucais vai favorecer a longevidade das restaurações e possibilitar diagnósticos mais precoces, com intervenções mínimas.

REFERÊNCIAS BIBLIOGRÁFICAS

1. Coelho-de-Souza FH. Fundamentos de clínica integral em Odontologia. São Paulo: Santos; 2009. Cap. 10.
2. Demarco FF, Corrêa MB, Cenci MS, Moraes RR, Opdam NJ. Longevity of posterior composite restorations: not only a matter of materials. Dent Mater. 2012;28:87-101.
3. Van de Sande FH, Opdam NJ, da Rosa Rodolpho PA, Correa MB, Demarco FF, Cenci MS. Patient risk factors'influence on survival of posterior composites. J Dent Res. 2013;92(S7).
4. Borgia E, Baron R, Borgia JR. Quality and Survival of Direct Light-Activated Composite Resin Restorations in Posterior Teeth: A 5- to 20-Year Retrospective Longitudinal Study. J Prosthod. 2019;28(1):195-203.
5. Da Rosa Rodolpho PA, Donassollo TA, Cenci MS, Loguércio AD, Moraes RR, Bronkhorst EM, et al. 22-year clinical evaluation of the performance of two posterior composites with different filler characteristics. Dent Mater. 2011;27:955-963.
6. Da Rosa Rodolpho PA, Rodolfo B, Collares K, Correa MB, Demarco FF, Opdam NJM, Cenci MS, et al. Clinical performance of posterior resin composite restorations after up to 33 years. Dent Mater. 2022;38(4):680-688.
7. Baldissera RA, Corrêa MB, Schuch HS, Collares K, Nascimento GG, Jardim PS, et al. Are there universal restorative composites for anterior and posterior teeth? J Dent. 2013;41:1027-1035.
8. Coelho-de-Souza FH, Gonçalves DS, Sales MP, Erhardt MC, Corrêa MB, Opdam NJ, et al. Direct anterior composite veneers in vital and non-vital teeth: a retrospective clinical evaluation. J Dent. 2015;43(11):1330-1336.
9. Demarco FF, Collares K, Coelho-de-Souza FH, Correa MB, Cenci MS, Moraes RR, et al. Anterior composite restorations: A systematic review on long-term survival and reasons for failure. Dent Mater. 2015;31(10):1214-1224.
10. Coelho-de-Souza FH, Piva F, Klein-Jr CA. Atuação em clínica integrada. In: Coelho-de-Souza, FH et al. Tratamentos clínicos integrados em Odontologia. Rio de Janeiro: Revinter; 2012. Cap. 1.
11. Gigilashvili D, Thomas JB, Hardeberg JY, Pedersen M. Translucency perception: A review. J Vis. 2021;21(8):4.
12. Anusavice KJ, Shen C, Rawls HR. Phillips' science of dental materials. Elsevier Health Sciences. 2012;1437724183.
13. Alzraikat H, Burrow MF, Maghaireh GA, Taha NA. Nanofilled Resin Composite Properties and Clinical Performance: A Review. Oper Dent. 2018;43(4):E173-E190

14. Elbishari H, Silikas N, Satterthwaite JD. Is Deterioration of Surface Properties of Resin Composites Affected by Filler Size? Int J Dent. 2020;2875262.
15. de Moraes RR, Gonçalves Lde S, Lancellotti AC, Consani S, Correr-Sobrinho L, Sinhoreti MA. Nanohybrid resin composites: nanofiller loaded materials or traditional microhybrid resins? Oper Dent. 2009;34(5):551-557.
16. Kaizer MR, de Oliveira-Ogliari A, Cenci MS, Opdam NJ, Moraes RR. Do nanofill or submicron composites show improved smoothness and gloss? A systematic review of in vitro studies. Dent Mater. 2014;30(4):e41-78.
17. Batista GR, Zanatta RF, Borges AB, Torres CRG. The effects of polishing techniques on surface roughness and gloss of different composites. Gen Dent. 2021;69(5):46-51.
18. Alqahtani MQ, Michaud PL, Sullivan B, Labrie D, Alshaafi MM, Price RB. Effect of High Irradiance on Depth of Cure of a Conventional and a Bulk Fill Resin-based Composite. Oper Dent. 2015;40(6):662-672.
19. Choudhary S, Suprabha B. Effectiveness of light emitting diode and halogen light curing units for curing microhybrid and nanocomposites. J Conserv Dent. 2013;16(3):233-237.
20. Gonulol N, Ozer S, Tunc ES. Effect of a third-generation LED LCU on microhardness of tooth-colored restorative materials. Int J Paediatr Dent. 2016;26(5):376-382.
21. Price RB, Ferracane JL, Hickel R, Sullivan B. The light-curing unit: An essential piece of dental equipment. Int Dent J. 2020;70(6):407-417.
22. Shortall AC, Palin WM, Jacquot B, Pelissier B. Advances in light-curing units: four generations of LED lights and clinical implications for optimizing their use: Part 2. From present to future. Dent Update. 2012;39(1):13-17.
23. Soares CJ, Braga S, Price RB. Relationship Between the Cost of 12 Light-curing Units and Their Radiant Power, Emission Spectrum, Radiant Exitance, and Beam Profile. Oper Dent. 2021;46(3):283-292.
24. Gan JK, Yap AU, Cheong JW, Arista N, Tan C. Bulk-Fill Composites: Effectiveness of Cure With Poly- and Monowave Curing Lights and Modes. Oper Dent. 2018;43(2):136-143.
25. Giorgi MC, Aguiar FH, Soares LE, Martin AA, Liporoni PC, Paulillo LA. Does an additional UV LED improve the degree of conversion and Knoop Hardness of light-shade composite resins? Eur J Dent. 2012;6(4):396-401.
26. Price RB, Labrie D, Rueggeberg FA, Felix CM. Irradiance differences in the violet (405 nm) and blue (460 nm) spectral ranges among dental light-curing units. J Esthet Restor Dent. 2010;22(6):363-377.
27. Harlow JE, Rueggeberg FA, Labrie D, Sullivan B, Price RB. Transmission of violet and blue light through conventional (layered) and bulk cured resin-based composites. J Dent. 2016;53:44-50.
28. Carrillo-Marcos A, Salazar-Correa G, Castro-Ramirez L, Ladera-Castañeda M, López-Gurreonero C, Cachay-Criado H, et al. The Microhardness and Surface Roughness Assessment of Bulk-Fill Resin Composites Treated with and without the Application of an Oxygen-Inhibited Layer and a Polishing System: An In Vitro Study. Polymers (Basel). 2022;14(15.
29. Gaviria-Martinez A, Castro-Ramirez L, Ladera-Castañeda M, Cervantes-Ganoza L, Cachay-Criado H, Alvino-Vales M, et al. Surface roughness and oxygen inhibited layer control in bulk-fill and conventional nanohybrid resin composites with and without polishing: in vitro study. BMC Oral Health. 2022;22(1):258.
30. Yap AU, Lye KW, Sau CW. Surface characteristics of tooth-colored restoratives polished utilizing different polishing systems. Oper Dent. 1997;22(6):260-265.
31. De Melo TP, Delgado AHS, Martins R, Lassila L, Garoushi S, Caldeira J, et al. Can specular gloss measurements predict the effectiveness of finishing/polishing protocols in dental polymers: a systematic review and linear mixed-effects prediction model. Operative Dentistry. 2022;47:E131-E151.
32. Kalita T, Kalita C, Das L, Kataki R, Boruah LC, RA et al. Comparative Evaluation of Colour Stability and Surface Roughness of Nanohybrid Composite Resins in Mouth Rinse and Colouring Beverages. Cureus. 2023;15(2):e35303.
33. Salgado VE, Cavalcante LM, Silikas N, Schneider LF. The influence of nanoscale inorganic content over optical and surface properties of model composites. J Dent. 2013;41(Suppl 5):e45-53.
34. Zhang L, Yu P, Wang XY. Surface roughness and gloss of polished nanofilled and nanohybrid resin composites. J Dent Sci. 2021;16(4):1198-1203.
35. Camilotti V, Mendonca MJ, Dobrovolski M, Detogni AC, et al. Impact of dietary acids on the surface roughness and morphology of composite resins. J Oral Sci. 2020;63(1):18-21.
36. Farzaneh F, Mohammadi-Bassir M, Rezvani MB, Dehestani Ardakani F. Effect of Chemical and Mechanical Degradation on Surface Roughness, Topography, Gloss, and Polish Retention of Three Composites Polished with Five Polishing Systems. Front Dent. 2021;18:39.
37. Nithya K, Sridevi K, Keerthi, V, Ravishankar P. Evaluation of Surface Roughness, Hardness, and Gloss of Composites After Three Different Finishing and Polishing Techniques: An In Vitro Study. Cureus. 2020;12(2):e7037.
38. Amaya-Pajares SP, Koi K, Watanabe H, da Costa JB, Ferracane JL. Development and maintenance of surface gloss of dental composites after polishing and brushing: Review of the literature. J Esthet Restor Dent. 2022;34(1):15-41.
39. de Oliveira AG, Rocha RS, Spinola MDS, Batista GR, Bresciani E, Caneppele TMF. Surface smoothness of resin composites after polishing-A systematic review and network meta-analysis of in vitro studies. Eur J Oral Sci. 2023;131(2):e12921.
40. Delgado AH, Sauro S, Lima AF, Loguercio AD, Della Bona A, Mazzoni A, et al. Robdemat: A risk of bias tool and guideline to support reporting of pre-clinical dental materials research and assessment of systematic reviews. J Dent. 2022;127:104350.
41. Padovani GC, Fúcio SBP, Ambrosano GMB, Sinhoreti MAC, Puppin-Rontani RM. In situ surface biodegradation of restorative materials. Operative Dentistry. 2014;39:349-360.
42. Coelho-de-Souza FH, Mendes RF, Berwanger C, Demarco FF. Manutenção e Longevidade de Facetas Estéticas. In: Coelho-de-Souza, FH et al. Facetas Estéticas. Resina Composta, Laminado Cerâmico e Lente de Contato. Rio de Janeiro: Thieme Revinter; 2018. Cap. 10.
43. Quirynen M. The clinical meaning of the surface roughness and the surface free energy of intra-oral hard substrata on the microbiology of the supra- and subgingival plaque: results of in vitro and in vivo experiments. J Dentistry. 1994;22:S13-S16.
44. Busscher HJ, van Pelt AWJ, de Boer P, Jong HPD, Arends J. The effect of surface roughening of polymers on measured contact angles of liquids. Colloids and Surfaces. 1984;9:319-331.
45. Jaffer F, Finer Y, Santerre JP. Interactions between resin monomers and commercial composite resins with human saliva derived esterases. Biomaterials. 2002;23:1707-1719.
46. Shokati B, Tam LE, Santerre JP, Finer Y. Effect of salivary esterase on the integrity and fracture toughness of the dentin-resin interface. J Biomed Materials Res Part B Applied Biomaterials. 2010;94:230-237.
47. Bourbia M, Ma D, Cvitkovitch DG, Santerre JP, Finer Y. Cariogenic bacteria degrade dental resin composites and adhesives. J Dental Res. 2013;92:989-994.
48. Gregson KS, Shih H, Gregory RL. The impact of three strains of oral bacteria on the surface and mechanical properties of a dental resin material. Clin Oral Investigat. 2012;16:1095-1103.

49. Nedeljkovic I, de Munck J, Ungureanu AA, Slomka V, Bartic C, Vananroye A, et al. Biofilm-induced changes to the composite surface. J Dentistry. 2017;63:36-43.
50. Valente LL, Peralta SL, Ogliari FA, Cavalcante LM, Moraes RR. Comparative evaluation of dental resin composites based on micron- and submicron-sized monomodal glass filler particles. Dental Materials. 2013;29:1182-1187.
51. Lee YK, Lu H, Oguri M, Powers JM. Changes in gloss after simulated generalized wear of composite resins. J Prosthetic Dentistry. 2005;94:370-376.
52. Kamonkhantikul K, Arksornnukit M, Takahashi H, Kanehira M, Finger WJ. Polishing and toothbrushing alters the surface roughness and gloss of composite resins. Dental Materials J. 2014;33:599-606.
53. Hyun HK, Ferracane JL. Influence of biofilm formation on the optical properties of novel bioactive glass-containing composites. Dental Materials. 2016;32:1144-1151.
54. Malhotra N, Shenoy RP, Acharya S, Shenoy R, Mayya S. Effect of three indigenous food stains on resin-based, microhybrid-, and nanocomposites. J Esthetic Restorative Dentistry. 2011;23:250-257.
55. Vural UK, Kiremitçi A, Gökalp S. Clinical performance and epidemiologic aspects of fractured anterior teeth restored with a composite resin: a two-year clinical study. J Prosthodontics. 2019;28:e204-e209.
56. Rauber GB, Taguchi CMC, Padilha ACL, de Re Silveira RC, Bernardon JK, Baratieri LN. Color repair of a composite resin restoration. Operative Dentistry. 2019;44:1-7.
57. Paolone G, Formiga S, de Palma F, Abbruzzese L, Chirico L, Scolavino S, et al. Color stability of resin-based composites: staining procedures with liquids-a narrative review. J Esthetic Restorat Dentistry. 2022;34:865-887.
58. El-Rashidy AA, Abdelraouf RM, Habib NA. Effect of two artificial aging protocols on color and gloss of single-shade versus multi-shade resin composites. BMC Oral Health. 2022;22:321.
59. Gajewski VES, Pfeifer CS, Fróes-Salgado NRG, Boaro LCC, Braga RR. Monomers used in resin composites: Degree of conversion, mechanical properties and water sorption/solubility. Braz Dental J. 2012;23:508-514.
60. Ardu S, Duc O, Di Bella E, Krejci I. Color stability of recent composite resins. Odontology. 2017;105:29-35.
61. Jassé FF, de Campos EA, Lefever D, Di Bella E, Salomon JP, Krejci I, et al. Influence of filler charge on gloss of composite materials before and after in vitro toothbrushing. J Dentistry. 2013;41:e41-e44.
62. Ausiello P, Ciaramella S, Fabianelli A, Gloria A, Martorelli M, Lanzotti A, et al. Mechanical behavior of bulk direct composite versus block composite and lithium disilicate indirect Class II restorations by CAD-FEM modeling. Dental Materials. 2017;33:690-701.
63. Okamura K, Koizumi H, Kodaira A, Nogawa H, Yoneyama T. Surface properties and gloss of CAD/CAM composites after toothbrush abrasion testing. J Oral Science. 2019;61:358-363.
64. Ishida Y, Miura D, Shinya A. Influence of toothbrush abrasion on the surface characteristics of CAD/CAM composite resin blocks with shade gradation. Dental Materials J. 2023;42:193-198.
65. De Andrade GS, Augusto MG, Simões BV, Pagani C, Saavedra G, Bresciani E. Impact of simulated toothbrushing on surface properties of chairside CAD-CAM materials: An in vitro study. J Prosthetic Dentistry. 2021;125:469.e1-e6.
66. Rocha RS, Fagundes TC, Caneppele T, Bresciani E. Perceptibility and acceptability of surface gloss variations in dentistry. Operative Dentistry. 2020;45:134-142.
67. Kyoizumi H, Yamada J, Suzuki T, Kanehira M, Finger WJ, Sasaki K. Effects of toothbrush hardness on in vitro wear and roughness of composite resins. J Contemporary Dental Practice. 2013;14:1137-1144.
68. Sang EJ, Song JS, Chung SH, Jin BH, Kyun HK. Influence of a new polishing system on changes in gloss and surface roughness of resin composites after polishing and brushing. Dental Materials J. 2021;40:727-735.
69. Davies RM. What's in toothpaste and why? Dental Update. 2004;31:67-71.
70. Cury JA, Oliveira MLM. Dentifrícios e enxaguatórios bucais: produtos que podem ser prescritos pelo dentista. Belo Horizonte, MG: Ed. dos autores; 2021.
71. Imfeld T. Mechanische Wirkung von in der Schweiz marktführenden Zahnpasten auf Dentin. Schweiz Monatsschr Zahnmed. 1998;108:54-214.
72. Hamza B, Attin T, Cucuzza C, Gubler A, Wegehaupt FJ. RDA and REA values of commercially available toothpastes utilising diamond powder and traditional abrasives. Oral Health Preventive Dentistry. 2020;18:807-814.
73. González-Cabezas C, Hara AT, Hefferren J, Lippert F. Abrasivity testing of dentifrices – challenges and current state of the art. Monographs in Oral Science. 2013;23:100-107.
74. O'Neil C, Price RB, Boyd D. Gloss retention on enamel and resin composite surfaces after brushing teeth with commercial and modified dentifrices. Journal of the Canadian Dental Association. 2021;87:16.
75. Sugiyama T, Kameyama A, Enokuchi T, Haruyama A, Chiba A, Sugiyama S, et al. Effect of professional dental prophylaxis on the surface gloss and roughness of CAD/CAM restorative materials. J Clin Experiment Dentistry. 2017;9:e772-e778.
76. Mendes RF, Prado júnior RR, Leopoldino VD, Boln ACCE, Silva TAE. Repolimento, reparo e preservação das restaurações em resina composta. In: Pereira, JC; Masioli, MA, Pedrosa, SF. (org.). Pró-odonto estética; 2013. p. 35-92.
77. Oliveira MLM. Adequações no protocolo de manutenção preventiva em pacientes com restaurações estéticas (livro eletrônico). 1. ed. Belo Horizonte; 2020.
78. Fontana M, Gonzalez-Cabezas C. Evidence-Based Dentistry caries risk assessment and disease management. Dental Clin North Am. 2019;63(1):119-28.
79. Ramfjord SP, Morrison EC, Burgett FG, Nissle RR, Shick RA, Zann GJ, et al. Oral hygiene and maintenance of periodontal support. J Periodontol. 1982;53(1):26-30.
80. Rosén B, Olavi G, Badersten A, Rönström A, Söderholm G, Egelberg J. Effect of different frequencies of preventive maintenance treatment on periodontal conditions. 5-Year observations in general dentistry patients. J Clin Periodontol. 1999;26(4):225-233.
81. Silva NRFA, Silveira RR, Ferencz JL, Silva GC. Timeline: using 3D technology to monitor patients. QDT. 2019;2:192-01.
82. Martin J, Fernandez E, Estay J, Gordan VV, Mjor IA, Moncada G. Minimal invasive treatment for defective restorations: five-year results using sealants. Oper Dent. 2013;38(2):125-133.
83. Santin DC, Scotti CK, Velo MMA, Camim FS, Mondelli RFL, Bombonatti JFS. Protocolo de acabamento, texturização e polimento para restaurações diretas em resina composta. Clin Lab Res Den. 2019:1-7.

ÍNDICE REMISSIVO

Entradas acompanhadas por um *f* ou *q* em itálico indicam figuras e quadros, respectivamente.

A

Abrasividade
  ordem de, 4
Acabamento
  abrasividade, 4
    ordem de, 4
  conceitos, 1-7
    conceituação, 1
      textura de superfície, 1
  considerações, 1-7
    gerais, 1
  de facetas estéticas, 79-96
    técnicas para, 79-96
      aparatos, 84
      caracterização, 95
      considerações, 79
        anatômicas, 79
        estéticas, 79
      dificuldades técnicas, 84
      etapas, 85*q*
      ilusão de óptica, 95
      instrumentos, 84
      protocolo sequencial, 85
  de restaurações cervicais, 71-76
    técnicas para, 71-76
      aparatos, 72, 73*f*
      considerações, 71
        anatômicas, 71
        estéticas, 71
      dificuldades técnicas, 72
      etapas, 73*q*
      instrumentos, 72
      protocolo sequencial, 73
  de restaurações de classe III, 49-56
    técnicas para, 49-56
      aparatos, 50
      considerações, 49
        anatômicas, 49
        estéticas, 49
      dificuldades técnicas, 59
      etapas, 51*q*
      instrumentos, 50
      protocolo sequencial, 50
  de restaurações de classe IV, 57-69
    técnicas para, 57-69
      aparatos, 60
      considerações, 57
        anatômicas, 57
        estéticas, 57
      dificuldades técnicas, 60
      etapas, 61*q*
      instrumentos, 60
      protocolo sequencial, 60
  de restaurações oclusais, 23-37
    técnicas para, 23-37
      considerações anatômicas, 23
        topografia da superfície, 23
      diretas, 25
        ajuste, 25
      dificuldades técnicas, 26
      instrumentos, 26, 27
      aparatos, 26, 27
      materiais, 27
      protocolo sequencial, 28
        acabamento, 29
        ajuste oclusal, 28, 30*q*, 31*q*
        marcação dos contatos, 28
        sequência clínica, 32*f*-37*f*
  de restaurações oclusoproximais, 39-48
    técnicas para, 39-48
      aparatos, 40
      considerações técnicas, 39
      etapas, 41*q*
      instrumentos, 40
      protocolo sequencial, 40
      região interproximal, 39
        peculiaridades da, 39
  importância do, 2
  instrumentos para, 9-17
    brocas multilaminadas, 10
    considerações conceituais, 9
    discos abrasivos, 11
      flexíveis, 11

escovas 14
   de pelo de cabra, 14
   impregnadas, 14
     por carbeto de silício, 14
feltros, 14
lâminas de bisturi, 16
lixa interproximal, 16
   tiras de, 16
pastas de polimento, 15
pontas de acabamento, 13
   em espiral, 13
   helicoidais, 14
pontas de borracha, 12
   abrasiva, 12
     de múltiplos passos, 12
     de passo único, 12
pontas diamantadas, 9
   de granulometria, 9
     extrafina, 9
     fina, 9
líquidos para, 6
seladores de superfície, 6
sistemas para, 9-17
   brocas multilaminadas, 10
   considerações conceituais, 9
   discos abrasivos, 11
     flexíveis, 11
   escovas 14
     de pelo de cabra, 14
     impregnadas, 14
       por carbeto de silício, 14
   feltros, 14
   lâminas de bisturi, 16
   lixa interproximal, 16
     tiras de, 16
   pastas de polimento, 15
   pontas de acabamento, 13
     em espiral, 13
     helicoidais, 14
   pontas de borracha, 12
     abrasiva, 12
       de múltiplos passos, 12
       de passo único, 12
   pontas diamantadas, 9
     de granulometria, 9
       extrafina, 9
       fina, 9
Ajuste
  de restaurações diretas, 25
    considerações oclusais, 25
  oclusal, 28
    etapas de, 30*q*, 31*q*
    remoção seletiva, 29
    de material, 29
Altura
  versus largura, 83, 84
    das facetas estéticas múltiplas, 83, 84
      proporção, 83
      real, 84
        proporcionalidade coronária, 84

Ameia(s)
  incisais, 58*f*
  na faceta estética unitária, 80
    cervicais, 80
    incisais, 80
Anatomia
  versus largura, 80
    na faceta estética, 80
    unitária, 80
Anatomia Primária
  da faceta estética, 80
    unitária, 80
      ameias, 80
        cervicais, 80
        incisais, 80
      bordo incisal, 80
      convexidade, 80
        cervicoincisal, 80
        mesiodistal, 80
        proximal dos lóbulos, 80
      face palatina, 81
      região cervical, 81
      versus largura, 80
Anatomia Secundária
  da faceta estética, 81
    unitária, 81
      área plana, 81
      lóbulos de desenvolvimento, 81
      sulcos de desenvolvimento, 81
Anatomia Terciária
  da faceta estética, 82
    unitária, 82
      periquimáceas, 82
Aparato(s)
  para acabamento, 26, 27, 40, 50, 60, 72, 84
    de facetas estéticas, 84
    de restaurações, 26, 27, 40, 60, 72
      cervicais, 72
      de classe III, 50
      de classe IV, 60
      oclusais, 26, 27
      oclusoproximais, 40
  para polimento, 26, 27, 40, 50, 60, 72, 84
    de facetas estéticas, 84
    de restaurações, 26, 27, 40, 50, 60, 72
      cervicais, 72
      de classe III, 50
      de classe IV, 60
      oclusais, 26, 27
      oclusoproximais, 40
Área
  plana, 81

B

Biofilme
  influência do, 102
    na manutenção, 102
      de restaurações, 102
Bisturi
  lâminas de, 16

Bordo(s) Incisal(is)
  da(s) faceta(s) estética(s), 80, 83
    múltiplas, 83
      configuração do, 83
      relação com, 83
        da linha de sorriso inferior, 83
    unitária, 87*f*
Borracha
  abrasiva, 12
    pontas de, 12
      de múltiplos passos, 12
      de passo único, 12
Broca(s)
  multilaminadas, 10, 11*f*
    finalidade das, 11*q*

C

Cabra
  pelo de, 14
    escovas de, 14
Calor
  cuidados com o, 3
    polir em campo, 2
      seco, 2
      úmido, 2
Carbeto
  de silício, 14
    escovas impregnadas por, 14
Contato(s)
  oclusais, 28
    marcação dos, 28
    prematuros, 28
      identificação de, 28
  ponto de, 84
    nas facetas estéticas, 84
      múltiplas, 84
Convexidade
  na faceta estética unitária, 80
    cervicoincisal, 80
    mesiodistal, 80
    proximal dos lóbulos, 80
      de desenvolvimento, 80
        distal, 80
        mesial, 80
Crista(s)
  marginais, 24
  oblíqua, 24
Cúspide, 23

D

Dentifrício(s), 105*q*
  influência do, 104
    na manutenção, 104
      de restaurações, 104
Desenvolvimento
  lóbulos de, 80, 81
    convexidade proximal dos, 80
      distal, 80
      mesial, 80
    na faceta estética unitária, 81

sulcos de, 81
  na faceta estética unitária, 81
Dieta
  influência da, 103
    na manutenção, 103
      de restaurações, 103
Disco(s)
  abrasivos, 11
    exemplos de, 11*f*
    flexíveis, 11
      exemplos comerciais de, 11*q*
Dureza
  superficial, 98
    da resina composta, 98
      na manutenção em longo prazo, 98

E

Eixo Dental
  das facetas estéticas, 83
    múltiplas, 83
Escova(s)
  de pelo de cabra, 14
  impregnadas, 14
    por carbeto de silício, 14
Escova Dental
  influência da, 103
    na manutenção, 103
      de restaurações, 103
Esmalte
  ponte de, 24
Espiral
  pontas em, 13
    de acabamento, 13
Estrutura(s) Anatômica(s)
  da face oclusal, 23
    crista(s), 24
      marginais, 24
      oblíqua, 24
    cúspide, 23
    fossas, 24
    gerais, 25*f*
    ponte de esmalte, 24
    relação cúspide-fossa, 24
    sulcos, 24

F

Face
  palatina, 81
    da faceta estética unitária, 81
  vestibular, 59*f*
    de incisivos superiores, 59*f*
      caracterização anatômica da, 59*f*
Face Oclusal
  estruturas anatômicas da, 23
    crista(s), 24
      oblíqua, 24
      marginais, 24
    cúspide, 23
    fossas, 24
    gerais, 25*f*

ponte de esmalte, 24
relação cúspide-fossa, 24
sulcos, 24
Faceta(s) Estética(s)
  múltiplas, 82
    bordo incisal, 83
      configuração do, 83
      relação com, 83
        linha de sorriso inferior, 83
    eixo dental, 83
    incisivos centrais superiores, 84
      dominância dos, 84
    linha interpupilar, 83
    linha média, 83
      dentária, 83
      facial, 83
    morfologia dental anterior, 82
      características básicas, 82
    ponto de contato, 84
    proporção, 83
      altura × largura, 83
      áurea, 83
      dourada, 83
    proporcionalidade coronária, 84
      altura × largura real, 84
  técnicas para acabamento, 79-96
    aparatos, 84
    caracterização, 95
    considerações, 79
      anatômicas, 79
      estéticas, 79
    dificuldades técnicas, 84
    etapas, 85q
    ilusão de óptica, 95
    instrumentos, 84
    protocolo sequencial, 85
  técnicas para polimento, 79-96
    aparatos, 84
    caracterização, 95
    considerações, 79
      anatômicas, 79
      estéticas, 79
    dificuldades técnicas, 84
    etapas, 85q
    ilusão de óptica, 95
    instrumentos, 84
    protocolo sequencial, 85
  unitária, 79
    anatomia primária, 80
      ameias, 80
        cervicais, 80
        incisais, 80
      anatomia × largura, 80
      bordo incisal, 80
      convexidade, 80
        cervicoincisal, 80
        mesiodistal, 80
        proximal dos lóbulos, 80
      face palatina, 81
      região cervical, 81

      anatomia secundária, 81
        área plana, 81
        desenvolvimento, 81
          lóbulos de, 81
          sulcos de, 81
      anatomia terciária, 82
        periquimáceas, 82
Fator(es) Externo(s)
  à restauração, 100
    influência de, 100
      biofilme, 102
      dentifrício, 104
      dieta, 103
      escova dental, 103
      saliva, 102
Feltro(s), 14
  em disco, 15f
Flor-de-Lis
  incisal, 58f
Forma(s)
  dentais, 58f, 82
    básicas, 58f
    características básicas, 82
Fossa(s), 24
Fratura
  por trauma, 57f

G

Granulometria
  pontas diamantadas, 9
    extrafina, 9
    fina, 9

H

Helicoidal(is)
  pontas, 14
    de acabamento, 14

I

Ilusão
  de óptica, 95
    na faceta estética, 95
Impacto Clínico
  das resinas compostas, 100
    na manutenção em longo prazo, 100
Incisivo(s)
  superiores, 59f, 84
    centrais, 84
      dominância dos, 84
        nas facetas estéticas múltiplas, 84
    face vestibular de, 59f
      caracterização anatômica da, 59f
Instrumento(s)
  para acabamento, 9-17, 26, 27, 40, 50, 60, 72, 84
    brocas multilaminadas, 10
    considerações conceituais, 9
    de facetas estéticas, 84
    de restaurações, 26, 27, 40, 50, 60, 72
      cervicais, 72

de classe III, 50
de classe IV, 60
oclusais, 26, 27
oclusoproximais, 40
discos abrasivos, 11
flexíveis, 11
escovas 14
de pelo de cabra, 14
impregnadas, 14
por carbeto de silício, 14
feltros, 14
lâminas de bisturi, 16
lixa interproximal, 16
tiras de, 16
pastas de polimento, 15
pontas de acabamento, 13
em espiral, 13
helicoidais, 14
pontas de borracha, 12
abrasiva, 12
de múltiplos passos, 12
de passo único, 12
pontas diamantadas, 9
de granulometria, 9
extrafina, 9
fina, 9
para polimento, 9-17, 26, 27, 40, 50, 60, 72, 84
brocas multilaminadas, 10
considerações conceituais, 9
de facetas estéticas, 84
de restaurações, 26, 27, 40, 50, 60, 72, 84
cervicais, 72
de classe III, 50
de classe IV, 60
oclusais, 26, 27
oclusoproximais, 40
discos abrasivos, 11
flexíveis, 11
escovas 14
de pelo de cabra, 14
impregnadas, 14
por carbeto de silício, 14
feltros, 14
lâminas de bisturi, 16
lixa interproximal, 16
tiras de, 16
pastas de polimento, 15
pontas de acabamento, 13
em espiral, 13
helicoidais, 14
pontas de borracha, 12
abrasiva, 12
de múltiplos passos, 12
de passo único, 12
pontas diamantadas, 9
de granulometria, 9
extrafina, 9
fina, 9

L

Lâmina(s)
de bisturi, 16
Largura
das facetas estéticas múltiplas, 83
altura *versus*, 83
proporção, 83
real, 84
altura *versus*, 84
proporcionalidade coronária, 84
Linha
de sorriso, 83
inferior, 83
relação com bordos incisais, 83
Linha Interpupilar
das facetas estéticas, 83
múltiplas, 83
Linha Média
das facetas estéticas, 83
múltiplas, 83
dentária, 83
facial, 83
Líquido(s)
para acabamento, 6
seladores de superfície, 6
Lixa
interproximal, 16
tiras de, 16
Lóbulo(s)
de desenvolvimento, 80, 81
convexidade proximal dos, 80
distal, 80
mesial, 80

M

Mamelão(ões)
incisais, 58*f*
Manutenção
de restaurações, 97-110
como reintervir, 106
fatores que influenciam, 97
diferentes tipos de resina composta, 97
influência de fatores externos 100
biofilme, 102
dentifrício, 104
dieta, 103
escova dental, 103
saliva, 102
MPP, 105
frequência de, 105
procedimentos, 107
considerações técnicas, 107
qualidade em longo prazo, 97-110
como manter a, 97-110
quando reintervir, 106
Marcação
dos contatos oclusais, 28
Morfologia Dental
anterior, 82
das facetas estéticas, 82

múltiplas, 82
  características básicas, 82
MPP (Manutenção Periódica Preventiva)
  em pacientes com restaurações, 105
    frequência de, 105

P

Pasta(s)
  de polimento, 5, 15
    exemplos de, 15q
      para compósitos, 15q
    são necessárias, 5
  exemplos de, 5f
Pelo
  de cabra, 14
    escovas de, 14
Periquimácea(s)
  da faceta estética, 82
    unitária, 82
Polidor(es)
  em espiral, 13f
  helicoidais, 14f
Polimento
  abrasividade, 4
    ordem de, 4
  conceitos, 1-7
    conceituação, 1
      textura de superfície, 1
  considerações, 1-7
    gerais, 1
  cuidados com o calor, 2
    polir em campo, 2
      seco, 2
      úmido, 2
  de facetas estéticas, 79-96
    técnicas para, 79-96
      aparatos, 84
      caracterização, 95
      considerações, 79
        anatômicas, 79
        estéticas, 79
      dificuldades técnicas, 84
      etapas, 85q
      ilusão de óptica, 95
      instrumentos, 84
      protocolo sequencial, 85
  de restaurações cervicais, 71-76
    técnicas para, 71-76
      aparatos, 72, 73f
      considerações, 71
        anatômicas, 71
        estéticas, 71
      dificuldades técnicas, 72
      etapas, 73q
      instrumentos, 72
      protocolo sequencial, 73
  de restaurações de classe III, 49-56
    técnicas para, 49-56
      aparatos, 50
      considerações, 49
        anatômicas, 49
        estéticas, 49
      dificuldades técnicas, 50
      etapas, 51q
      instrumentos, 50
      protocolo sequencial, 50
  de restaurações de classe IV, 57-69
    técnicas para, 57-69
      aparatos, 60
      considerações, 57
        anatômicas, 57
        estéticas, 57
      dificuldades técnicas, 60
      etapas, 61q
      instrumentos, 60
      protocolo sequencial, 60
  de restaurações oclusais, 23-37
    técnicas para, 23-37
      aparatos, 26, 27
      considerações anatômicas, 23
        topografia da superfície, 23
      dificuldades técnicas, 26
      diretas, 25
        ajuste, 25
      instrumentos, 26, 27
      materiais, 27
      protocolo sequencial, 28
        ajuste oclusal, 28, 30q, 31q
        marcação dos contatos, 28
        polimento, 29
        sequência clínica, 32f-37f
  de restaurações oclusoproximais, 39-48
    técnicas para, 39-48
      aparatos, 40
      considerações técnicas, 39
      etapas, 41q
      instrumentos, 40
      protocolo sequencial, 40
      região interproximal, 39
        peculiaridades da, 39
  importância do, 2
  instrumentos para, 9-17
    brocas multilaminadas, 10
    considerações conceituais, 9
    discos abrasivos, 11
      flexíveis, 11
    escovas 14
      de pelo de cabra, 14
      impregnadas, 14
        por carbeto de silício, 14
    feltros, 14
    lâminas de bisturi, 16
    lixa interproximal, 16
      tiras de, 16
    pastas de polimento, 15
    pontas de acabamento, 13
      em espiral, 13
      helicoidais, 14
    pontas de borracha, 12
      abrasiva, 12

    de múltiplos passos, 12
    de passo único, 12
  pontas diamantadas, 9
    de granulometria, 9
      extrafina, 9
      fina, 9
  pastas de, 5, 15
    exemplos de, 5f, 15q
    para compósitos, 15q
    são necessárias, 5
  posso polir na mesma consulta, 2
  relação do, 5
    nas propriedades ópticas, 5
    e da textura, 5
  resinas compostas, 19-22
    classificação das, 19, 20q
    tipos de partículas, 20
    versus polimento, 20
  sistemas para, 9-17, 99
    brocas multilaminadas, 10
    considerações conceituais, 9
    discos abrasivos, 11
      flexíveis, 11
    escovas 14
      de pelo de cabra, 14
      impregnadas, 14
        por carbeto de silício, 14
    feltros, 14
    lâminas de bisturi, 16
    lixa interproximal, 16
      tiras de, 16
    na resina composta, 99
      na manutenção em longo prazo, 99
    pastas de polimento, 15
    pontas de acabamento, 13
      em espiral, 13
      helicoidais, 14
    pontas de borracha, 12
      abrasiva, 12
        de múltiplos passos, 12
        de passo único, 12
    pontas diamantadas, 9
      de granulometria, 9
        extrafina, 9
        fina, 9
Polir
  em campo, 2
    seco, 2
    úmido, 2
  na mesma consulta, 3
Ponta(s)
  de acabamento, 13
    em espiral, 13
    helicoidais, 14
  de borracha, 12
    abrasiva, 12
      de múltiplos passos, 12
      de passo único, 12
  diamantadas, 9
    de granulometria, 9
      extrafina, 9
      fina, 9
      identificação das, *q*
Ponte
  de esmalte, 24
Ponto
  de contato, 84
    nas facetas estéticas, 84
      múltiplas, 84
Proporção
  das facetas estéticas, 83
    múltiplas, 83
      altura × largura, 83
      áurea, 83
      dourada, 83
Proporcionalidade
  coronária, 84
    das facetas estéticas, 84
      múltiplas, 84
Propriedade(s) Óptica(s)
  relação nas, 5
    do polimento, 5
    e da textura, 5
Protocolo Sequencial
  no acabamento, 28, 40, 50, 60, 73, 85
    de restaurações, 28, 40, 50, 60, 73, 85
      cervicais, 73
      de classe III, 50
      de classe IV, 60
      de facetas estéticas, 85
      oclusais, 28
        ajuste oclusal, 28
        marcação dos contatos, 28
      oclusoproximais, 40
  no polimento, 28, 40, 50, 60, 73, 85
    de restaurações, 28, 40, 50, 60, 73, 85
      cervicais, 73
      de classe III, 50
      de classe IV, 60
      de facetas estéticas, 85
      oclusais, 28
        ajuste oclusal, 28
        marcação dos contatos, 28
      oclusoproximais, 40

R

Região
  cervical, 81
    na faceta estética unitária, 81
  interproximal, 39
    peculiaridades da, 39
Relação
  cúspide-fossa, 24
  do polimento, 5
    nas propriedades ópticas, 5
    e da textura, 5
Resina(s) Composta(s)
  classificação, 19-22
  diferentes tipos de, 97

       comportamento dos, 97
          na manutenção em longo prazo, 97
             dureza superficial, 98
             impacto clínico, 100
             rugosidade superficial, 99
             sistemas de polimento, 99
             translucidez, 97
       polimento, 19-22
       tipos de partículas *versus*, 20
Restauração(ões)
   manutenção de, 97-110
      como reintervir, 106
      fatores que influenciam, 97
         diferentes tipos de resina composta, 97
      influência de fatores externos 100
         biofilme, 102
         dentifrício, 104
         dieta, 103
         escova dental, 103
         saliva, 102
      MPP, 105
         frequência de, 105
      procedimentos, 107
         considerações técnicas, 107
      qualidade em longo prazo, 97-110
         como manter a, 97-110
      quando reintervir, 106
   técnicas para acabamento de, 23-96
      cervicais, 71-76
         aparatos, 72, 73f
         considerações, 71
            anatômicas, 71
            estéticas, 71
         dificuldades técnicas, 72
         etapas, 73q
         instrumentos, 72
         protocolo sequencial, 73
      de classe III, 49-56
         aparatos, 50
         considerações, 49
            anatômicas, 49
            estéticas, 49
         dificuldades técnicas, 50
         etapas, 51q
         instrumentos, 50
         protocolo sequencial, 50
      de classe IV, 57-69
         aparatos, 60
         considerações, 57
            anatômicas, 57
            estéticas, 57
         dificuldades técnicas, 60
         etapas, 61q
         instrumentos, 60
         protocolo sequencial, 60
      oclusais, 23-37
         aparatos, 26, 27
         considerações anatômicas, 23
            topografia da superfície, 23
         dificuldades técnicas, 26

         diretas, 25
            ajuste, 25
         instrumentos, 26, 27
         materiais, 27
         protocolo sequencial, 28
            acabamento, 29
            ajuste oclusal, 28, 30q, 31q
            marcação dos contatos, 28
            sequência clínica, 32f-37f
      oclusoproximais, 39-48
         aparatos, 40
         considerações técnicas, 39
         etapas, 41q
         instrumentos, 40
         protocolo sequencial, 40
         região interproximal, 39
            peculiaridades da, 39
   técnicas para polimento de, 23-96
      cervicais, 71-76
         aparatos, 72, 73f
         considerações, 71
            anatômicas, 71
            estéticas, 71
         dificuldades técnicas, 72
         etapas, 73q
         instrumentos, 72
         protocolo sequencial, 73
      de classe III, 49-56
         aparatos, 50
         considerações, 49
            anatômicas, 49
            estéticas, 49
         dificuldades técnicas, 50
         etapas, 51q
         instrumentos, 50
         protocolo sequencial, 50
      de classe IV, 57-69
         aparatos, 60
         considerações, 57
            anatômicas, 57
            estéticas, 57
         dificuldades técnicas, 60
         etapas, 61q
         instrumentos, 60
         protocolo sequencial, 60
      oclusais, 23-37
         aparatos, 26, 27
         considerações anatômicas, 23
            topografia da superfície, 23
         dificuldades técnicas, 26
         diretas, 25
            ajuste, 25
         instrumentos, 26, 27
         materiais, 27
         protocolo sequencial, 28
            ajuste oclusal, 28, 30q, 31q
            marcação dos contatos, 28
            polimento, 29
            sequência clínica, 32f-37f
      oclusoproximais, 39-48

aparatos, 40
considerações técnicas, 39
etapas, 41q
instrumentos, 40
protocolo sequencial, 40
região interproximal, 39
peculiaridades da, 39

R
Rugosidade
superficial, 99
da resina composta, 99
na manutenção em longo prazo, 99

S
Saliva
influência da, 102
na manutenção, 102
de restaurações, 102
Silício
carbeto de, 14
escovas impregnadas por, 14
Sistema(s)
para acabamento, 9-17
brocas multilaminadas, 10
considerações conceituais, 9
discos abrasivos, 11
flexíveis, 11
escovas 14
de pelo de cabra, 14
impregnadas, 14
por carbeto de silício, 14
feltros, 14
lâminas de bisturi, 16
lixa interproximal, 16
tiras de, 16
pastas de polimento, 15
pontas de acabamento, 13
em espiral, 13
helicoidais, 14
pontas de borracha, 12
abrasiva, 12
de múltiplos passos, 12
de passo único, 12
pontas diamantadas, 9
de granulometria, 9
extrafina, 9
fina, 9
para polimento, 9-17, 99
brocas multilaminadas, 10
considerações conceituais, 9
da resina composta, 99
na manutenção em longo prazo, 99
discos abrasivos, 11
flexíveis, 11
escovas 14
de pelo de cabra, 14
impregnadas, 14
por carbeto de silício, 14
feltros, 14

lâminas de bisturi, 16
lixa interproximal, 16
tiras de, 16
pastas de polimento, 15
pontas de acabamento, 13
em espiral, 13
helicoidais, 14
pontas de borracha, 12
abrasiva, 12
de múltiplos passos, 12
de passo único, 12
pontas diamantadas, 9
de granulometria, 9
extrafina, 9
fina, 9
Sorriso
linha de, 83
inferior, 83
relação com bordos incisais, 83
Sulco(s), 24
de desenvolvimento, 81
na faceta estética unitária, 81
Superfície
seladores de, 6
líquidos, 6
para acabamento, 6
textura de, 1
conceituação, 1

T
Técnica(s) para Acabamento
de facetas estéticas, 79-96
aparatos, 84
caracterização, 95
considerações, 79
anatômicas, 79
estéticas, 79
dificuldades técnicas, 84
etapas, 85q
ilusão de óptica, 95
instrumentos, 84
protocolo sequencial, 85
de restaurações, 23-76
cervicais, 71-76
aparatos, 72, 73f
considerações, 71
anatômicas, 71
estéticas, 71
dificuldades técnicas, 72
etapas, 73q
instrumentos, 72
protocolo sequencial, 73
de classe III, 49-56
aparatos, 50
considerações, 49
anatômicas, 49
estéticas, 49
dificuldades técnicas, 50
etapas, 51q

instrumentos, 50
protocolo sequencial, 50
de classe IV, 57-69
   aparatos, 60
   considerações, 57
      anatômicas, 57
      estéticas, 57
   dificuldades técnicas, 60
   etapas, 61q
   instrumentos, 60
   protocolo sequencial, 60
oclusais, 23-37
   aparatos, 26, 27
   considerações anatômicas, 23
      topografia da superfície, 23
   dificuldades técnicas, 26
   diretas, 25
      ajuste, 25
   instrumentos, 26, 27
   materiais, 27
   protocolo sequencial, 28
      acabamento, 29
      ajuste oclusal, 28, 30q, 31q
      marcação dos contatos, 28
      sequência clínica, 32f-37f
oclusoproximais, 39-48
   aparatos, 40
   considerações técnicas, 39
   etapas, 41q
   instrumentos, 40
   protocolo sequencial, 40
   região interproximal, 39
      peculiaridades da, 39
Técnica(s) para Polimento
   de facetas estéticas, 79-96
      aparatos, 84
      caracterização, 95
      considerações, 79
         anatômicas, 79
         estéticas, 79
      dificuldades técnicas, 84
      etapas, 85q
      ilusão de óptica, 95
      instrumentos, 84
      protocolo sequencial, 85
   de restaurações, 23-76
      cervicais, 71-76
         aparatos, 72, 73f
         considerações, 71
            anatômicas, 71
            estéticas, 71
         dificuldades técnicas, 72
         etapas, 73q
         instrumentos, 72
         protocolo sequencial, 73
      de classe III, 49-56
         aparatos, 50
         considerações, 49
            anatômicas, 49
            estéticas, 49

dificuldades técnicas, 50
etapas, 51q
instrumentos, 50
protocolo sequencial, 50
de classe IV, 57-69
   aparatos, 60
   considerações, 57
      anatômicas, 57
      estéticas, 57
   dificuldades técnicas, 60
   etapas, 61q
   instrumentos, 60
   protocolo sequencial, 60
oclusais, 23-37
   considerações anatômicas, 23
      topografia da superfície, 23
   diretas, 25
      ajuste, 25
   dificuldades técnicas, 26
   instrumentos, 26, 27
   aparatos, 26, 27
   materiais, 27
   protocolo sequencial, 28
      ajuste oclusal, 28, 30q, 31q
      marcação dos contatos, 28
      polimento, 29
      sequência clínica, 32f-37f
oclusoproximais, 39-48
   aparatos, 40
   considerações técnicas, 39
   etapas, 41q
   instrumentos, 40
   protocolo sequencial, 40
   região interproximal, 39
      peculiaridades da, 39
Textura
   de superfície, 1
      conceituação, 1
   nas propriedades ópticas, 5
      relação da, 5
      e do polimento, 5
Tira(s)
   de lixa, 16
      interproximal, 16
Topografia
   da superfície oclusal, 23
      estruturas anatômicas, 23
         crista(s), 24
            marginais, 24
            oblíqua, 24
         cúspide, 23
         fossas, 24
         ponte de esmalte, 24
         relação cúspide-fossa, 24
         sulcos, 24
Translucidez
   da resina composta, 97
      na manutenção em longo prazo, 97
Trauma
   fratura por, 57f